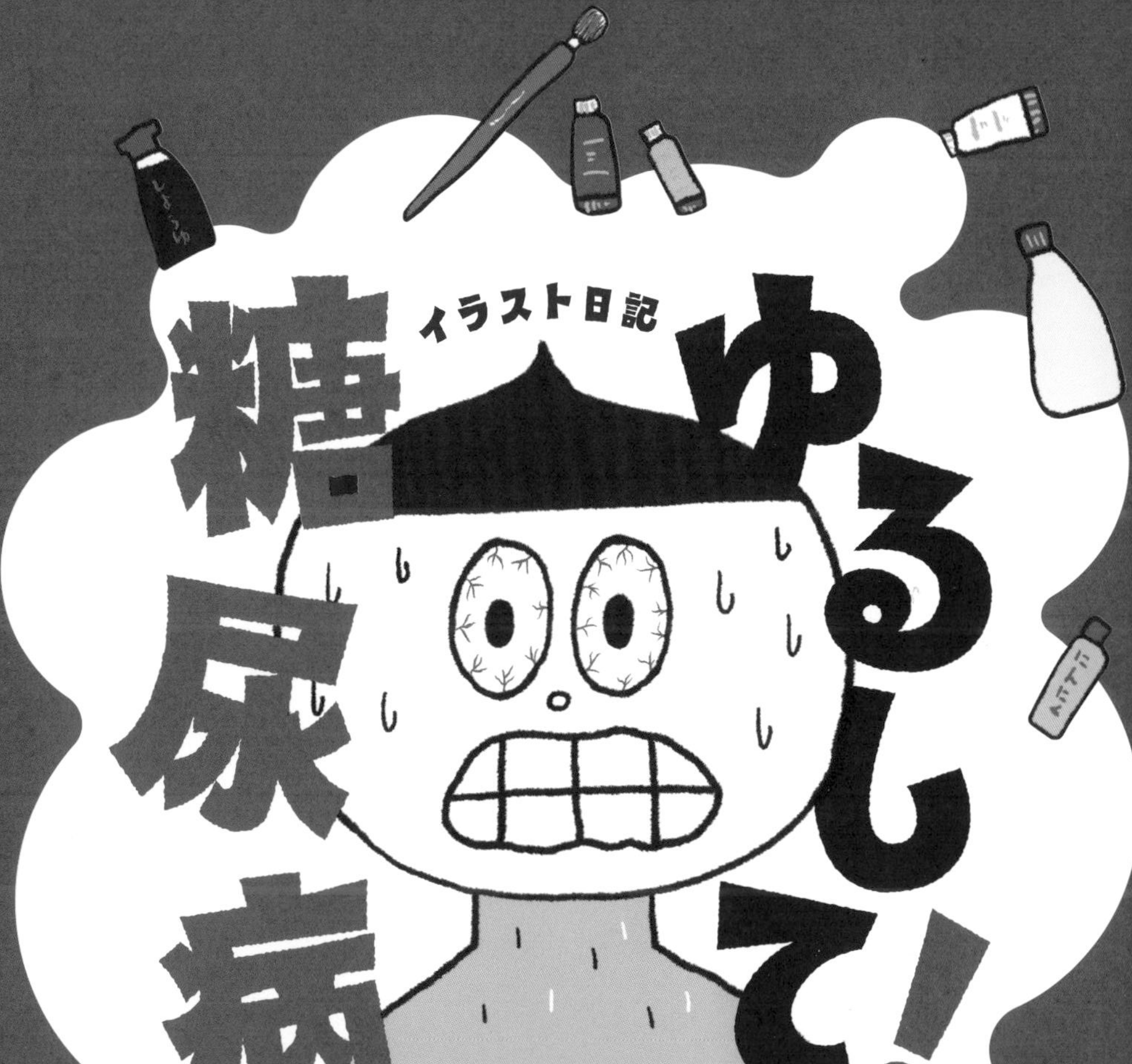

イラスト日記

糖尿病ゆるして!

[illegible]本やすし

主婦の友社

毎日、太っている。

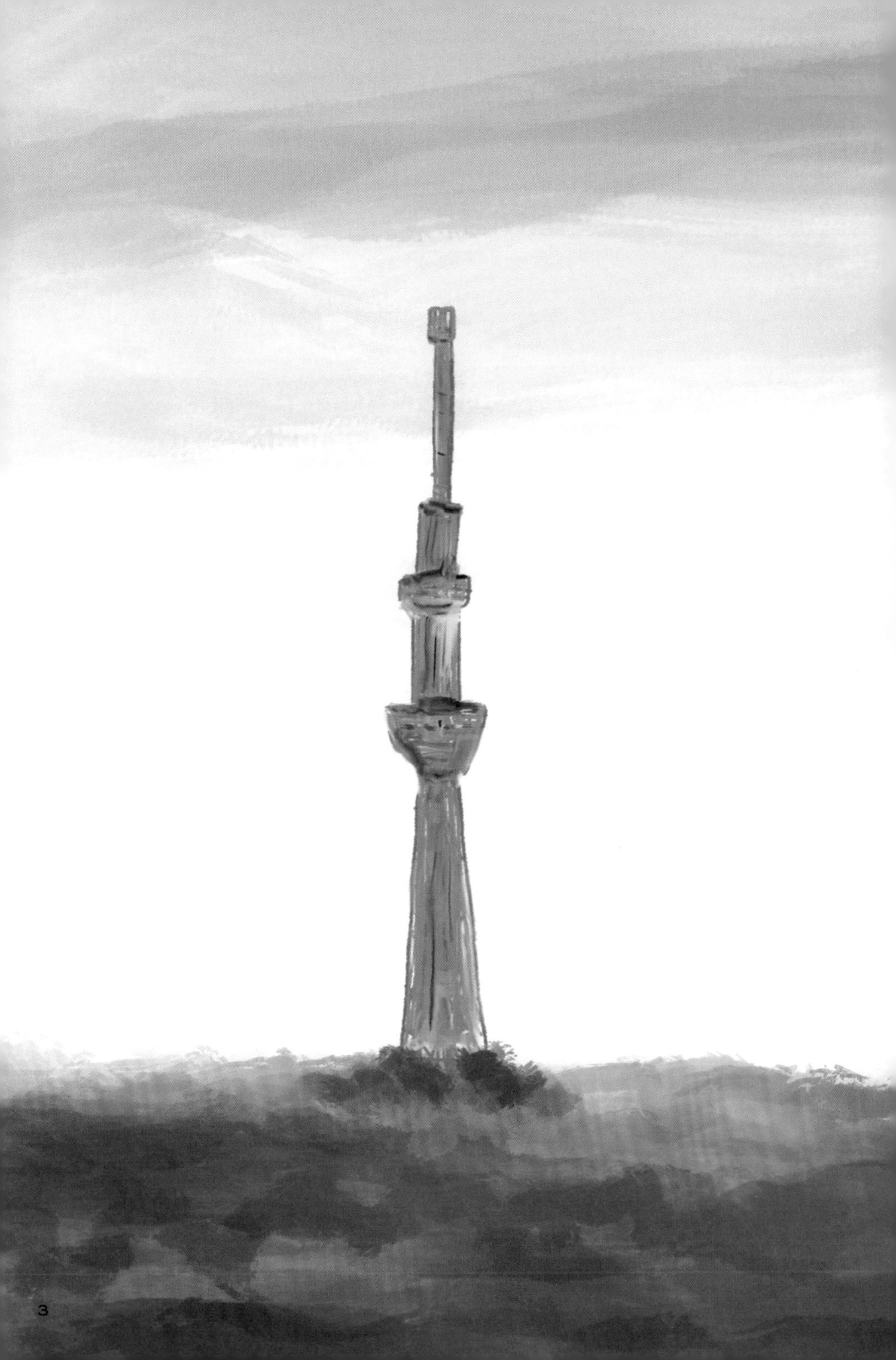

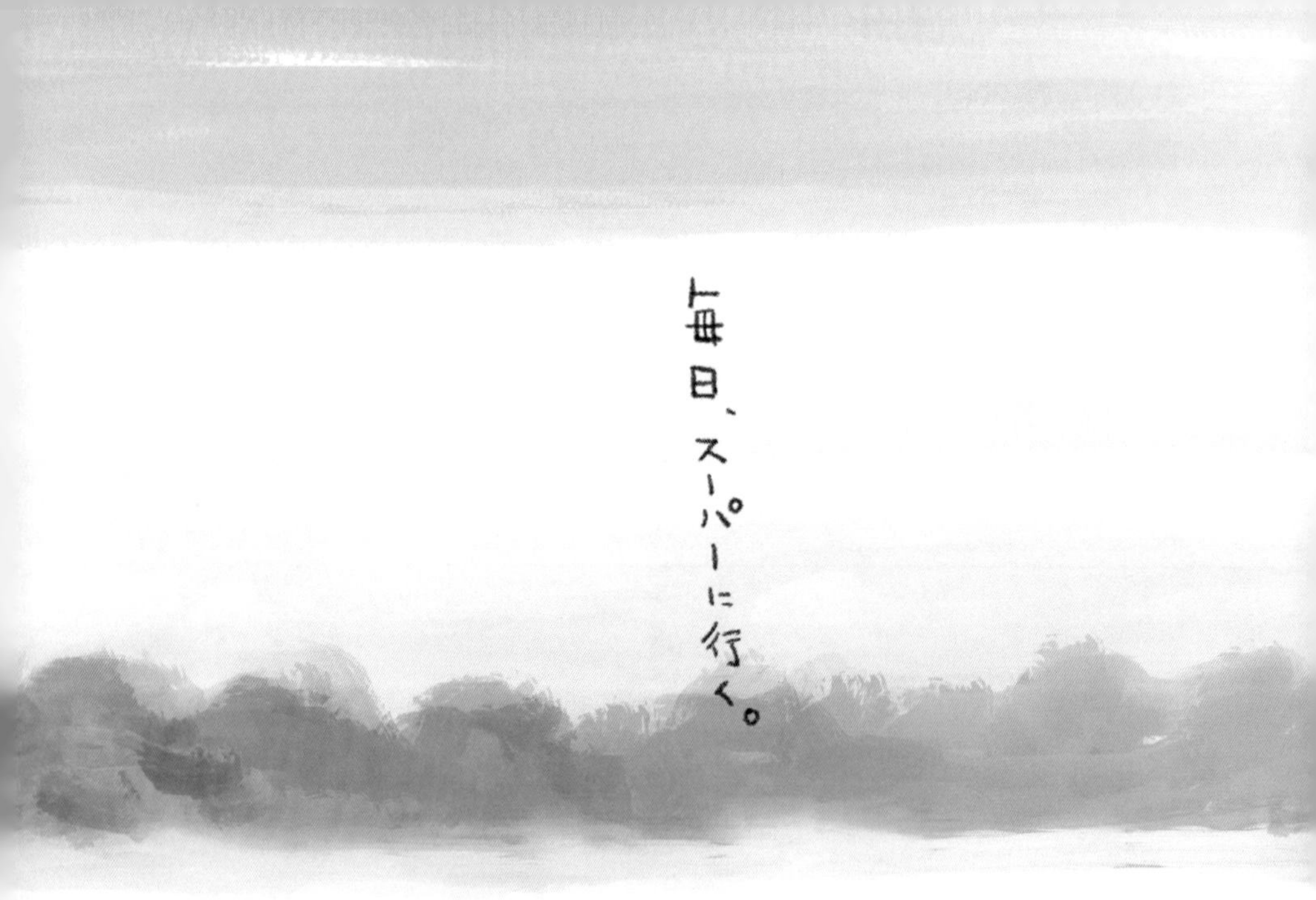

毎日、スーパーに行く。

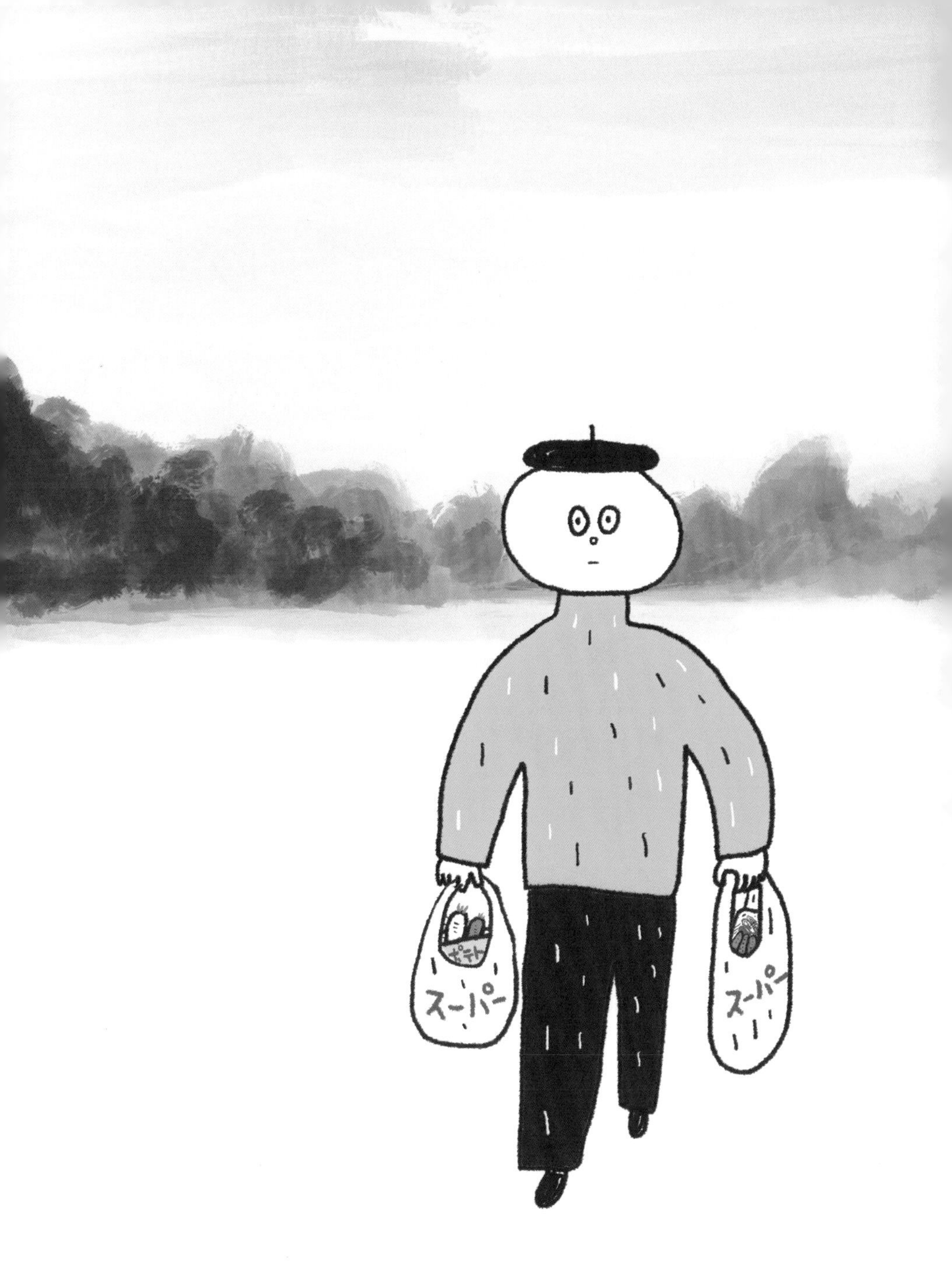
ポテト
スーパー
スーパー

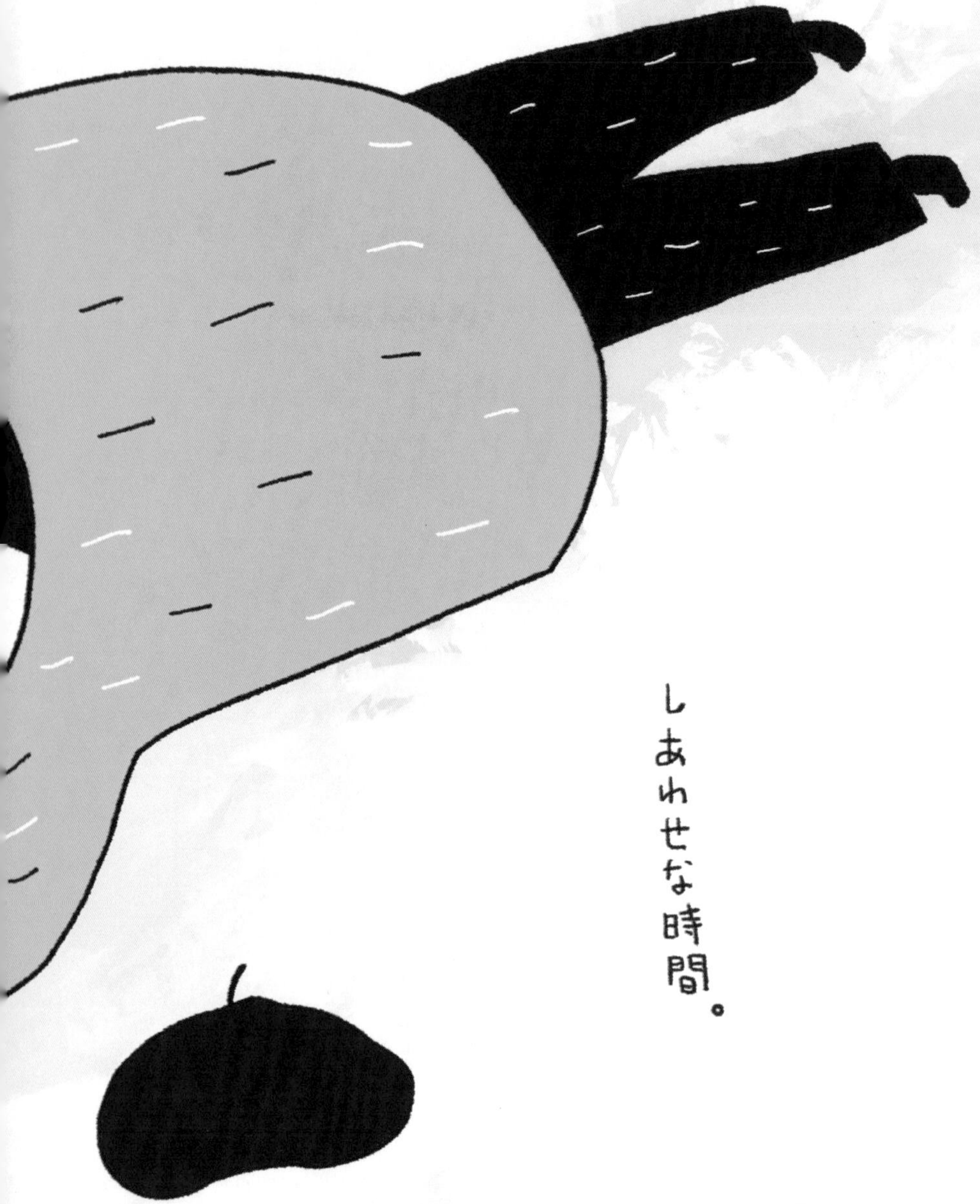
しあわせな時間。

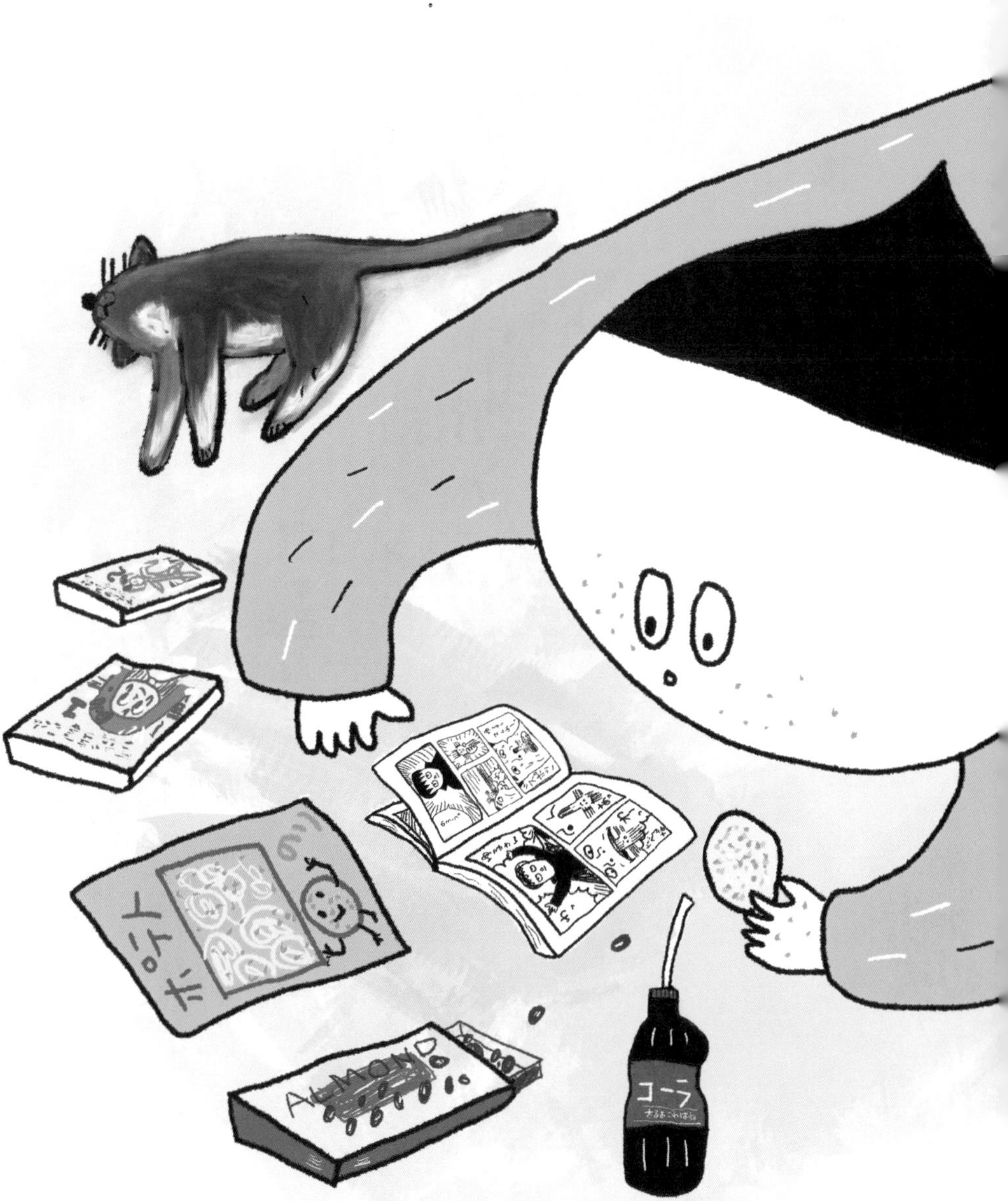
ALMOND
コーラ

忙しい日々。

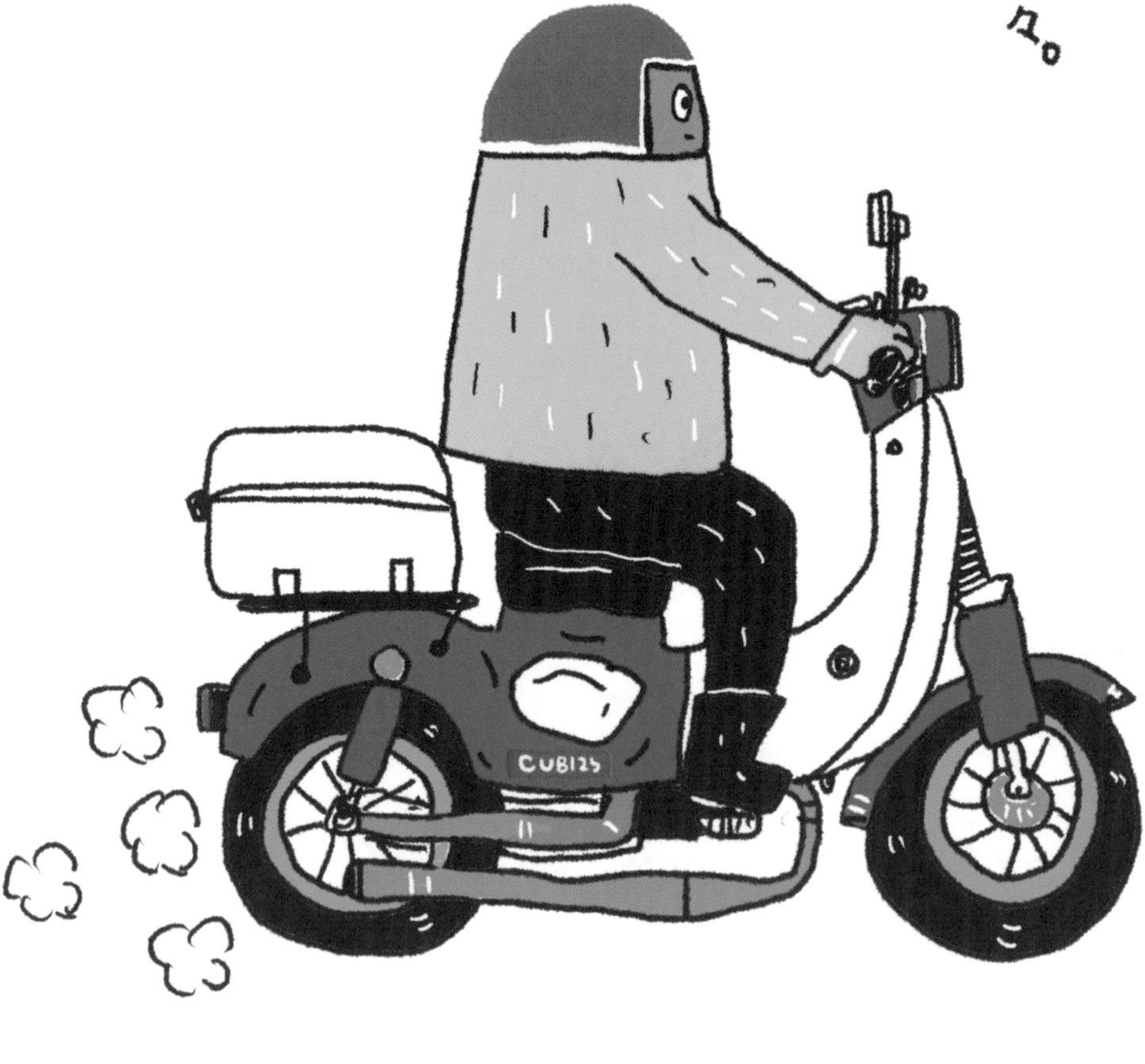

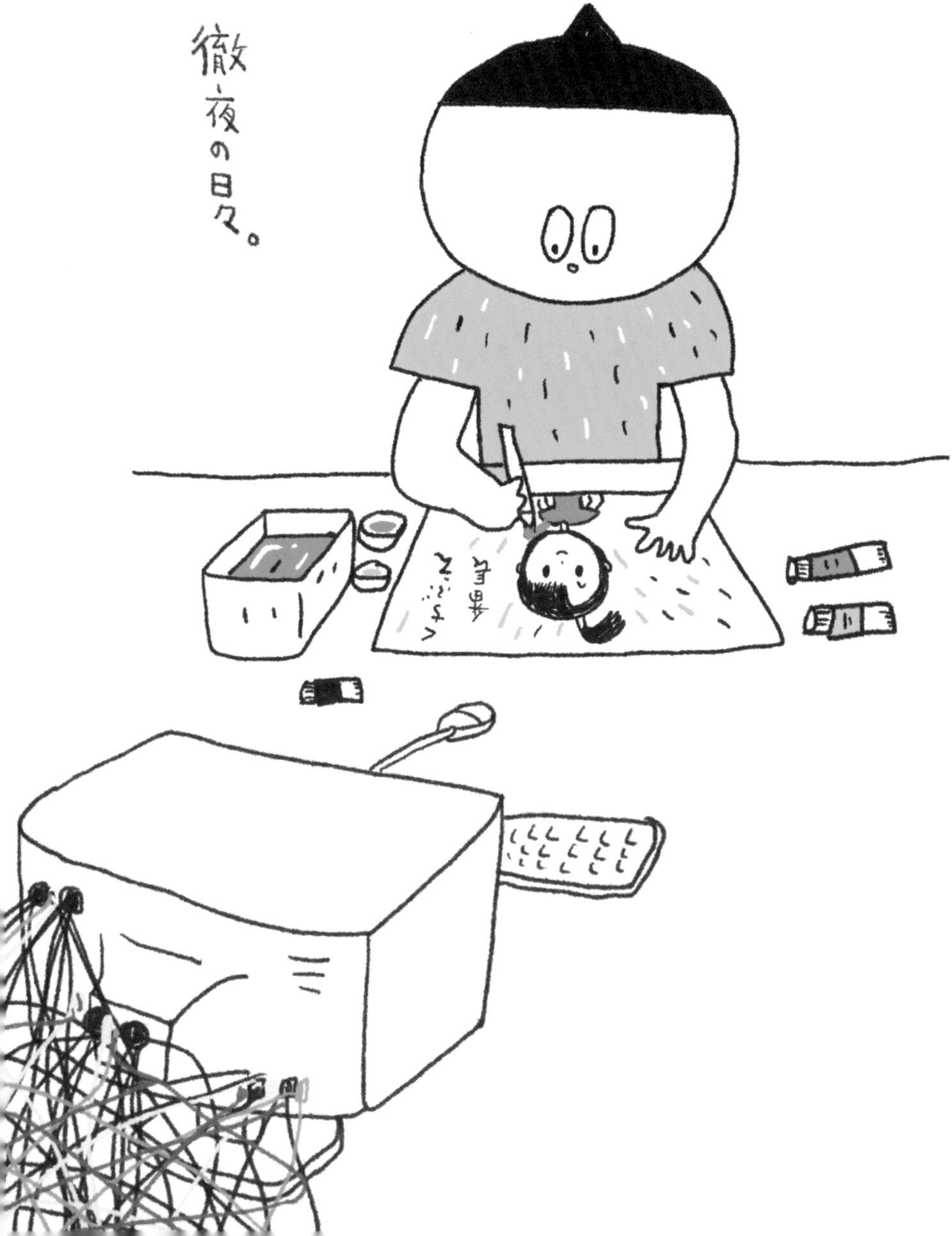
徹夜の日々。

食べ物はすべて大盛りだ。

かえ玉を一度に3皿注文したこともある。

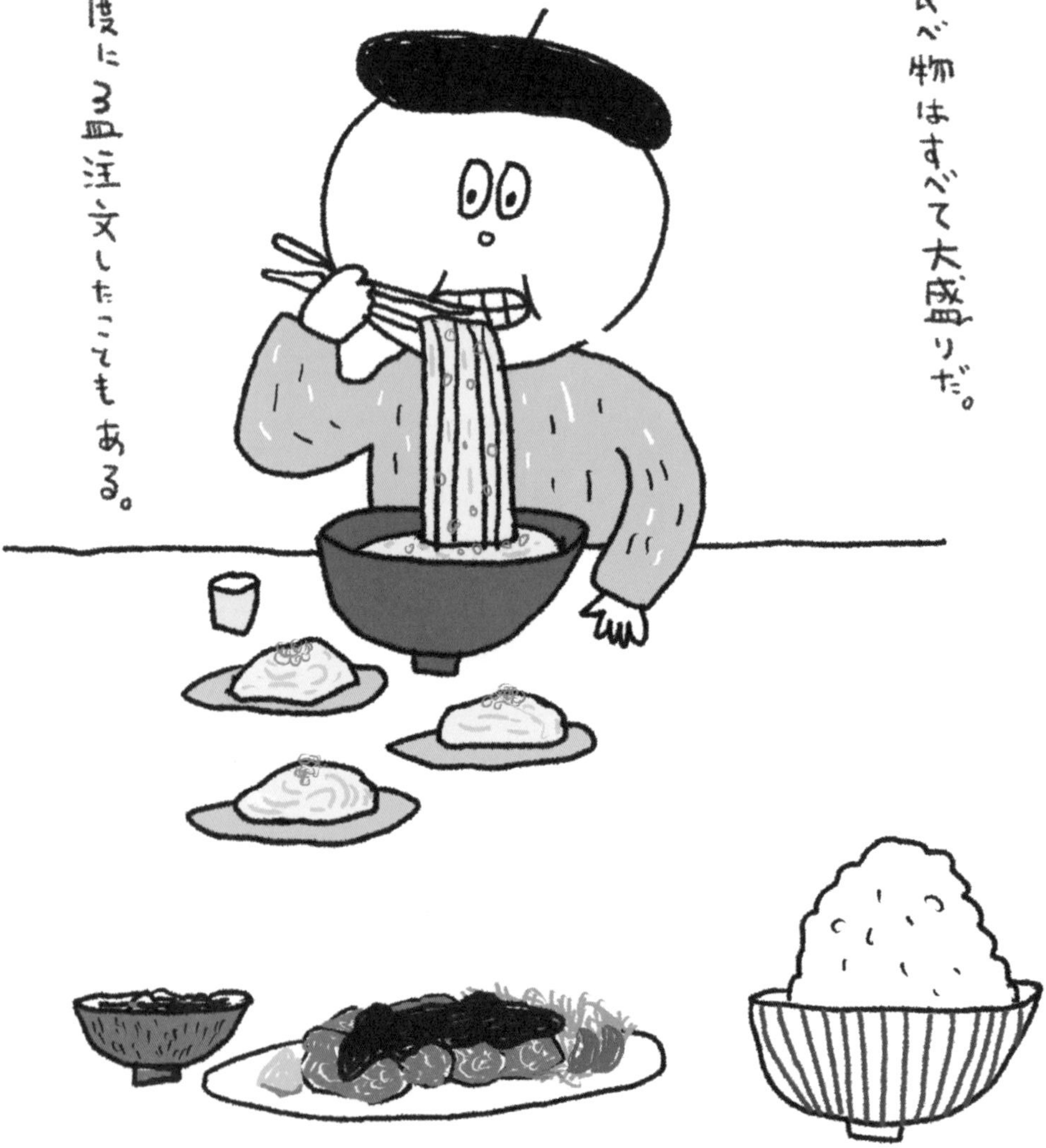

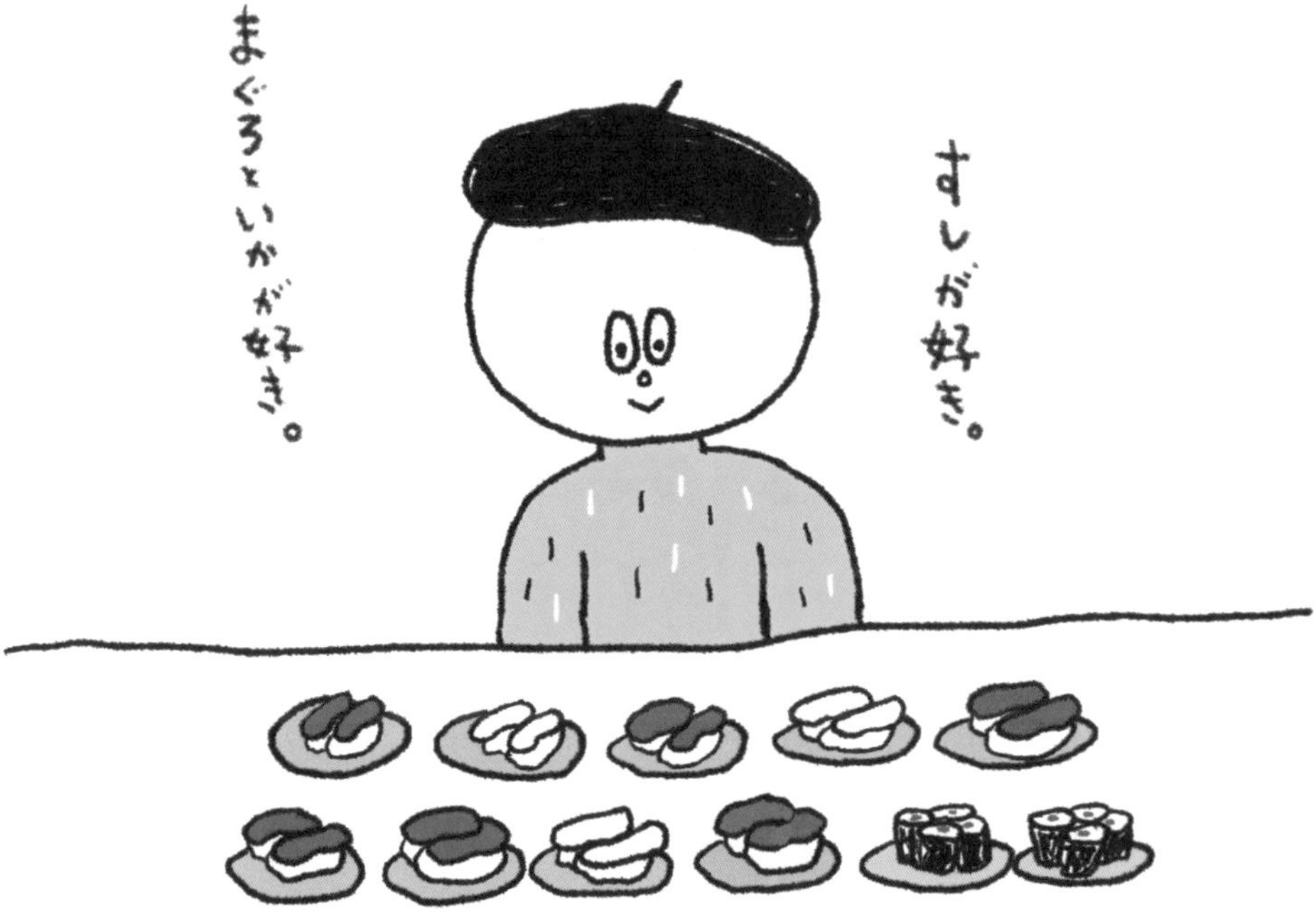
すしが好き。
まぐろといかが好き。

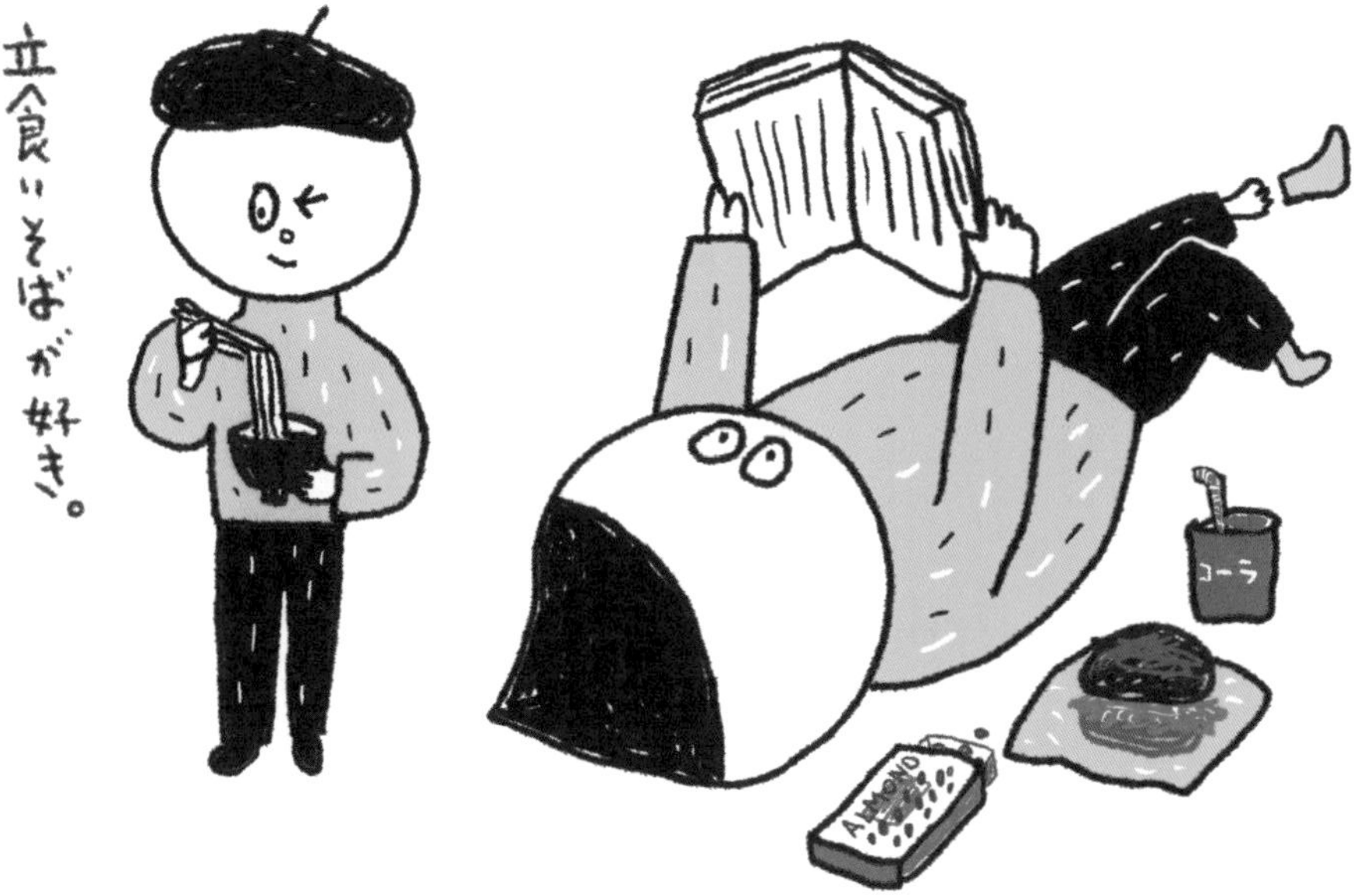
立ち食いそばが好き。
コーラ
ALMOND

居酒屋で飲む。

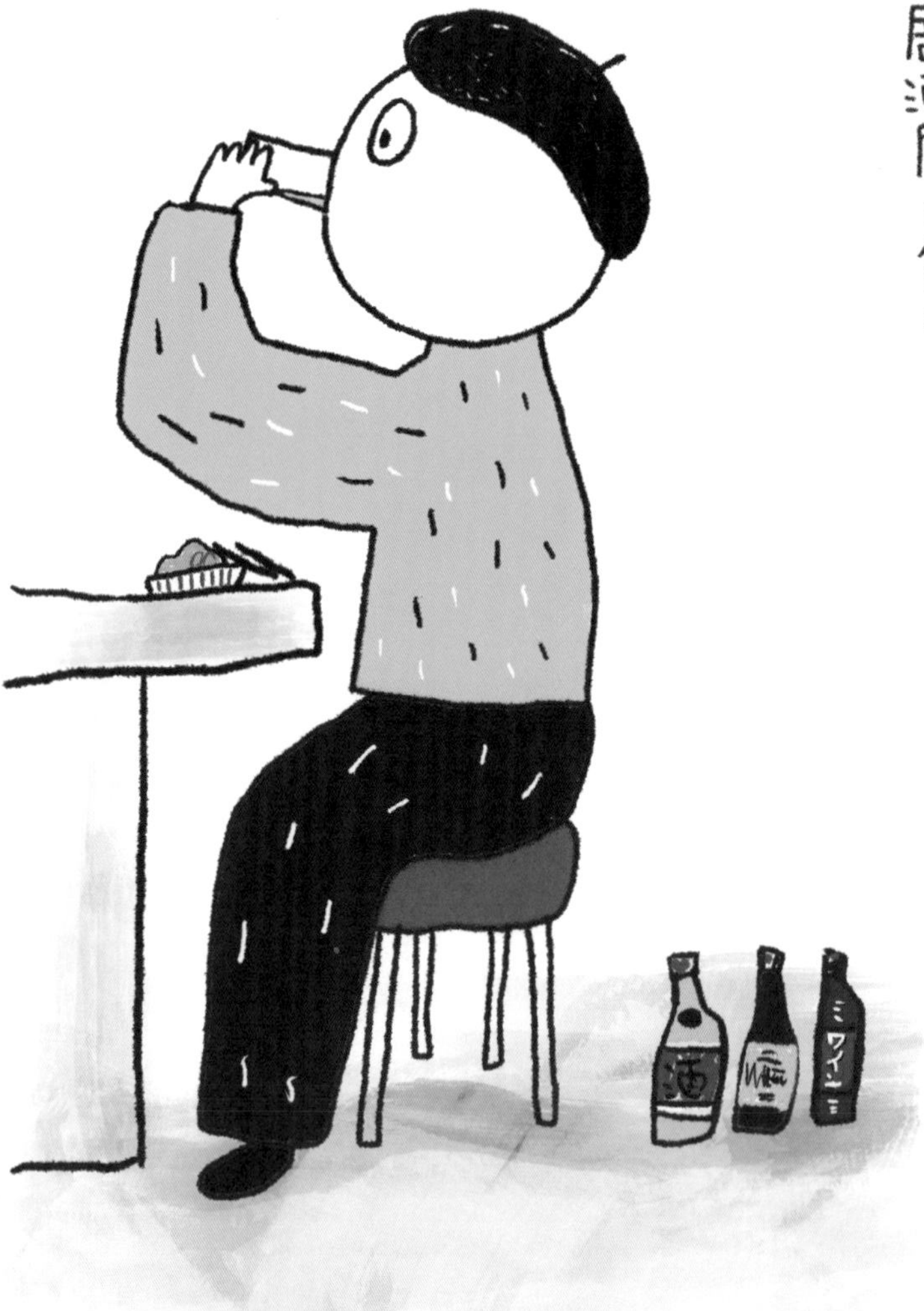

日曜日は朝から飲む。

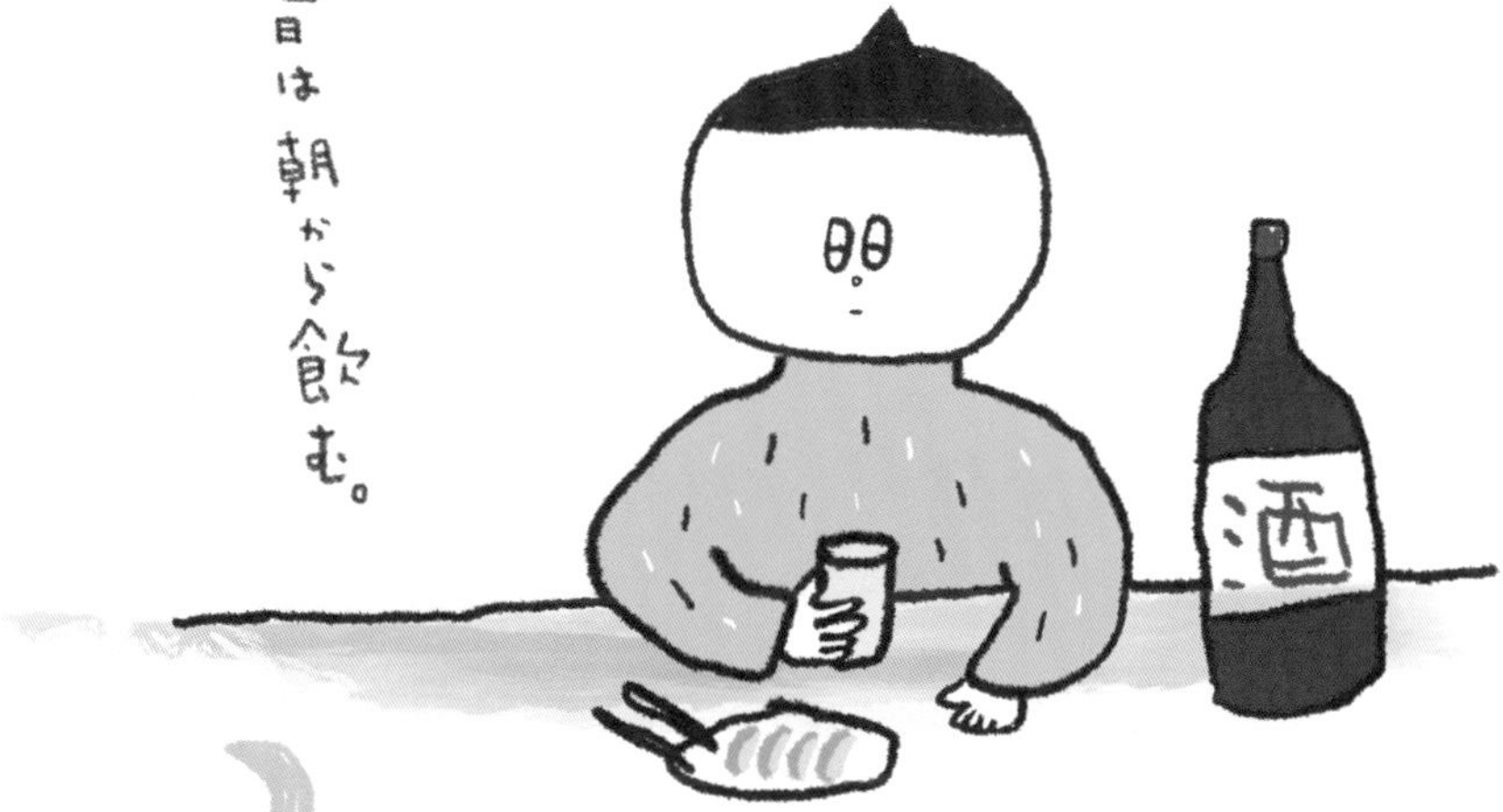

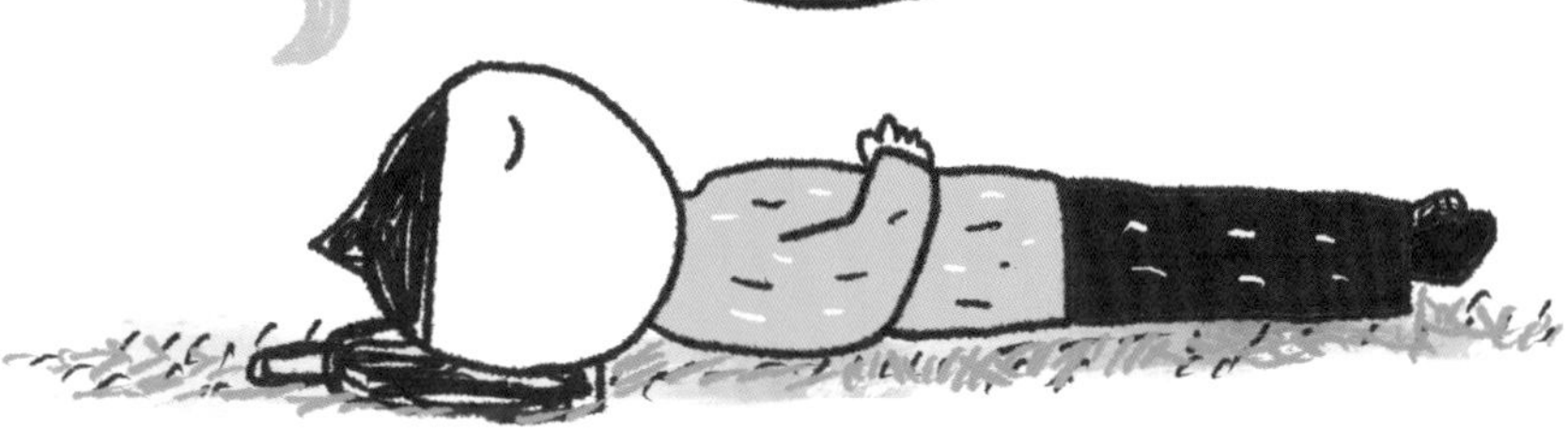

ビルの谷間や公園で野宿もやった。

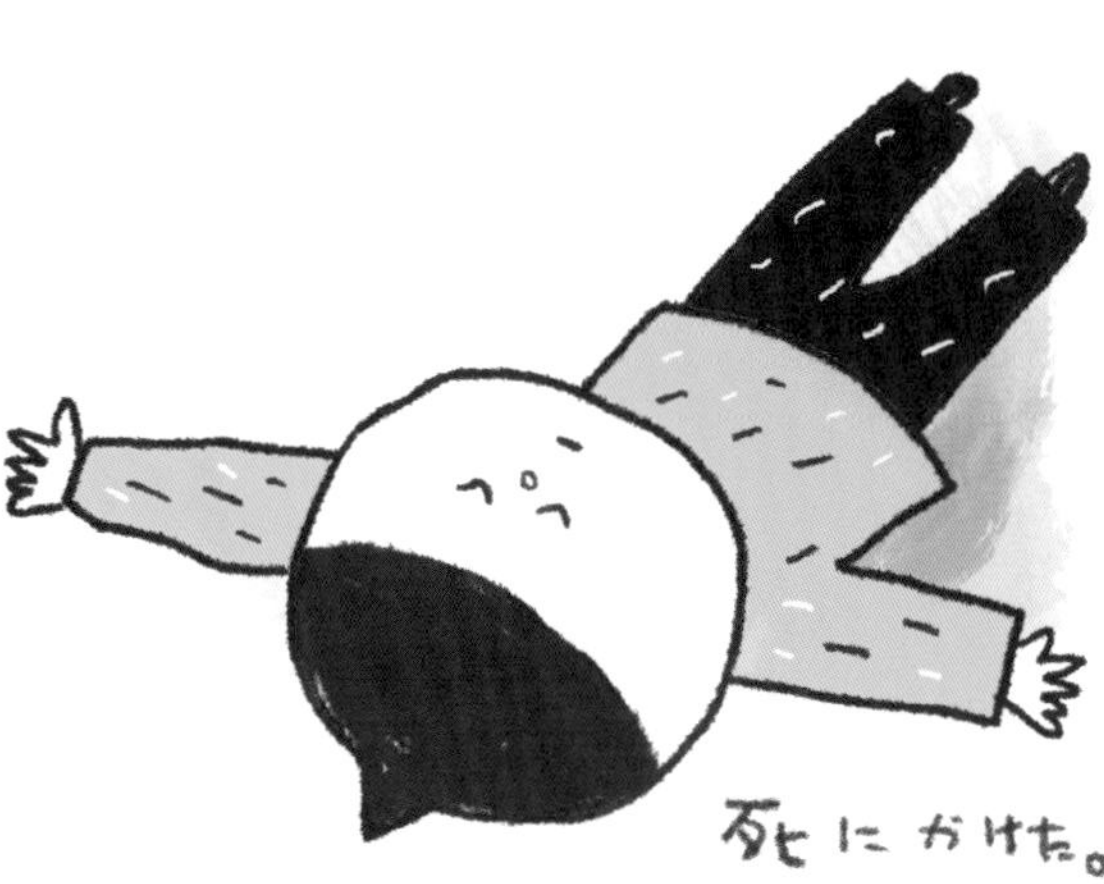

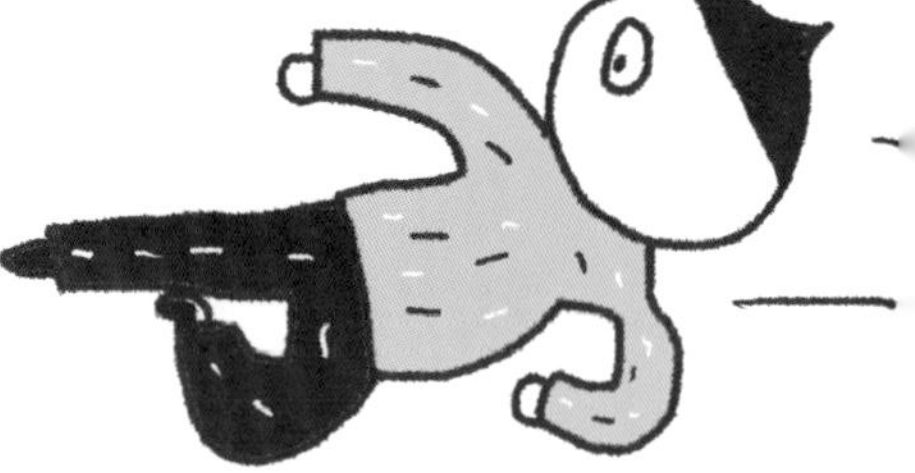

ケンカもやった。

死にかけた。

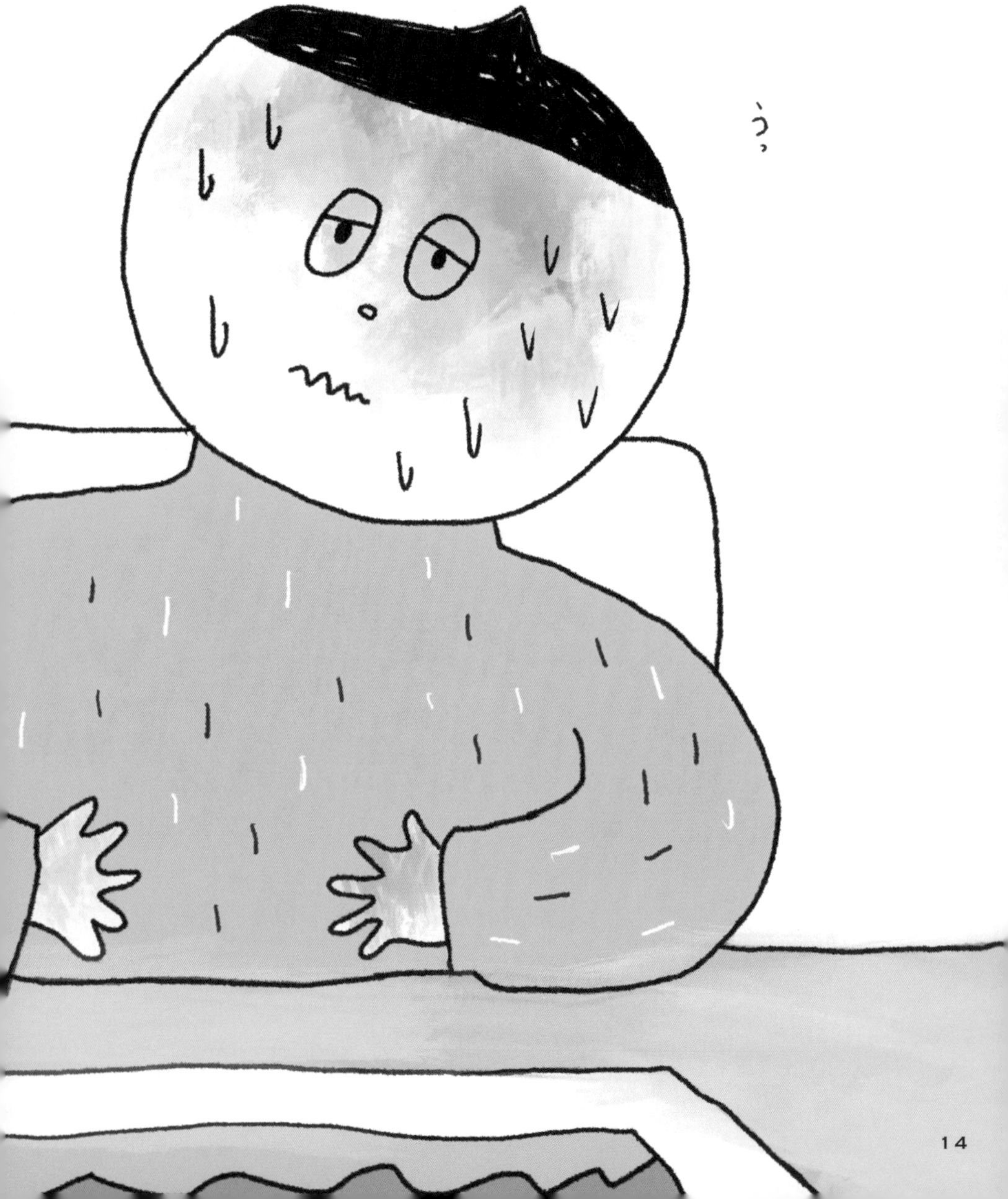
う、

ある日
仕事をしていると
めまいがした。

これが脳梗塞なのか？

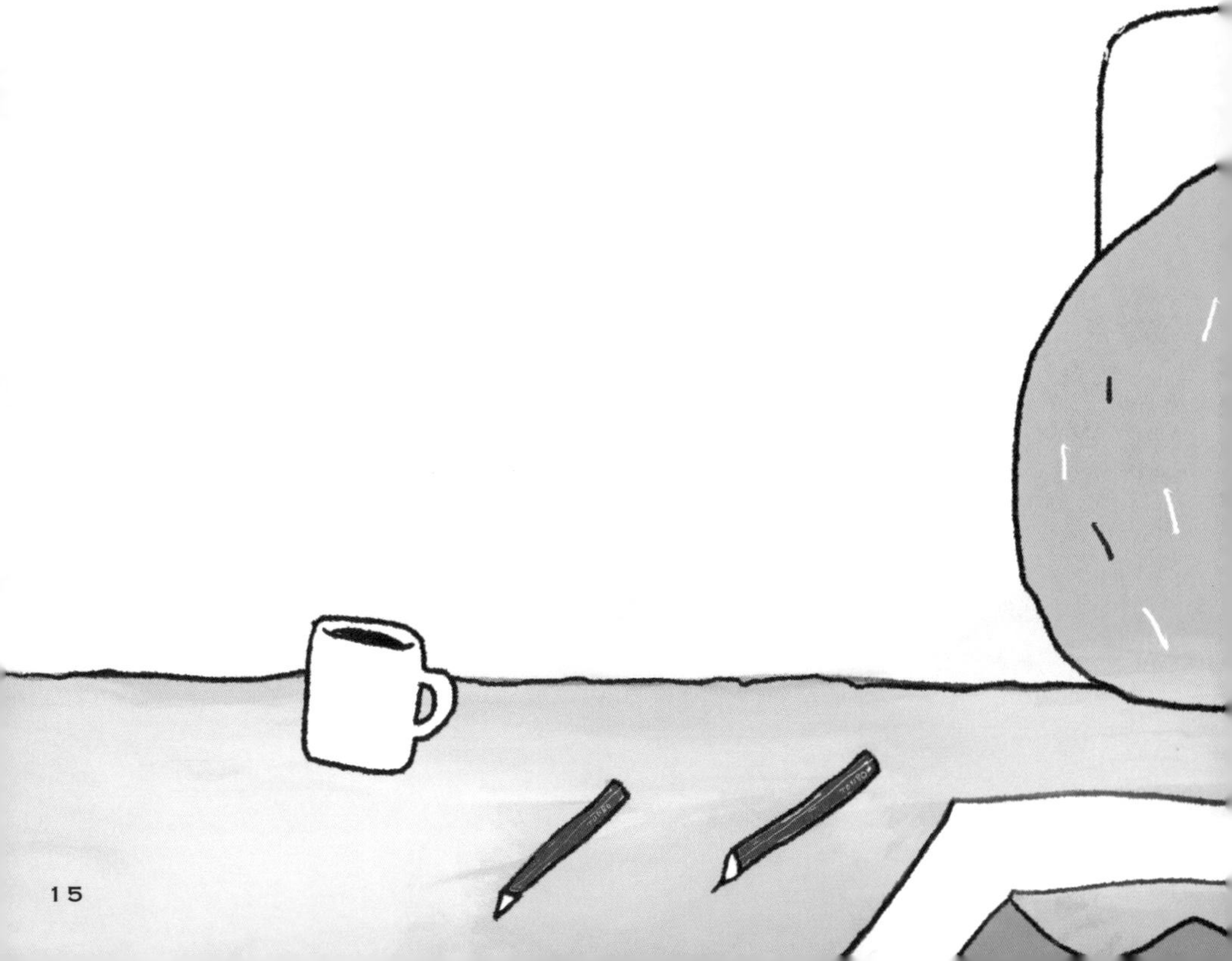

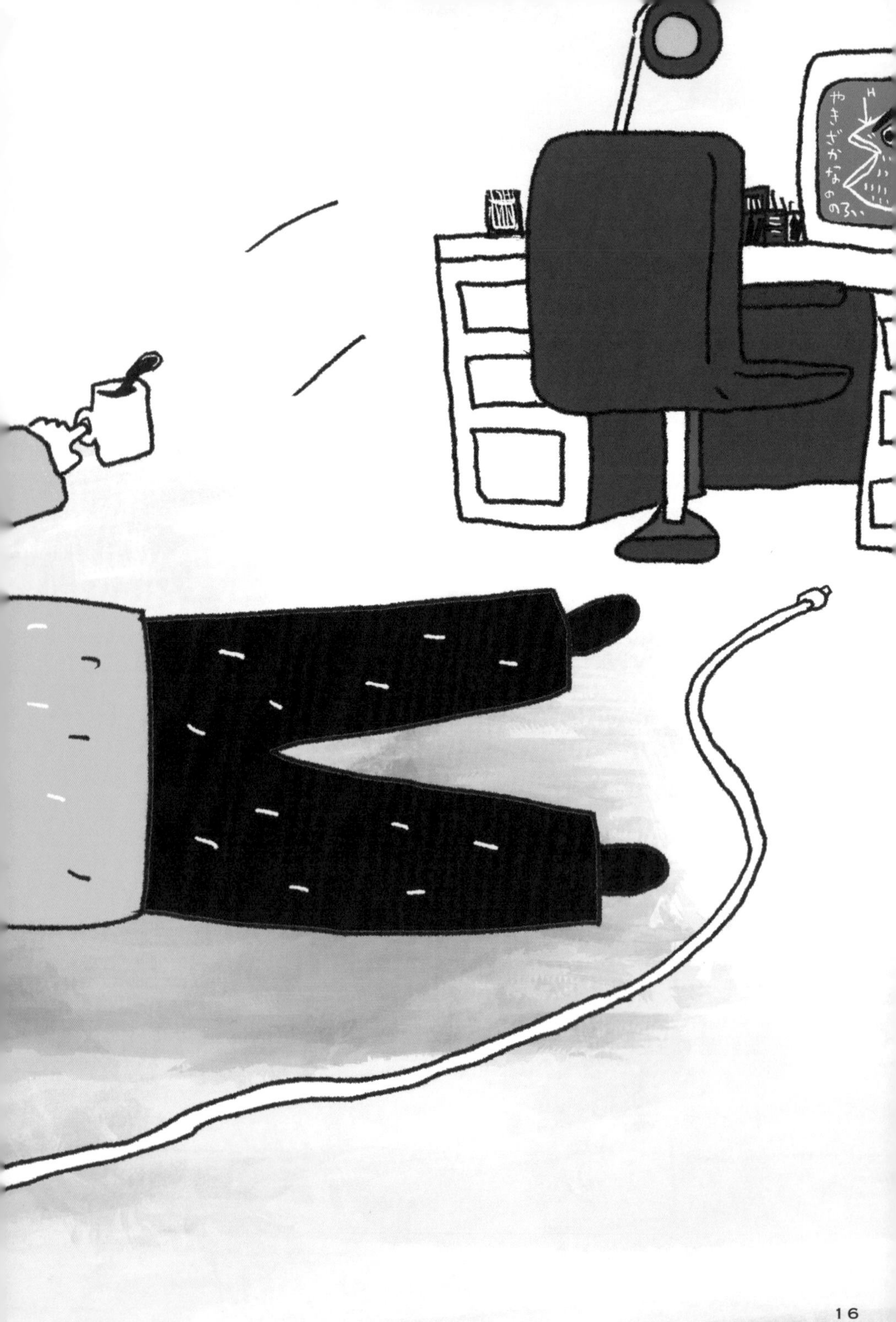
やきざかなののろい
H

救急車で運ばれた。

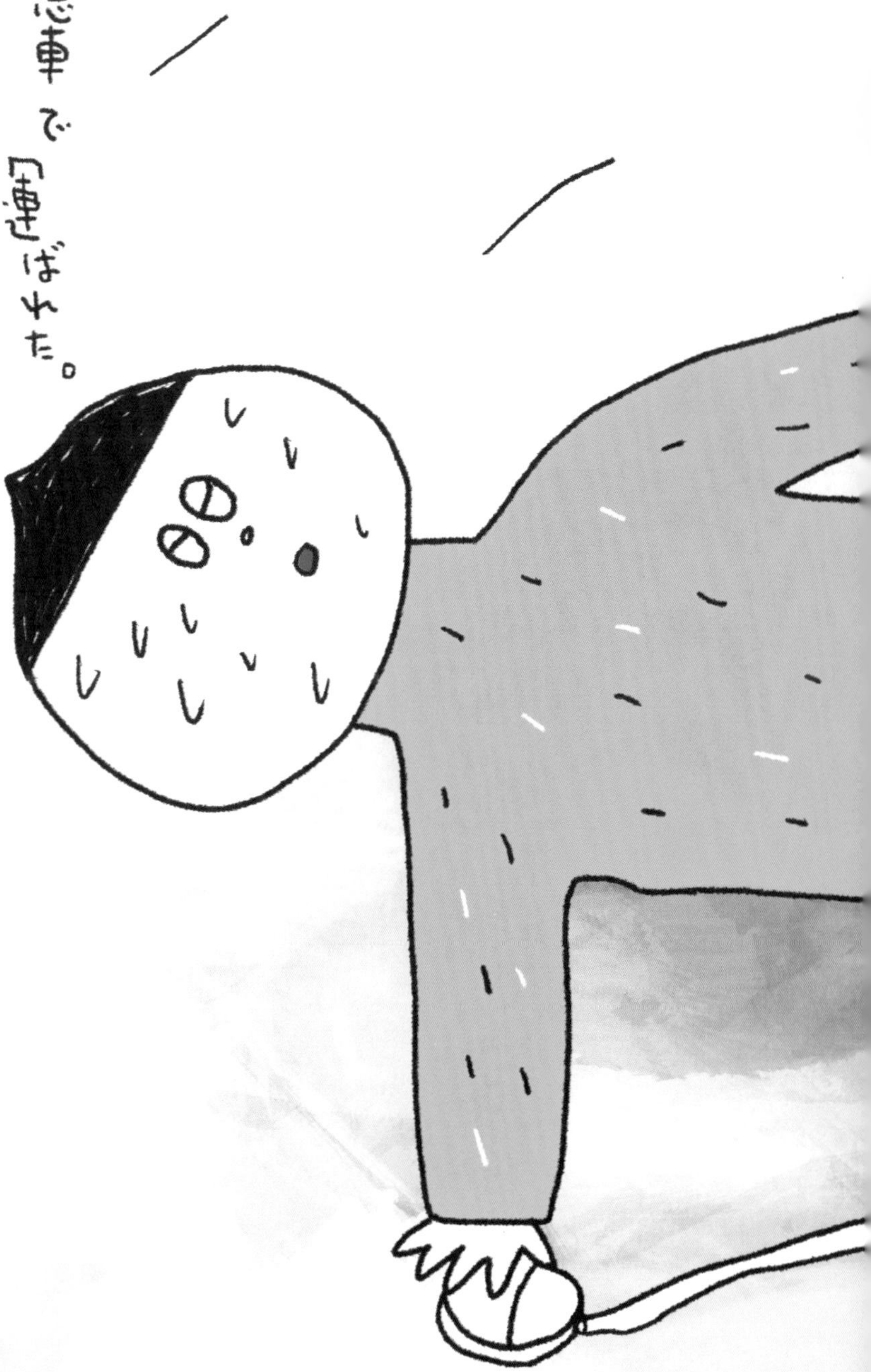

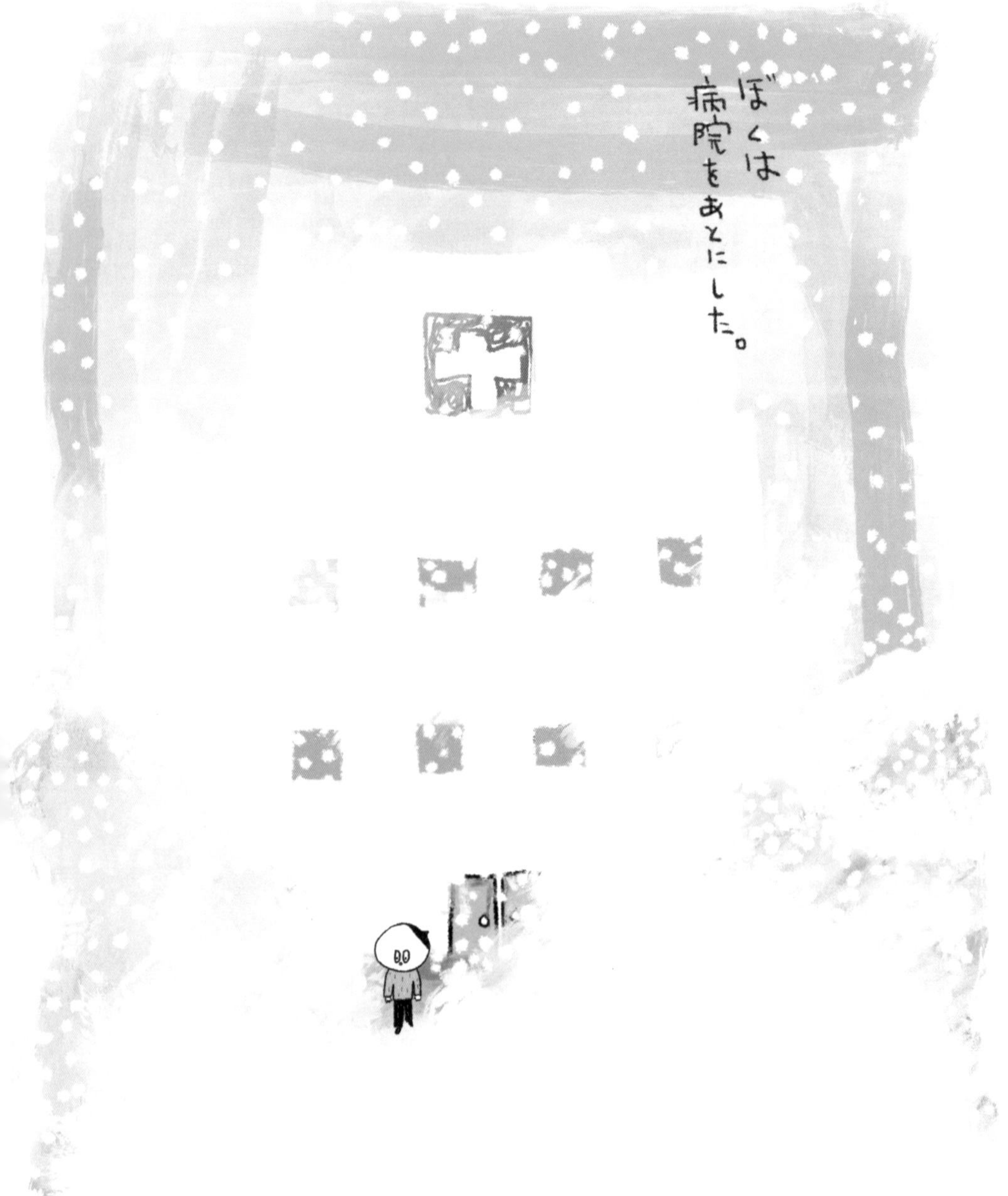
ぼくは病院をあとにした。

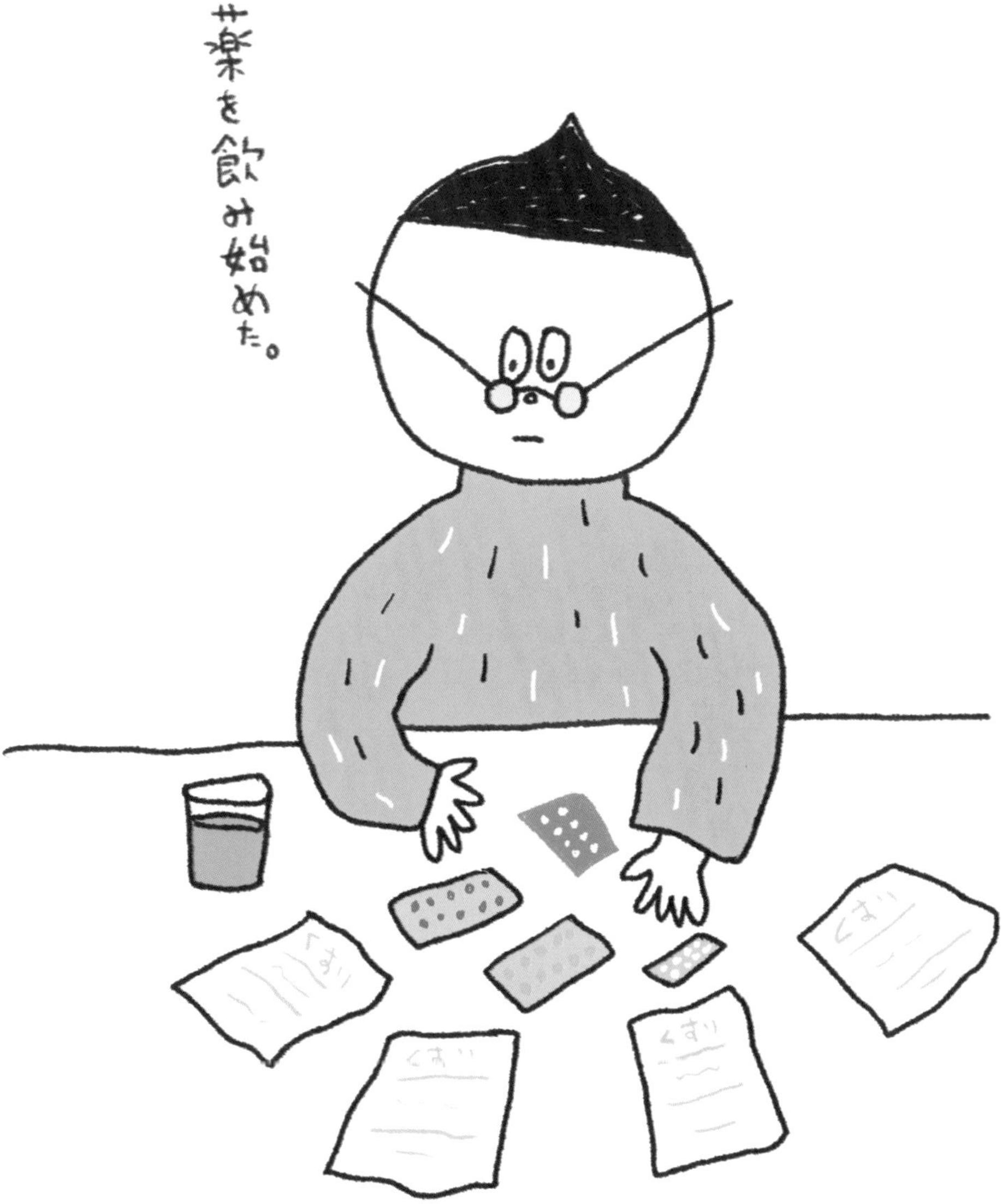
薬を飲み始めた。

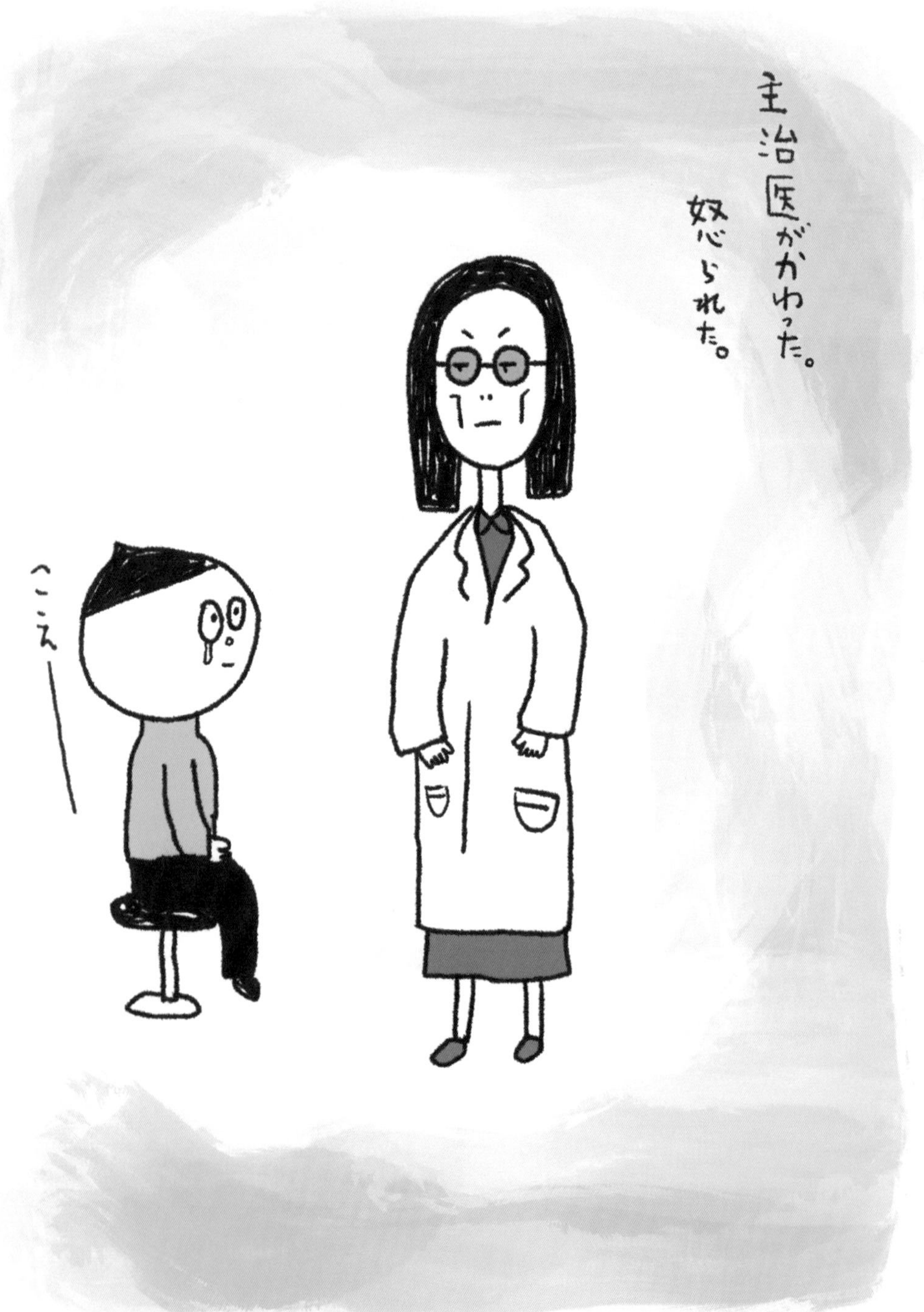
主治医がかわった。
怒られた。
へこえ——

生活を改めた。

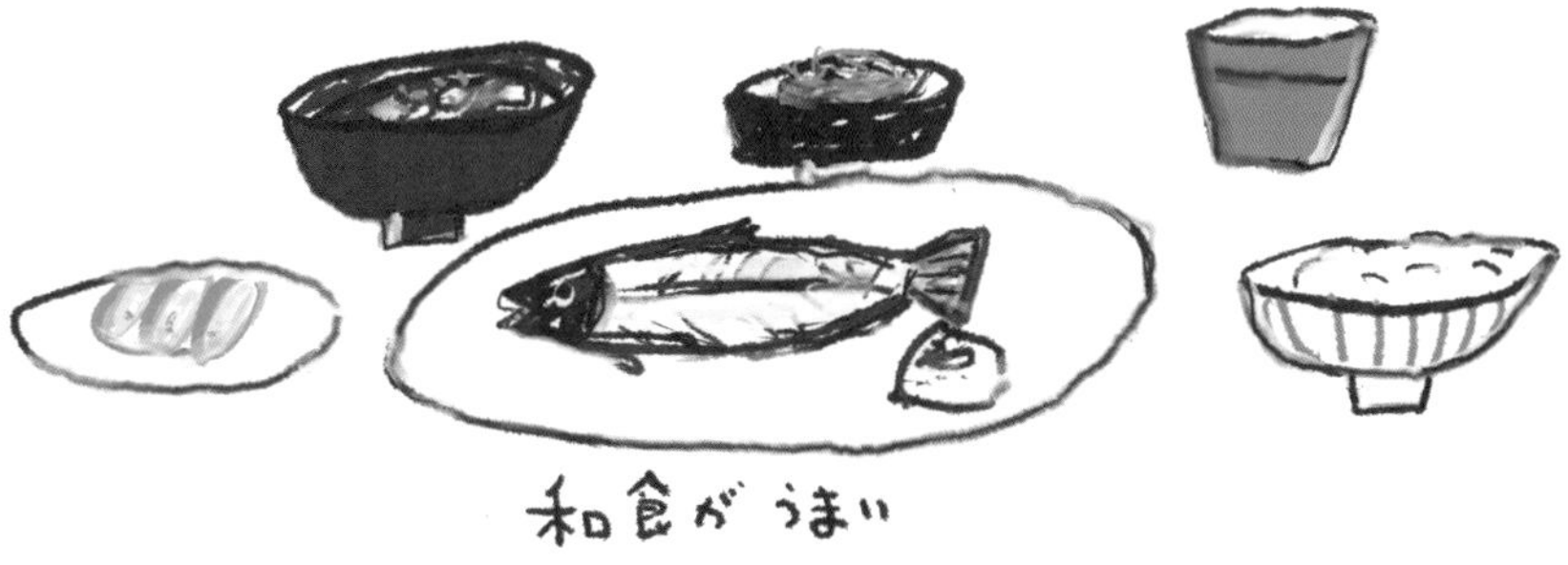

走った。

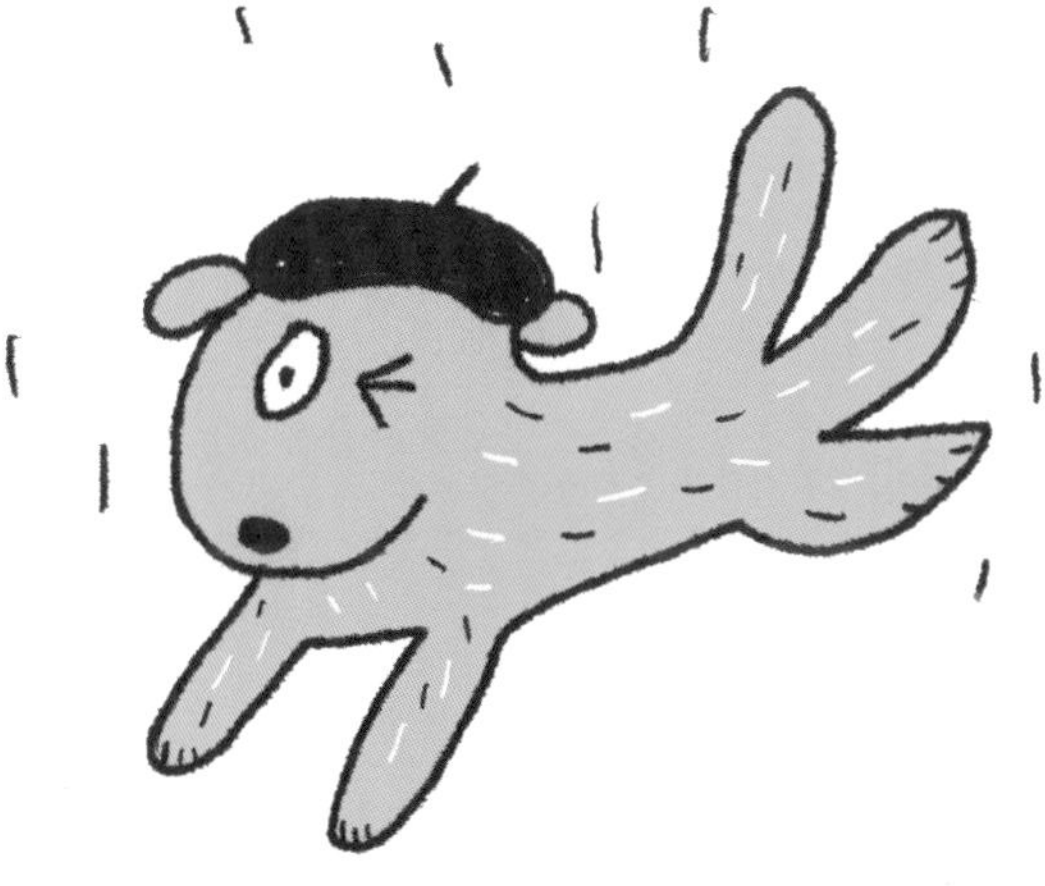

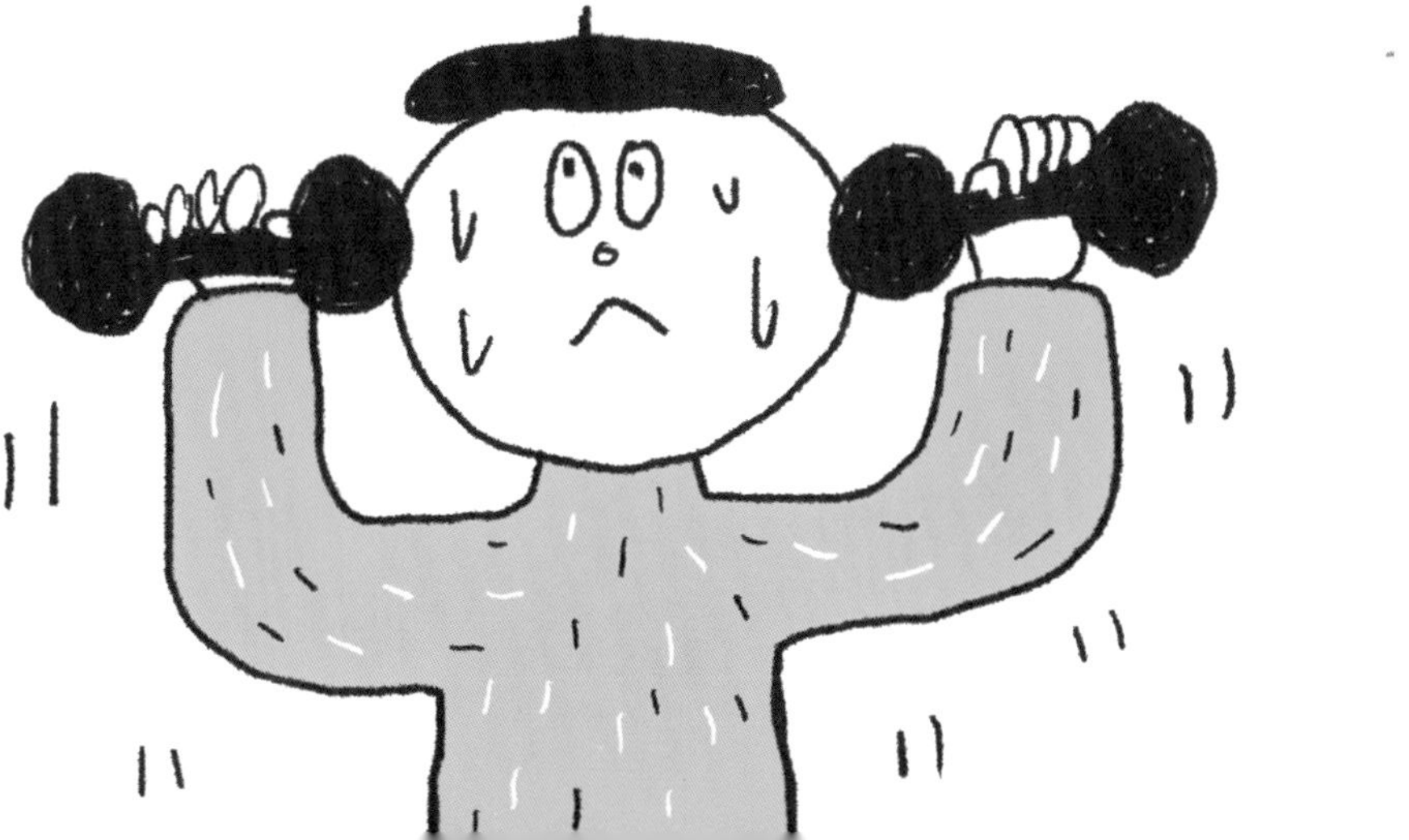

でも暴飲暴食がやめられない。
油断するとすぐに太る。
ゴム人間のようだ。

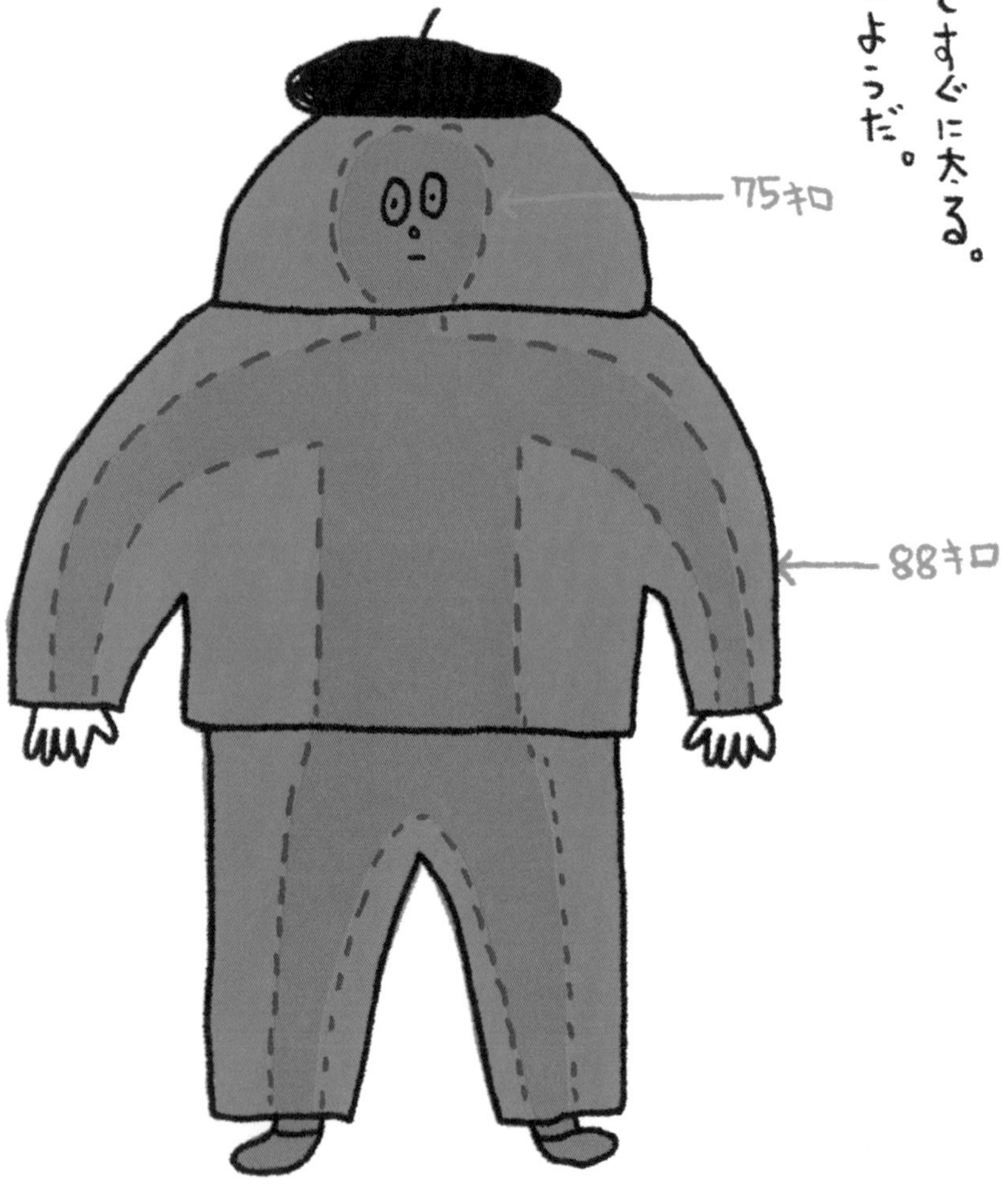

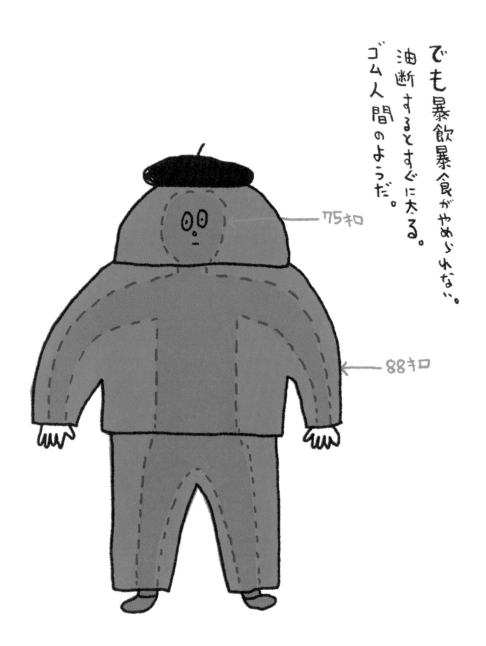

そしてまた怒られるとやせる。

行ったり来たり自由自在の自由人。

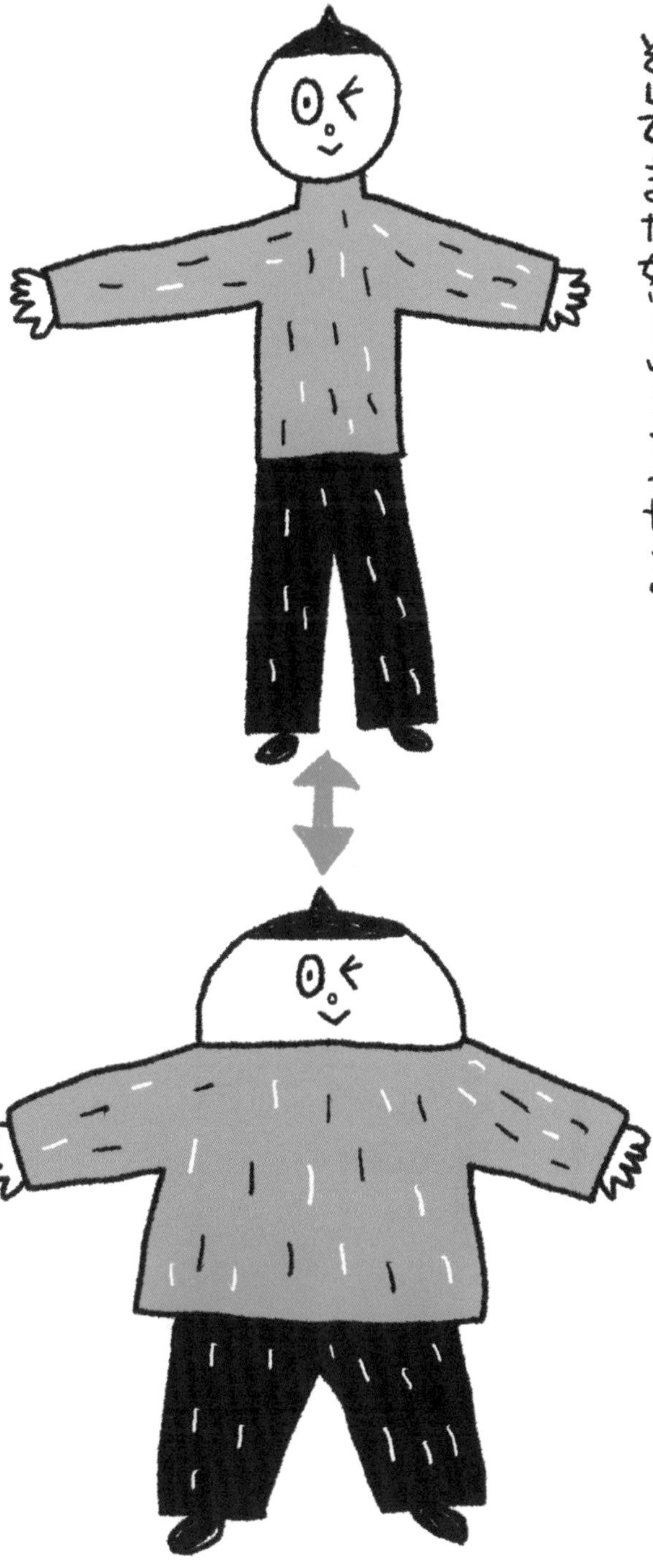

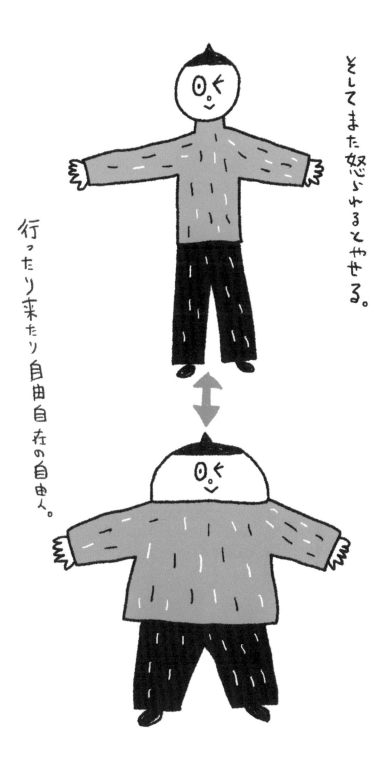

そんな日々が続いたある日
また主治医がかわった。

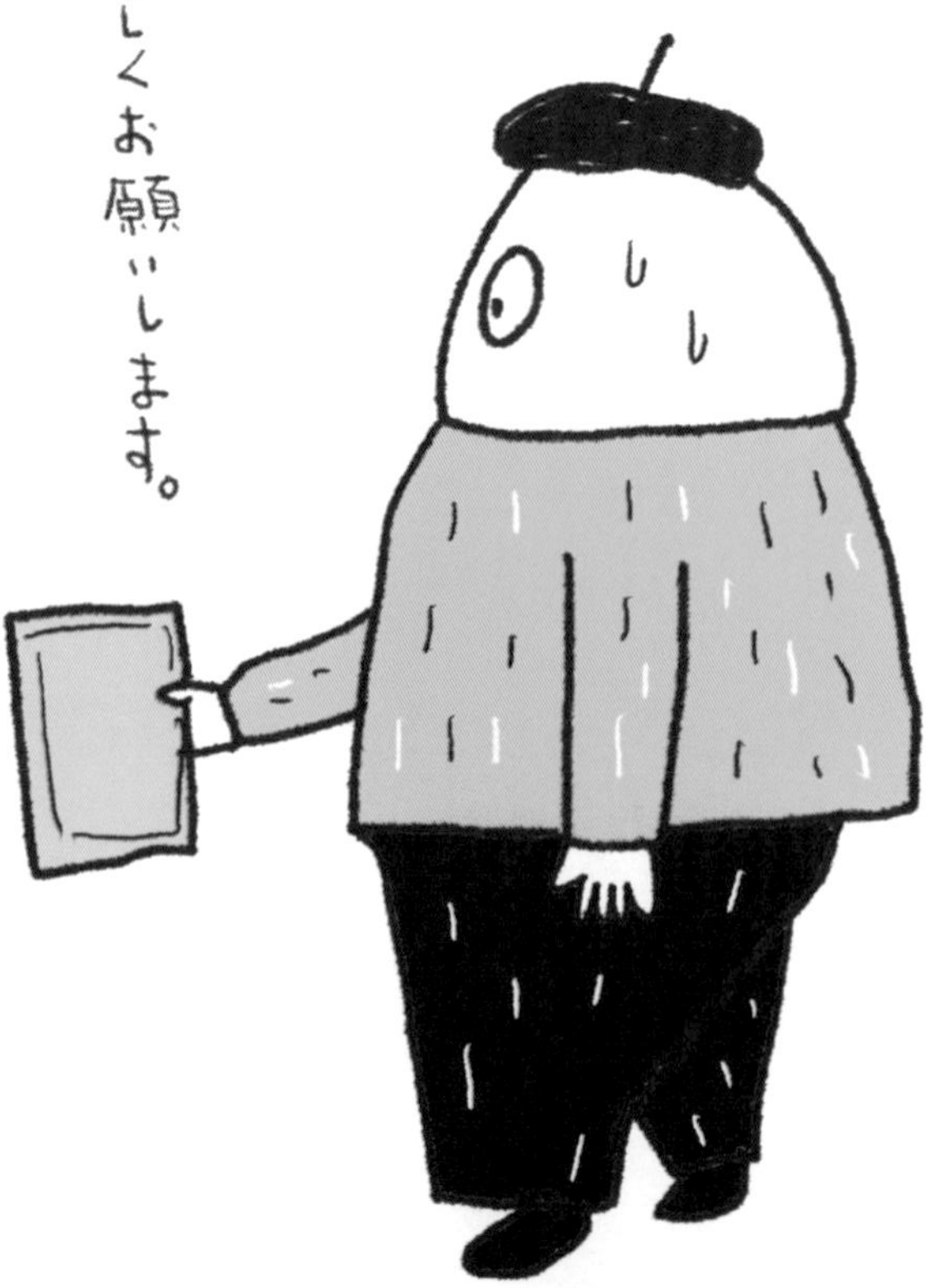

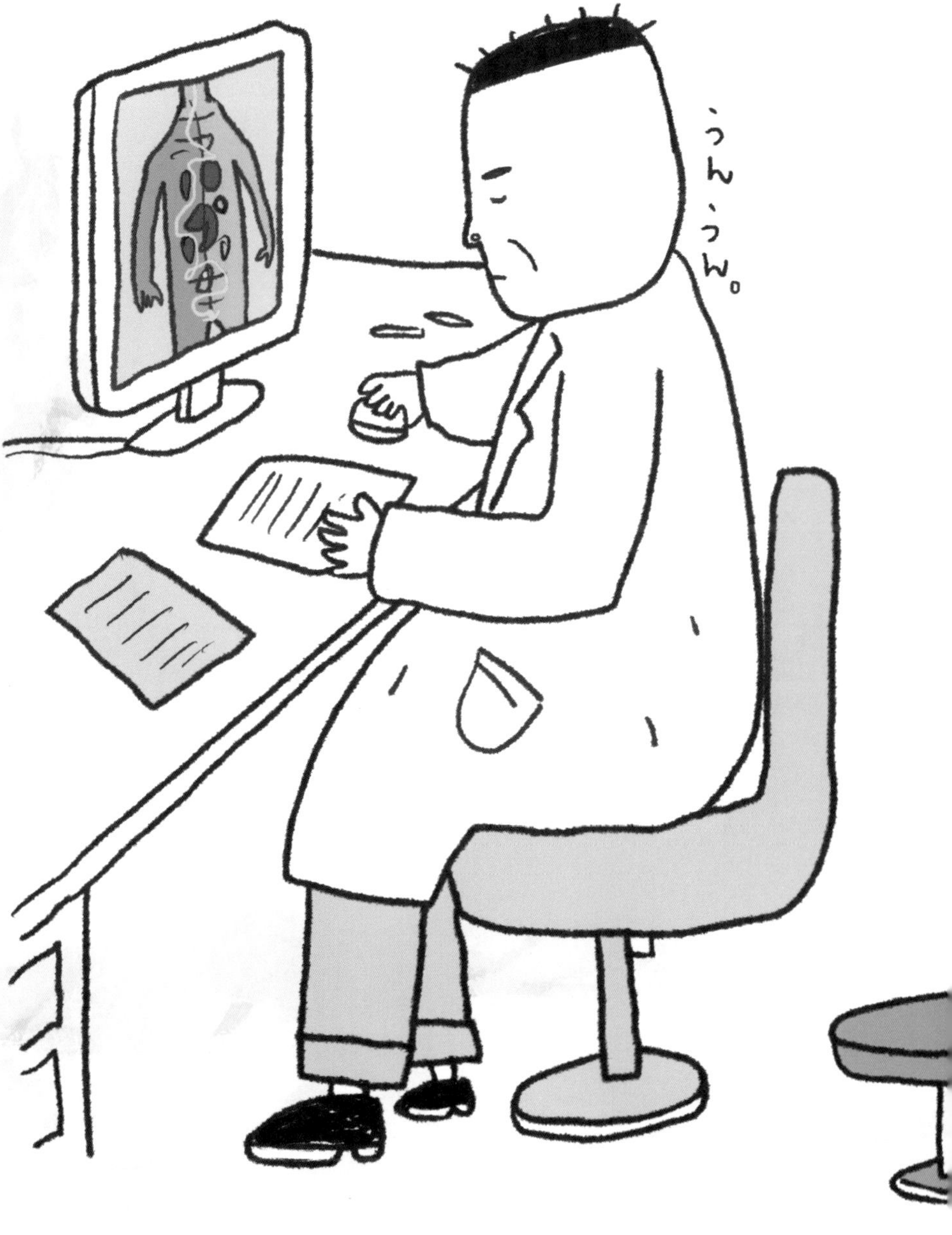
うん、うん。

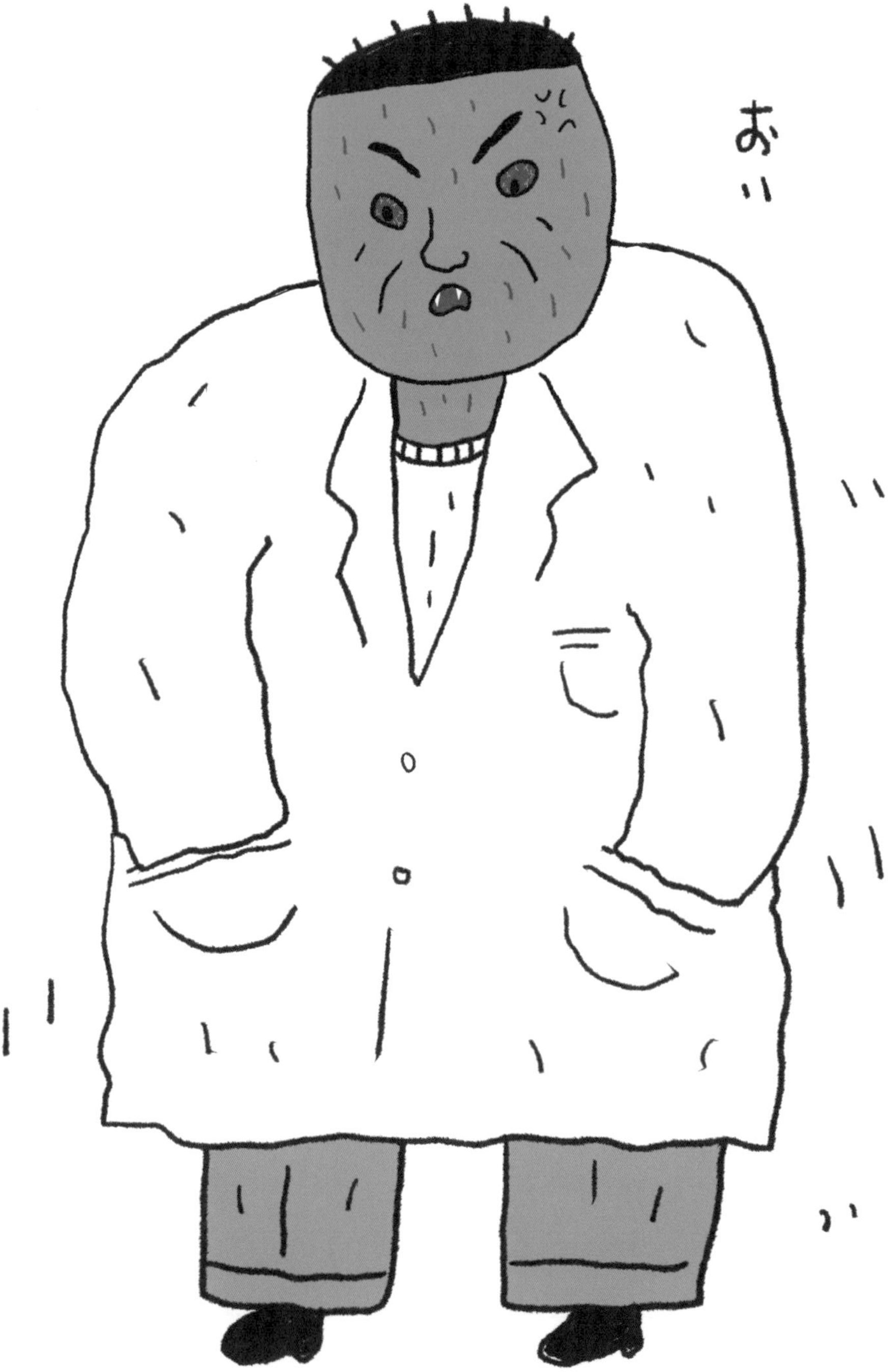
おい

あのなぁ
このままだと
大変なことになるぞ

すごく怒られた。

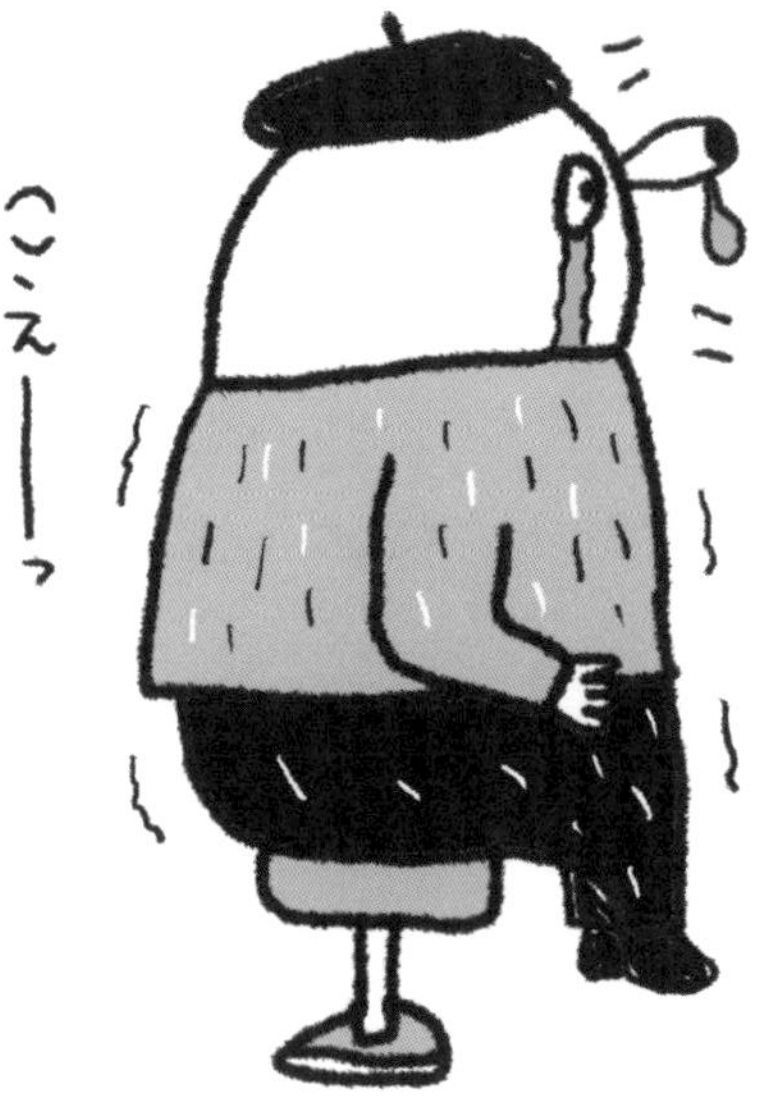

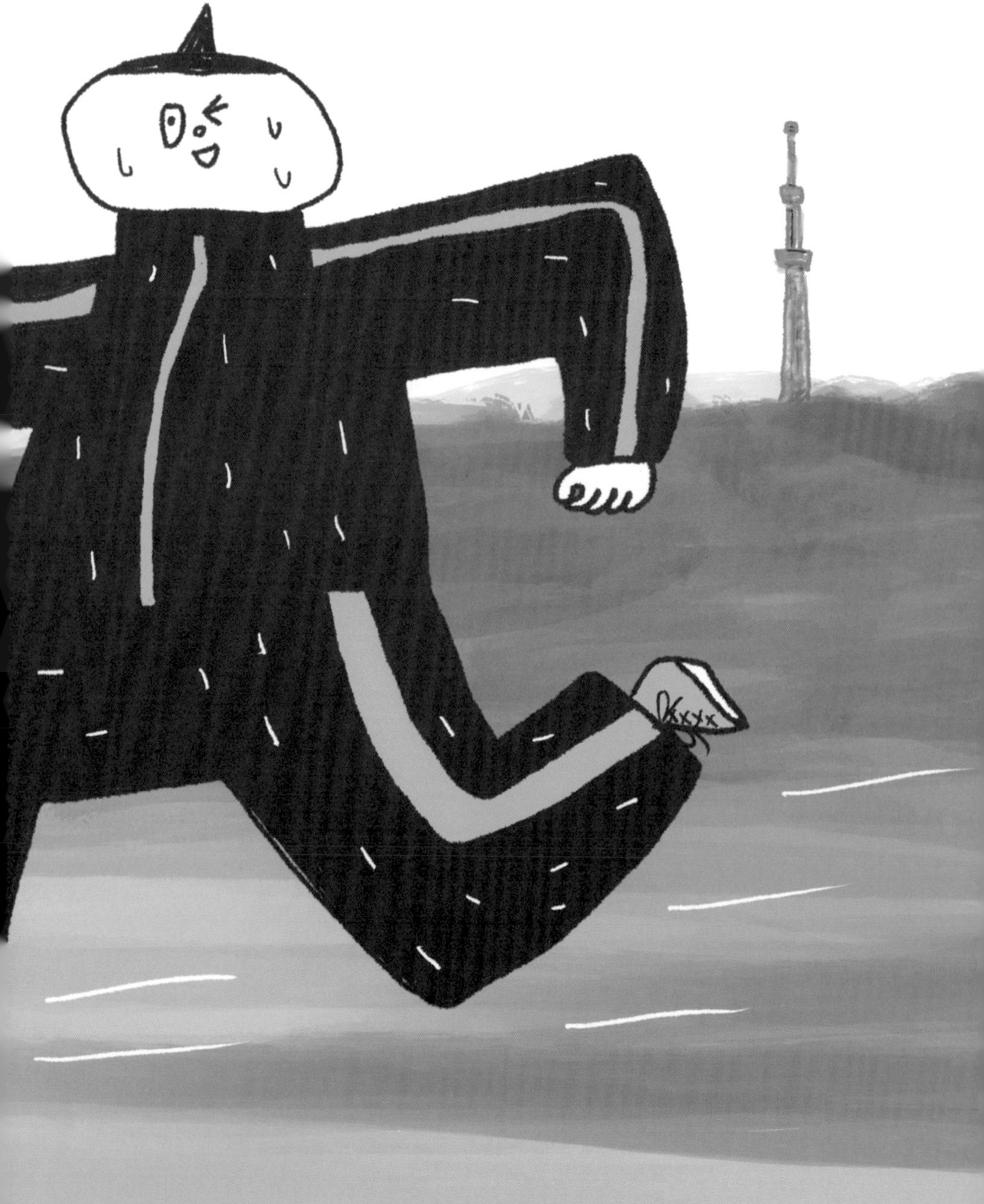

あの怖い医者を
あっ！と言わせたい。

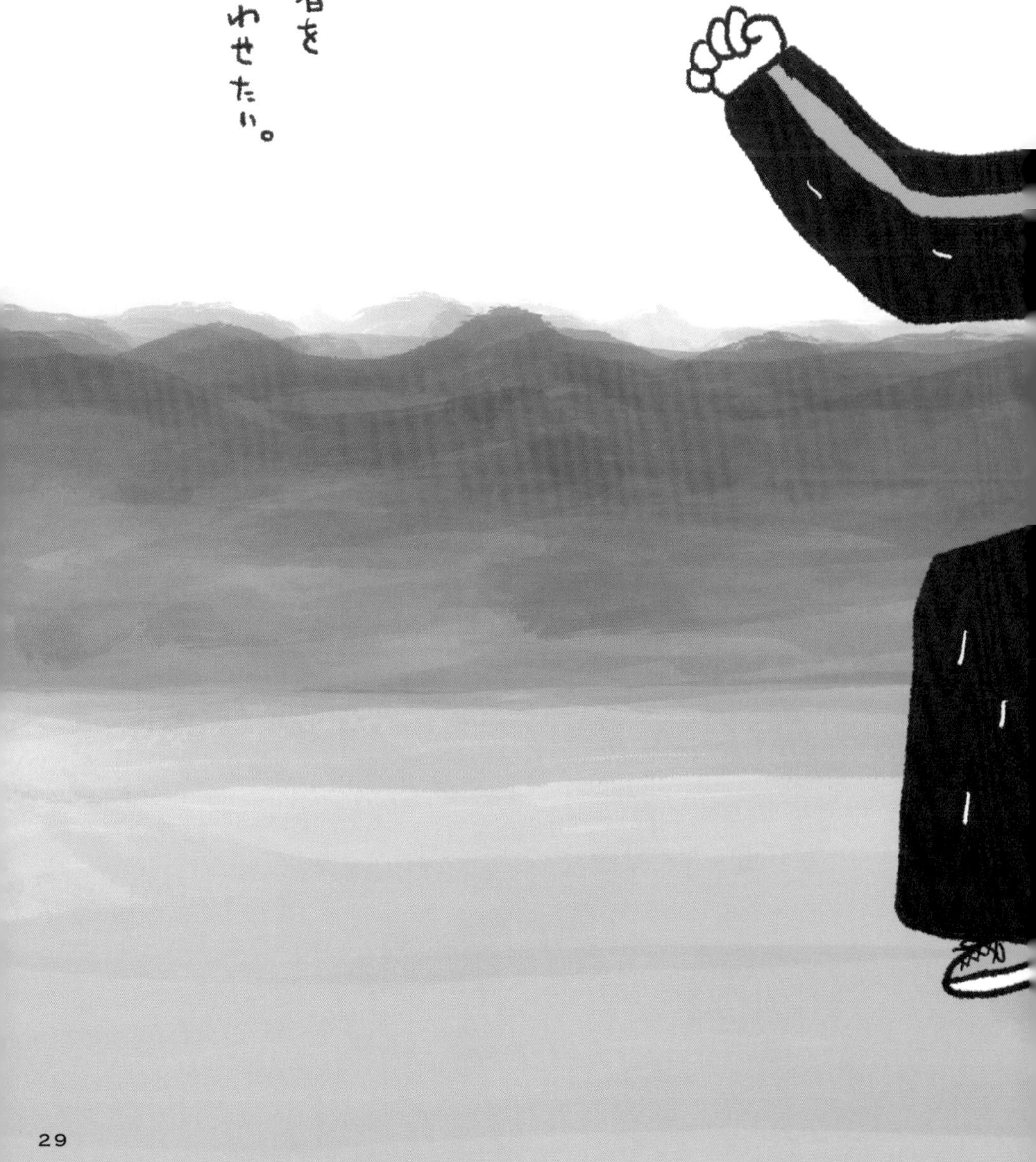

今度こそ生活を改める。

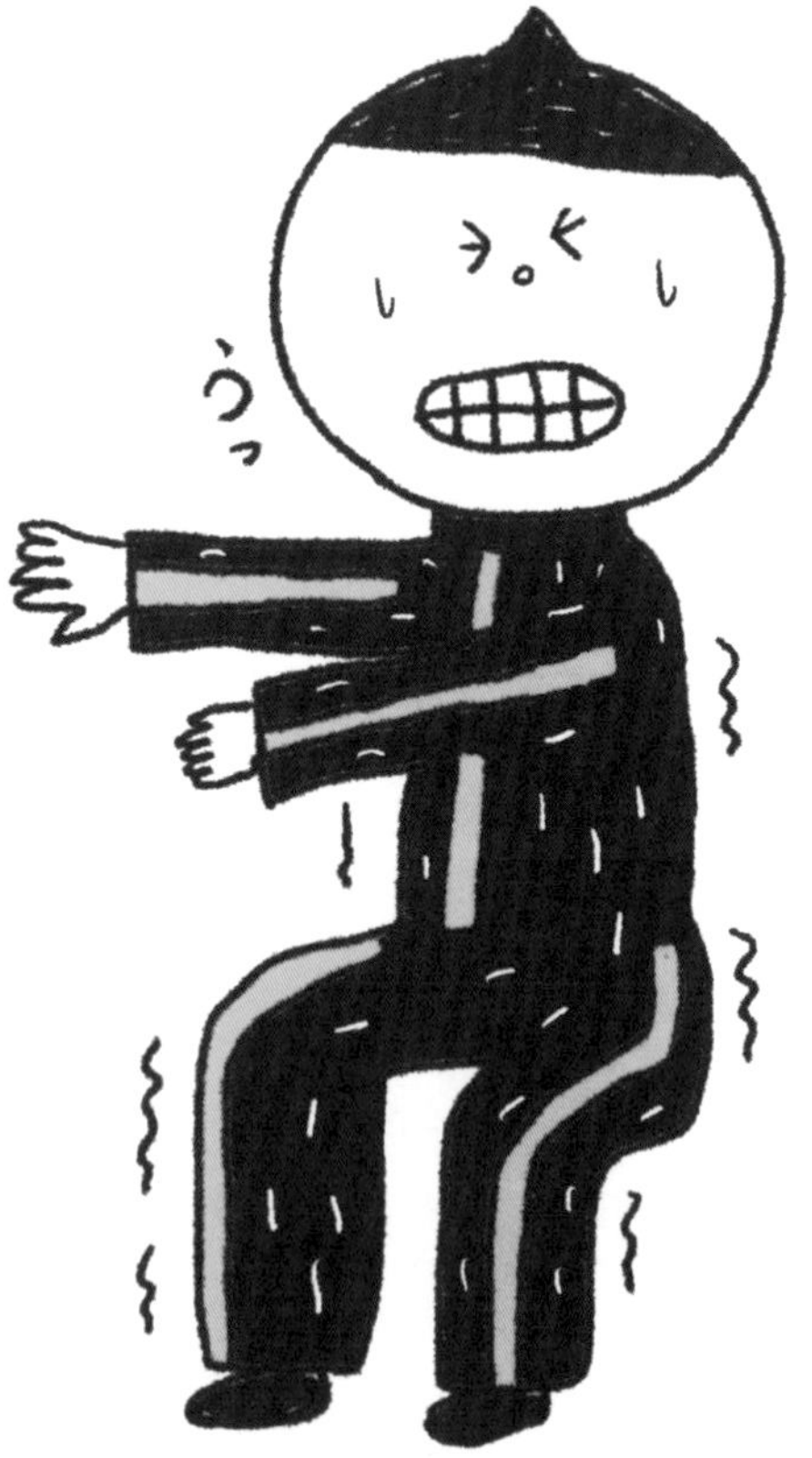
スクワットふざけんな!
うっ

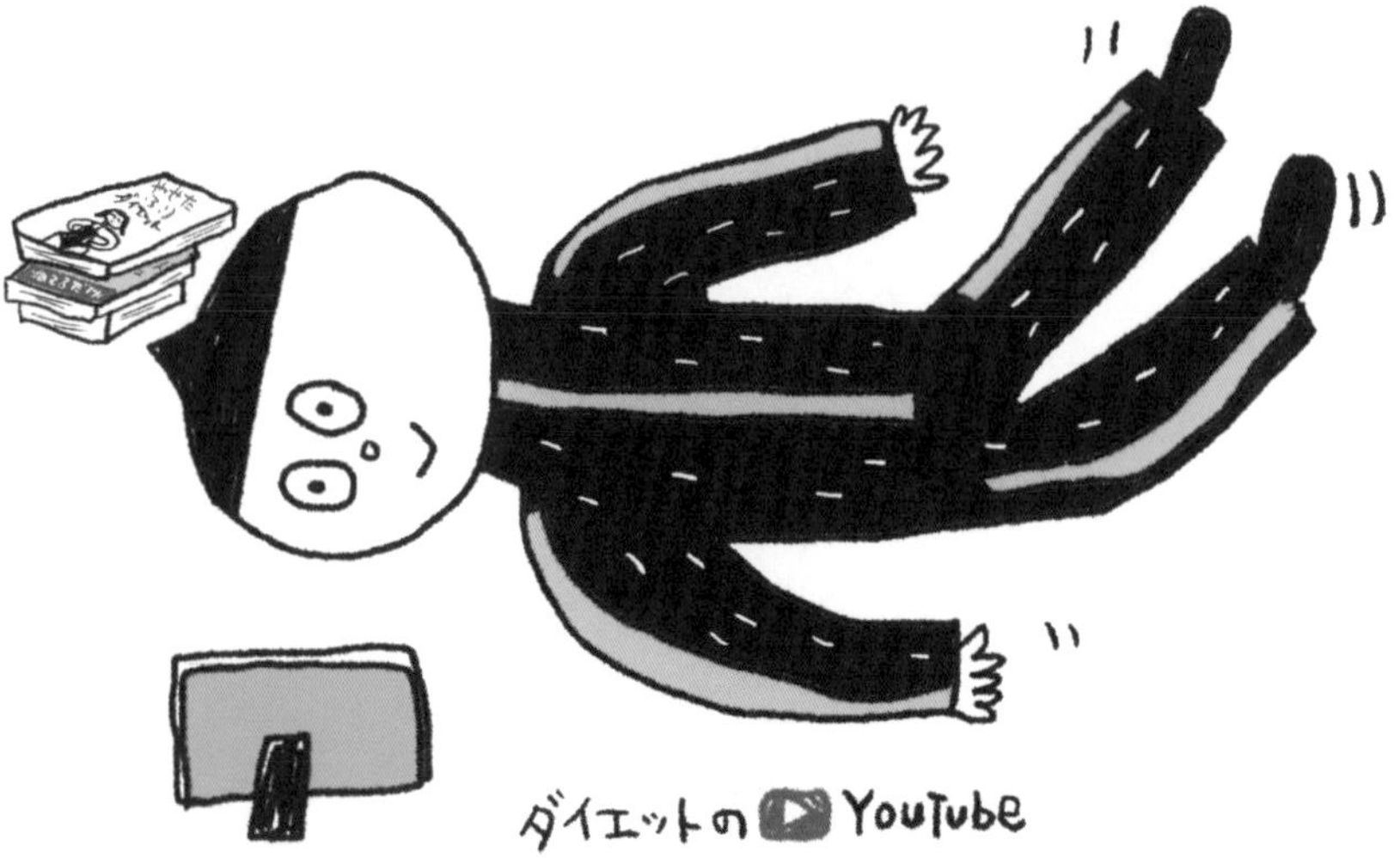
ダイエットの YouTube

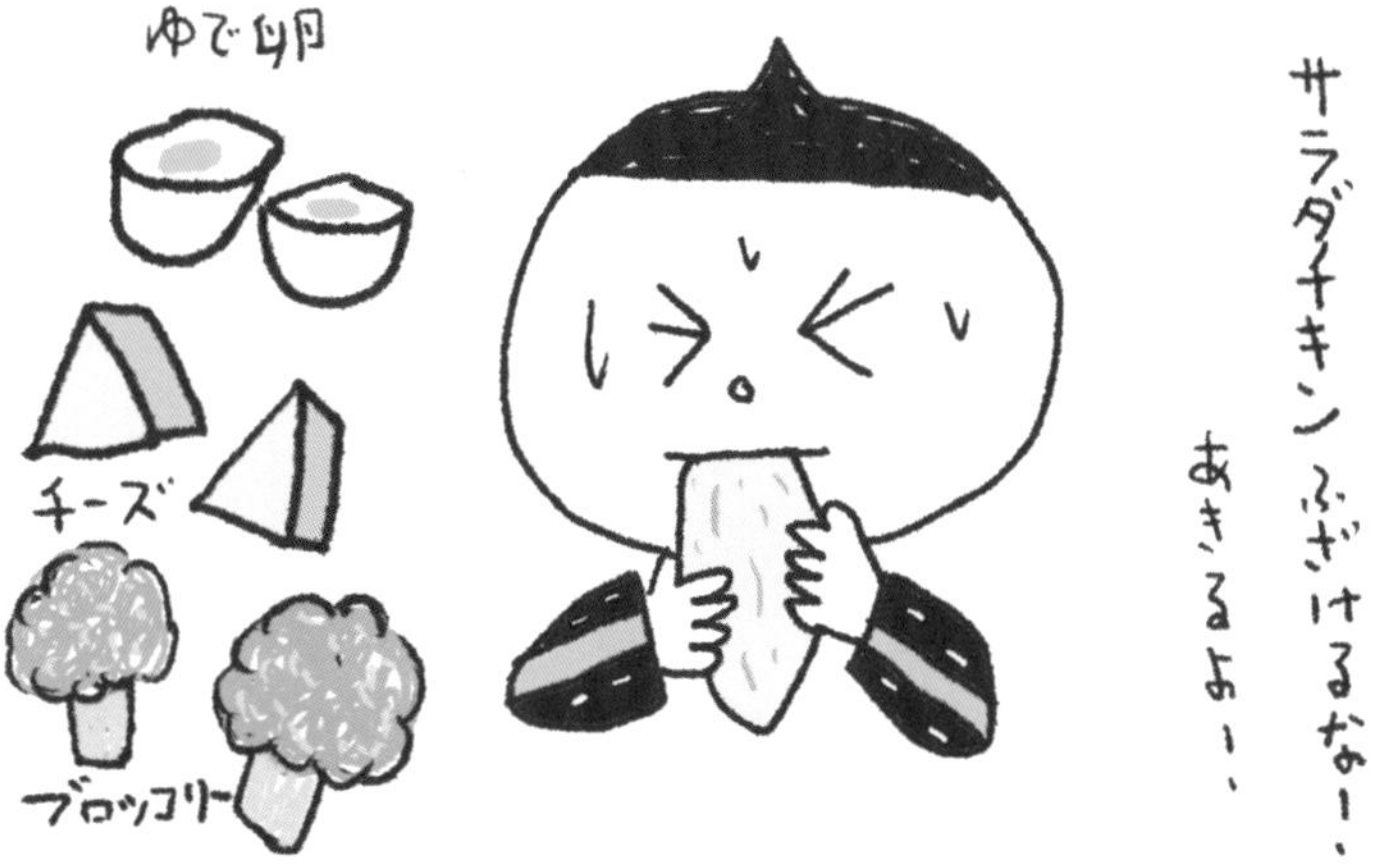
ゆで卵
チーズ
ブロッコリー
サラダチキンふざけるなー、
あきるよー、

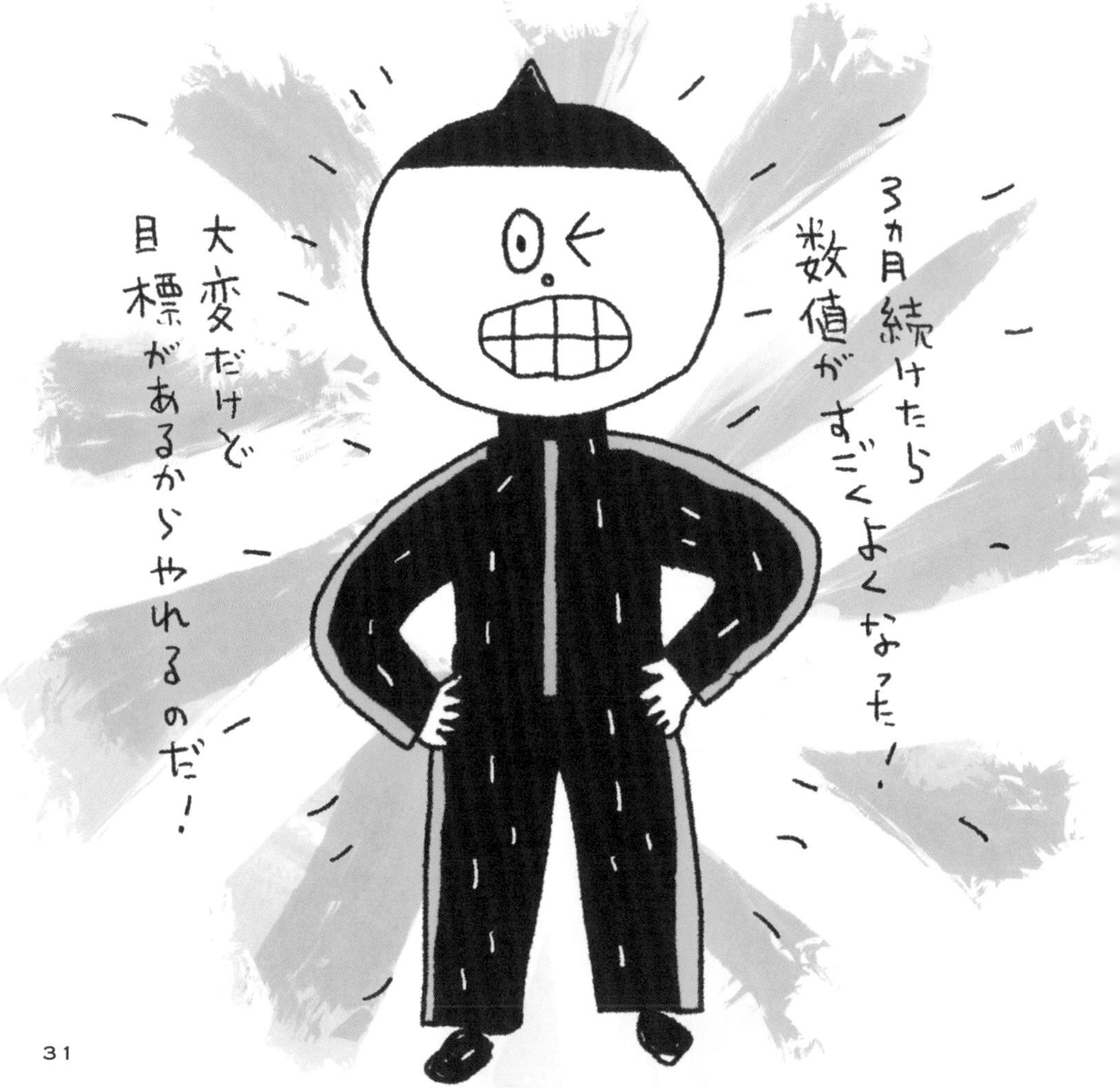
3カ月続けたら
数値がすごくよくなった！
大変だけど
目標があるからやれるのだ！

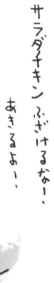

じいさんになっても
いか刺し食べたい。

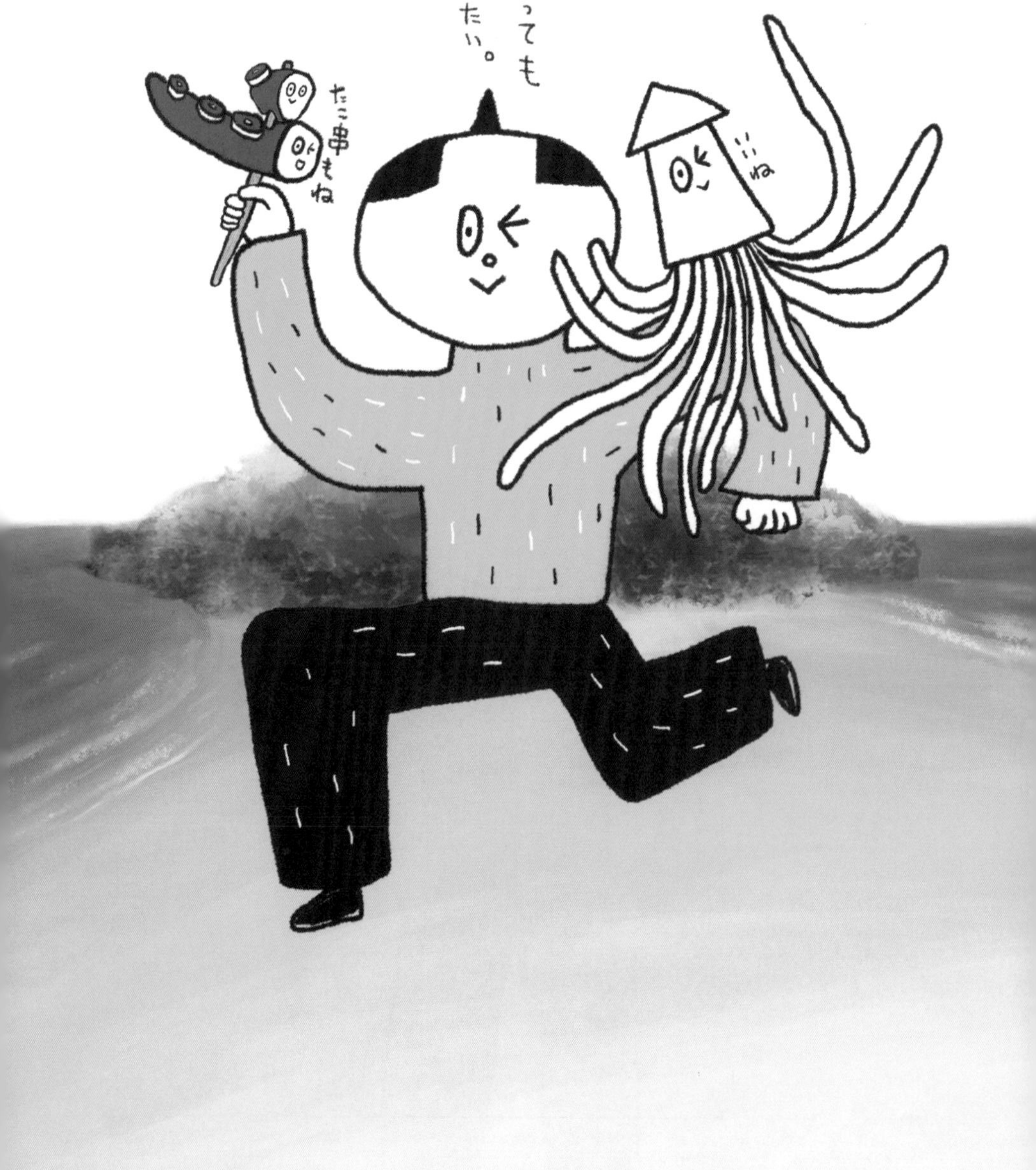

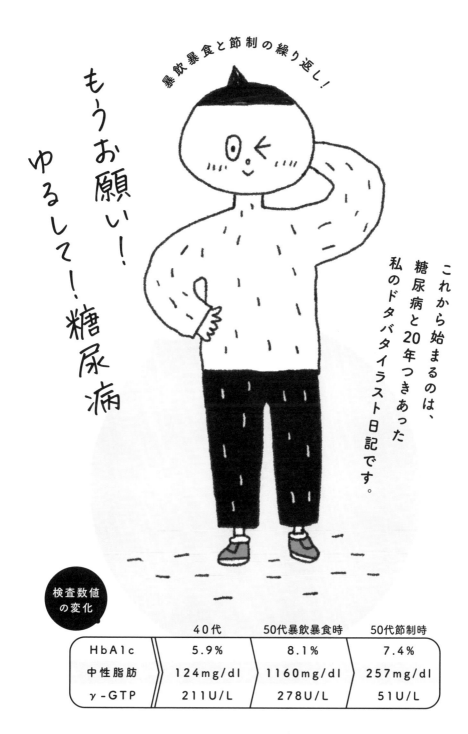

もうお願い！ゆるして！糖尿病

暴飲暴食と節制の繰り返し！

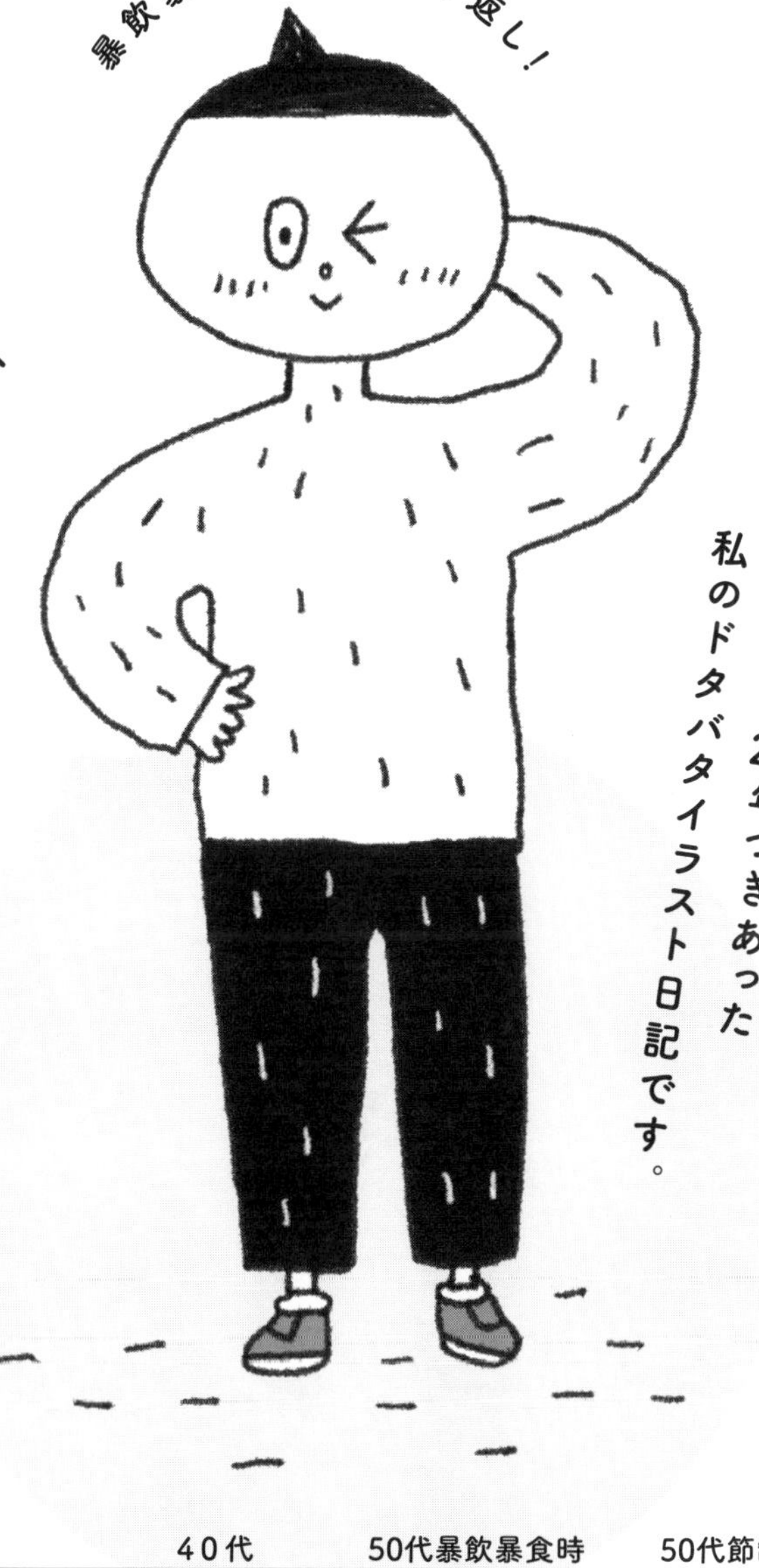

これから始まるのは、
糖尿病と20年つきあった
私のドタバタイラスト日記です。

検査数値の変化

	40代	50代暴飲暴食時	50代節制時
HbA1c	5.9%	8.1%	7.4%
中性脂肪	124mg/dl	1160mg/dl	257mg/dl
γ-GTP	211U/L	278U/L	51U/L

CONTENTS

第2章 酒とラーメンの日々。気がつけば糖尿病

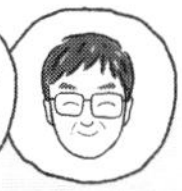

第3章 教育入院と緊急入院。規則正しい生活の大切さを知る

第4章 定期検査で新しい主治医に怒られて一念発起

第5章 適切な食事と運動と睡眠。習慣にするための秘訣

Dr白澤's アドバイス

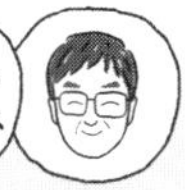

全部脱ぎたい。

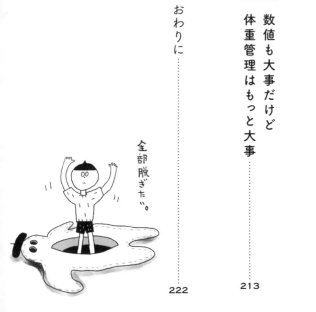

第1章

食べることが大好き。いつの間にかメタボ

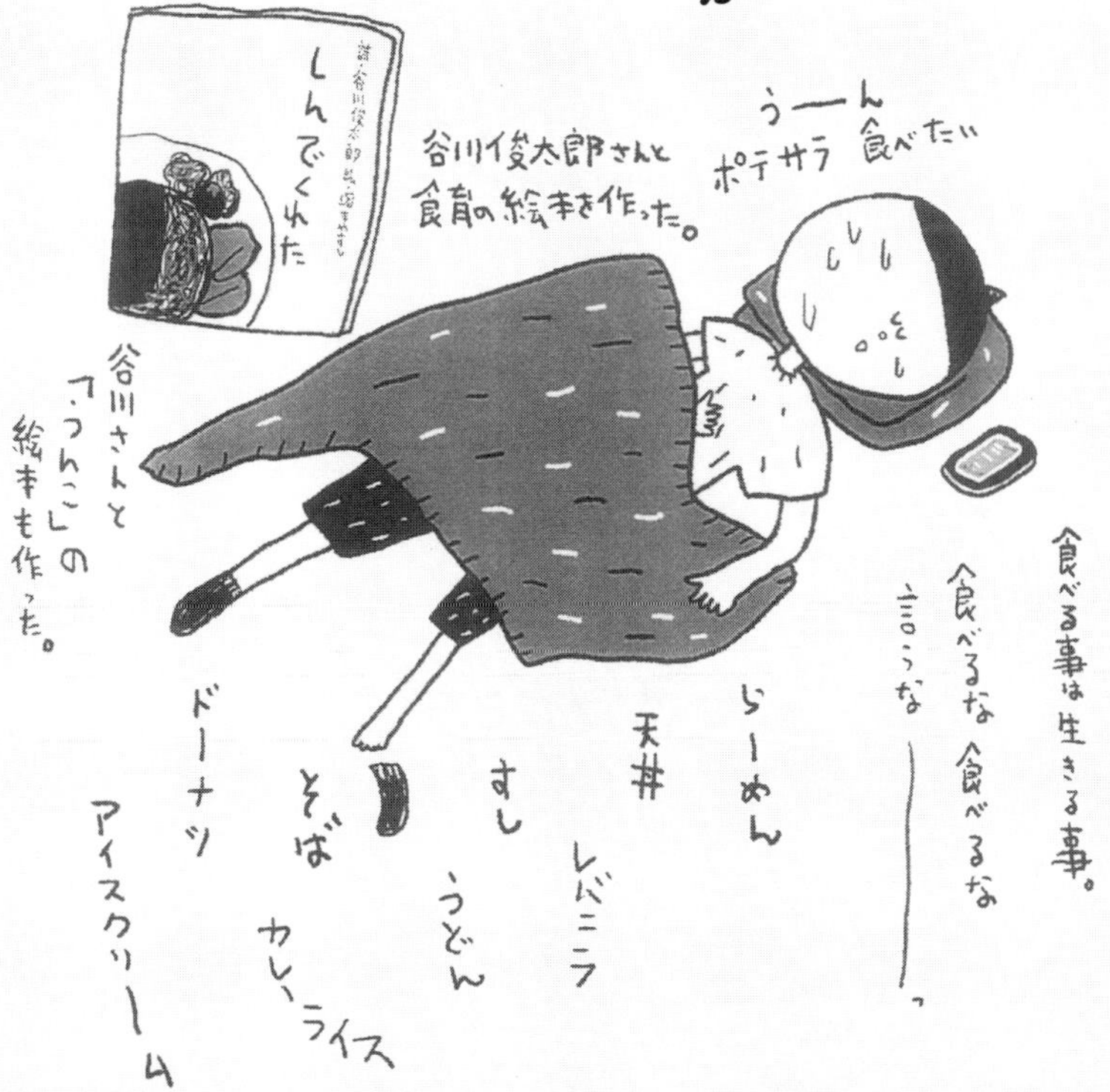

しんでくれた
谷川俊太郎さんと食育の絵本を作った。
うーん ポテサラ 食べたい
谷川さんと「うんこ」の絵本も作った。
食べる事は生きる事。
食べるな 食べるな
言うな――。
らーめん
天丼
レバニラ
すし
うどん
そば
カレーライス
ドーナツ
アイスクリーーム

食べることに貪欲《どんよく》な幼少時代
好きなものを好きなだけ食べていた

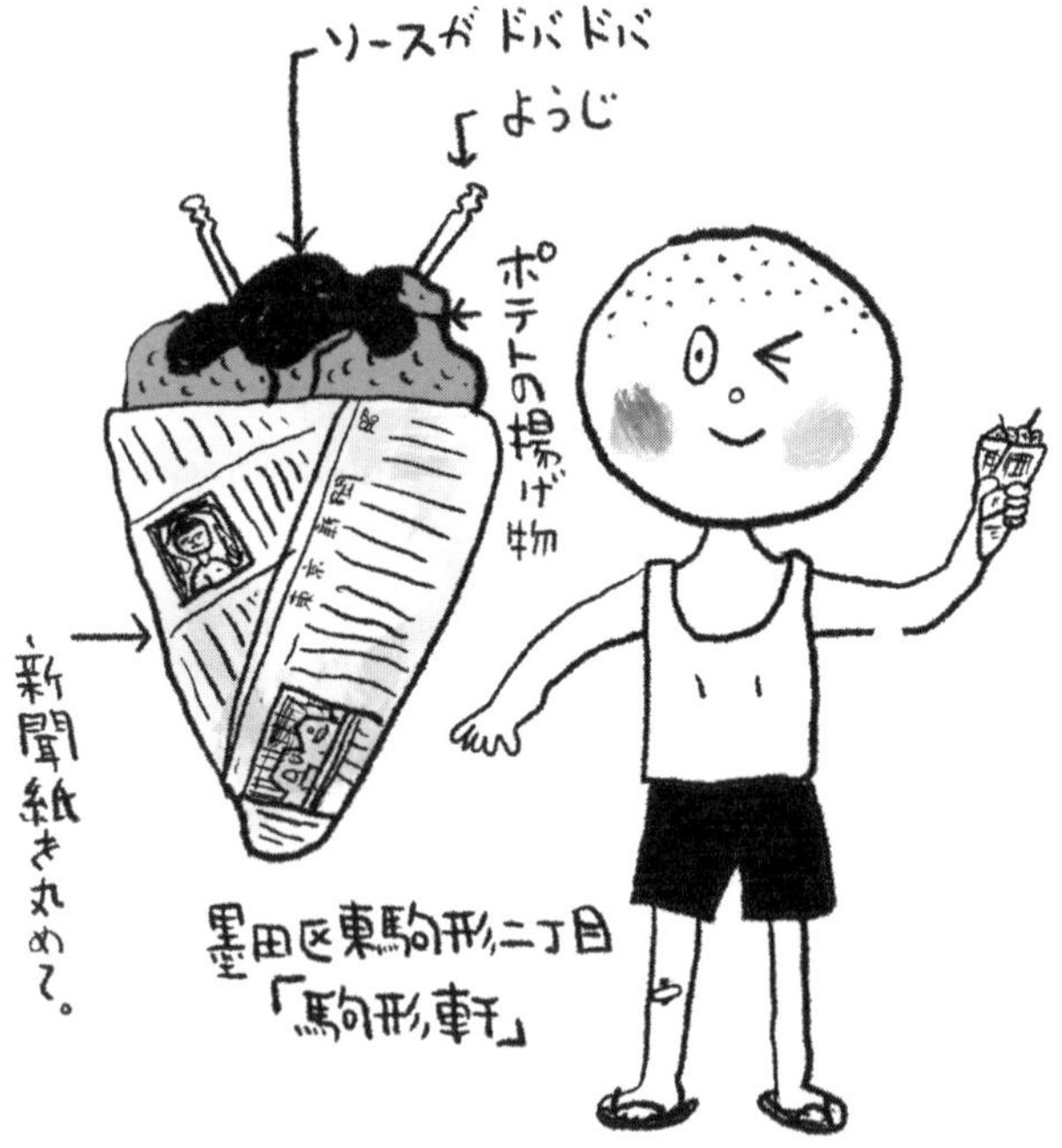
ソースがドバドバ
ようじ
ポテトの揚げ物
新聞紙を丸めて。
墨田区東駒形二丁目
「駒形軒」

私は絵本を描いている。これは若い頃からのドタバタイラスト日記だ。暴飲暴食だらけの無茶苦茶な生活は、本当は話したくない。でも語ってみる。

私は昭和40年、東京の墨田区に生まれた。時代は昭和の高度成長の真っただ中。町工場を営む父の次男であった私は、毎日のように駄菓子屋に通って育った。わんぱくな子どもだった。

行きつけの駄菓子屋さんはいくつかあった。大好物は「駒形軒」のポテトの揚げ物。ソースがドバドバかかって

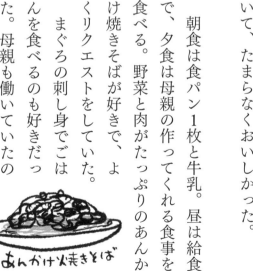

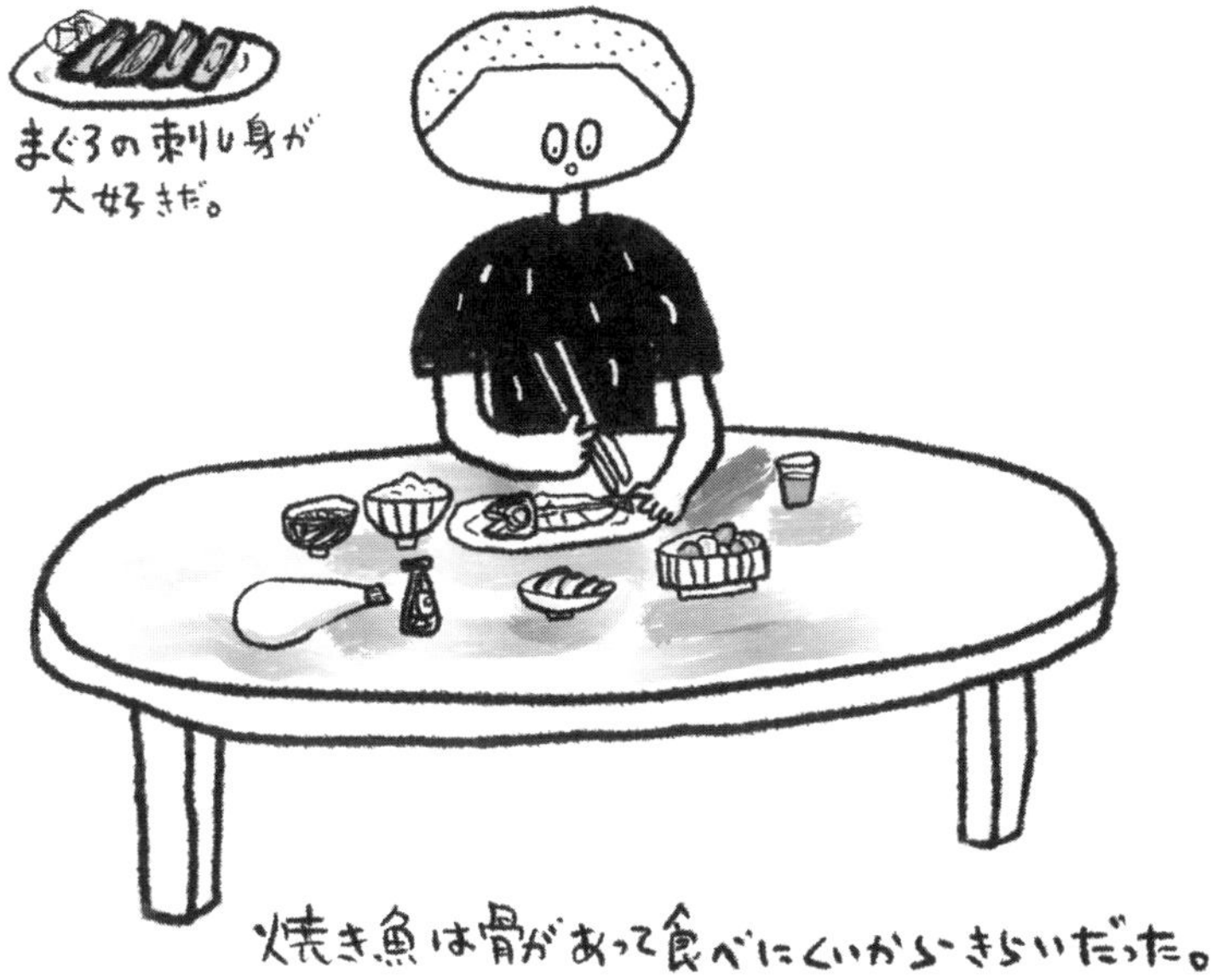

いて、たまらなくおいしかった。

朝食は食パン1枚と牛乳。昼は給食で、夕食は母親の作ってくれる食事を食べる。野菜と肉がたっぷりのあんかけ焼きそばが好きで、よくリクエストをしていた。

まぐろの刺し身でごはんを食べるのも好きだった。母親も働いていたので、簡単な刺し身のおかずはよく登場した。焼き魚もよく食卓にのった。

でも、焼き魚は骨があって食べにくいから嫌いだった。残すと母に怒ら

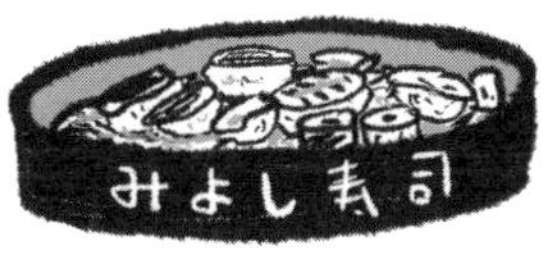

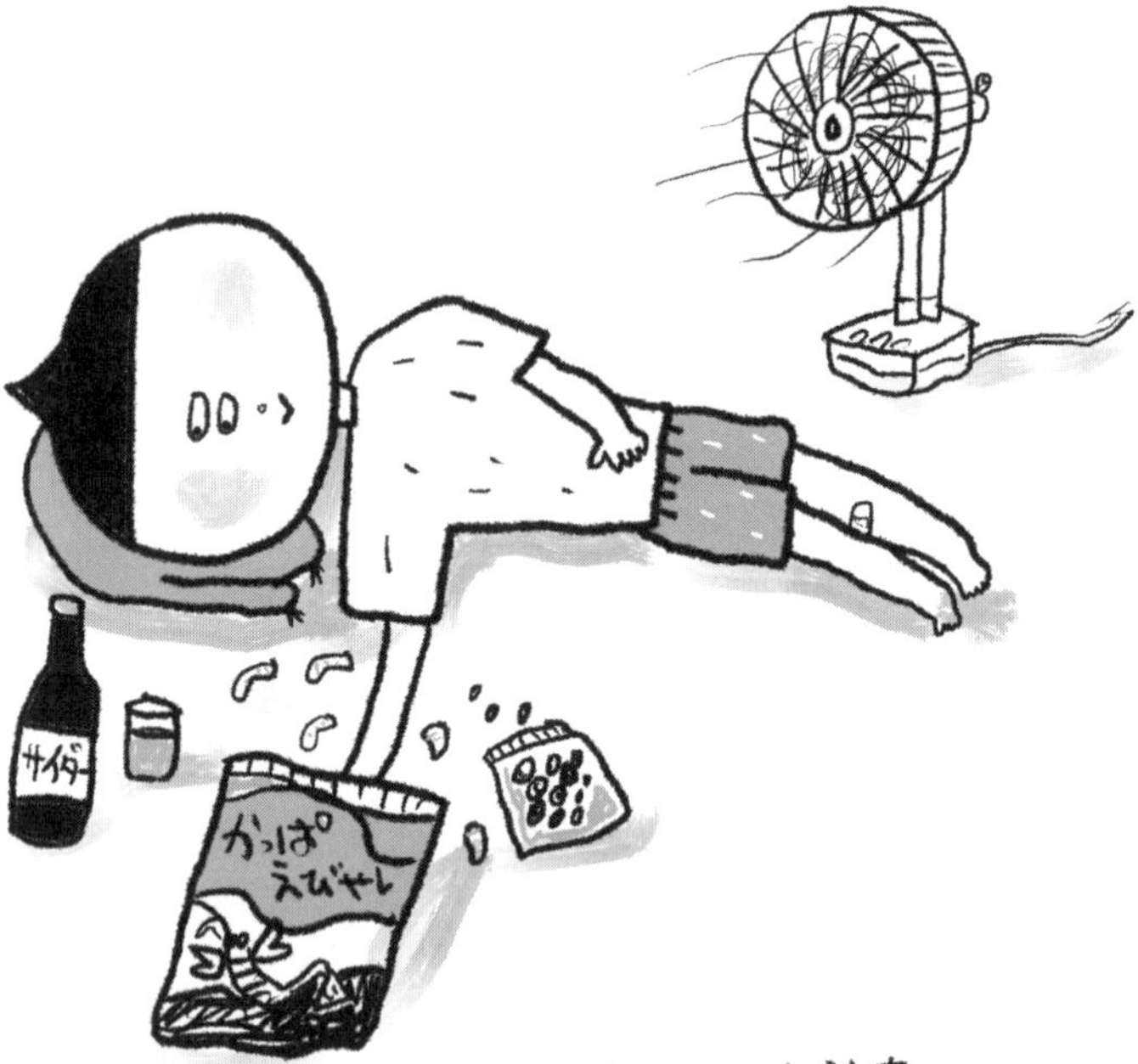

ひとりで見るテレビが怖かった。

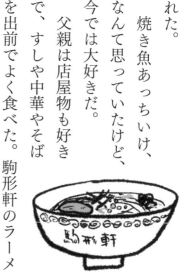

れた。
焼き魚あっちいけ、なんて思っていたけど、今では大好きだ。
父親は店屋物も好きで、すしや中華やそばを出前でよく食べた。駒形軒のラーメンは今でも大好物だ。

お菓子、コーラ、マンガがあれば幸せな子どもだった。これは今でも変わらない。このセットがあれば幸せだ。
夏休みは海にも山にも行ったが、かっぱえびせんとサイダーをおともに見る、再放送のテレビドラマもなかなかだ。かっぱえびせんは食べ始めると、

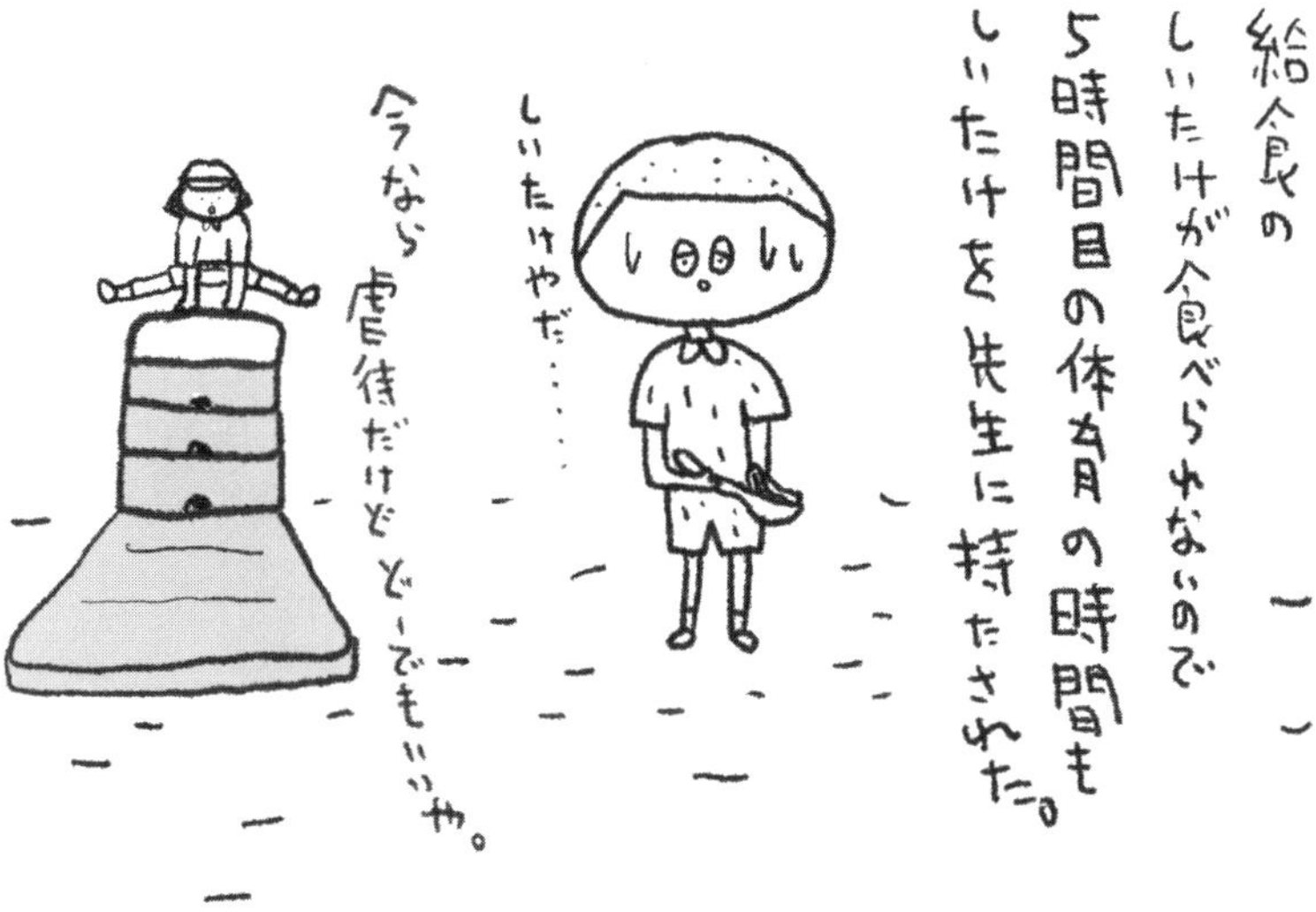

給食の
しいたけが食べられないので
5時間目の体育の時間も
しいたけを先生に持たされた。
しいたけやだ……
今なら虐待だけど どーでもいいや。

やめられない、とまらない。

そんな食生活で、私の人生はスタートしたのだ。

子どもの頃は好き嫌いが激しく、特にしいたけが苦手で食べられなかった。母親の作るおかずも気に入らないと食べないという徹底ぶりだ。

給食だって嫌いなものは食べずに残す。小学校低学年の頃はそれで怒られる日々で、体育の時間に、給食で残したしいたけを持たされたこともあった。今なら虐待だな。それでも嫌いなものは頑として食べなかった。

とにかく、興味がないものは口に入れない。完璧に無視をする。偏食な子

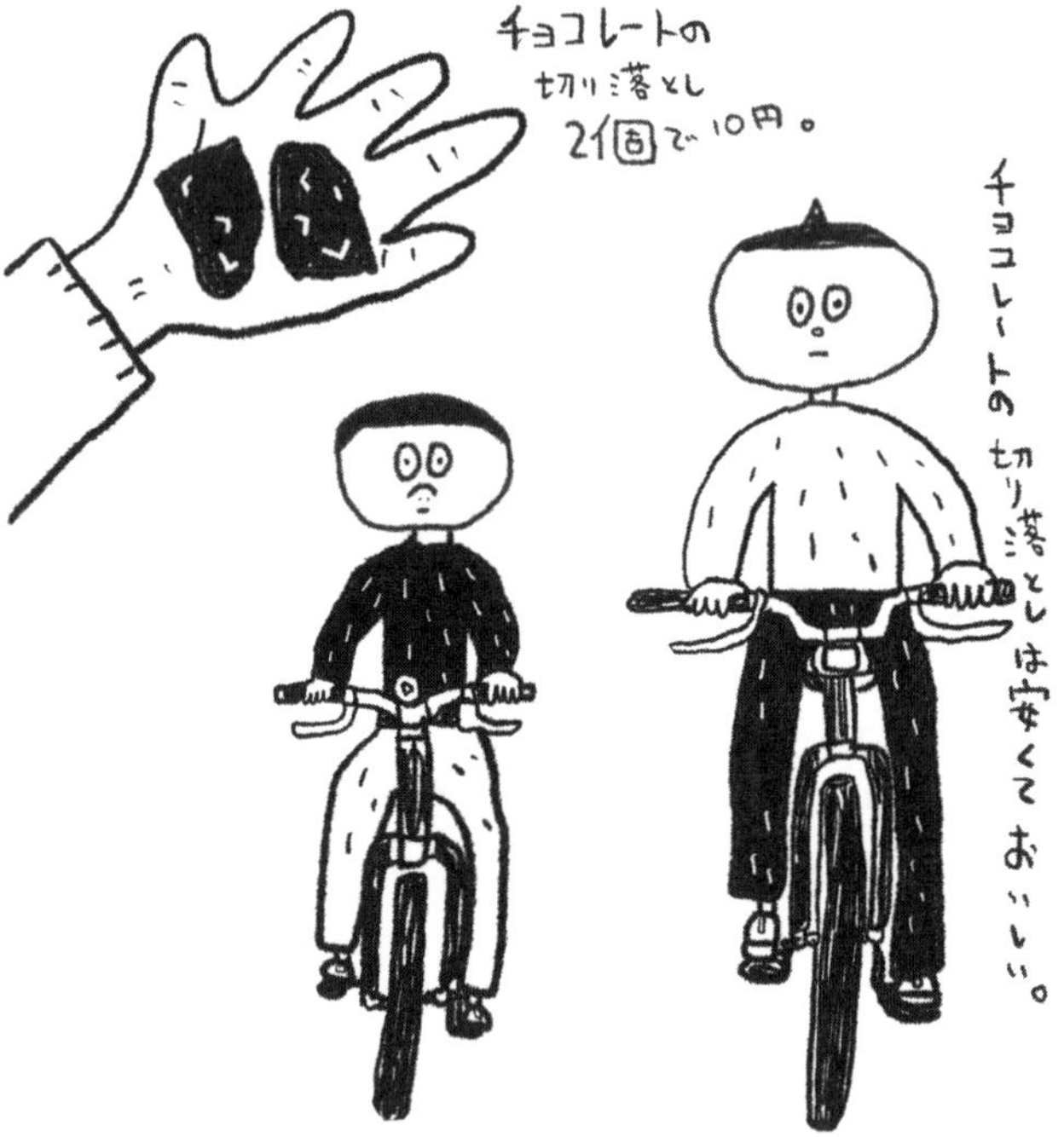
チョコレートの
切り落とし
2個で10円。
チョコレートの切り落としは安くておいしい。

どもだ。ちなみに今でも偏食だ。

その一方で、好きな食べ物には執着した。特に好きな食べ物はラーメン、すし、もんじゃ、チョコレート、コロッケなどだ。ラーメンは大好きで、毎日ラーメンのことを考えていたくらいだ。

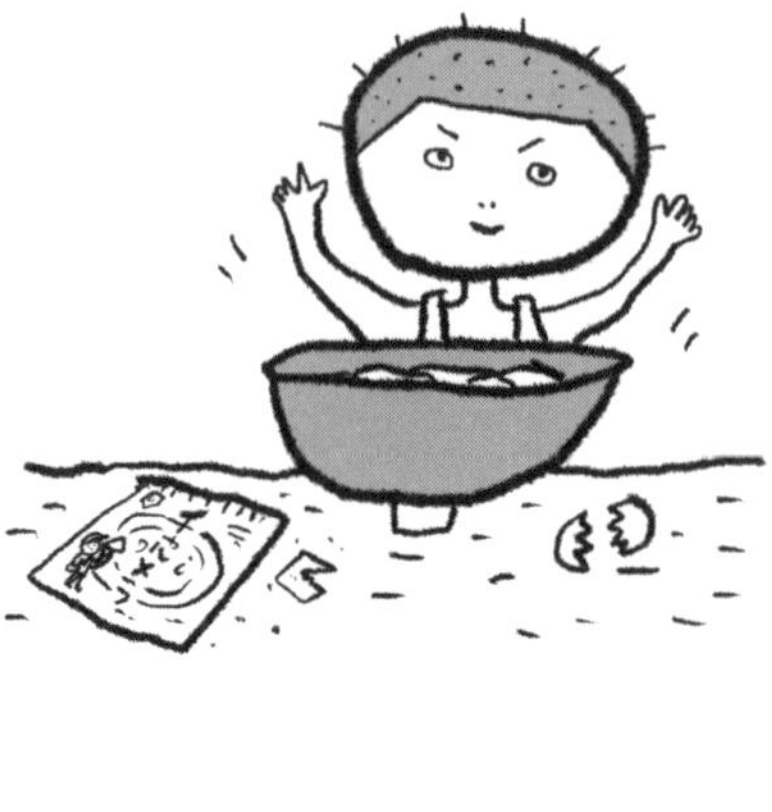

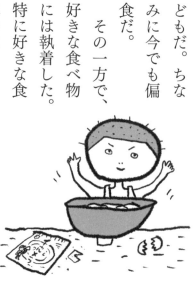

当然子どもなので自分一人でラーメン屋さんには入れない。台所に備蓄している即席めんのチャルメラを自分で作っておやつに食べていた。野菜を入

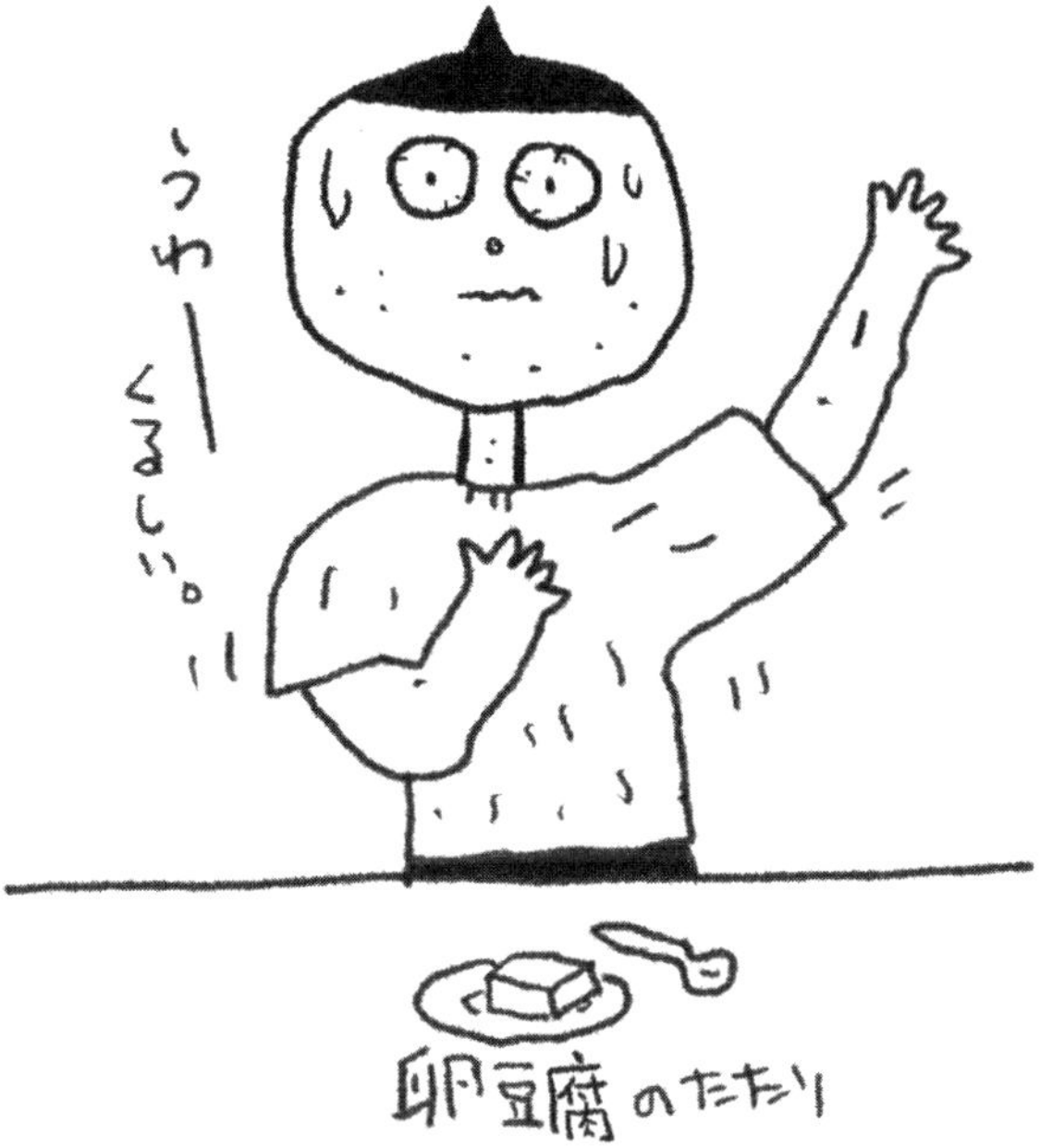
うわ――くるしい。
卵豆腐のたたり

れたり卵を入れたり、いろいろ工夫してみたが、即席めんは結局、何も入れないで食べたほうがおいしいのだ。

チョコレートの切り落としもお気に入りだった。自転車で1時間かかる浅草にあったお菓子工場に、せっせと通っていたこともある。往復2時間は子どもにとってはかなりな距離だが、安くておいしい食べもののためならへっちゃらだ。

こんな話は、ほかにもたくさんある。たとえば、卵豆腐が気に入ると、飽きることもなく毎日食べる。ずっと食べ続けていたのだが、半年ぐらいたったある日、突然じんましんが出たので怖くなって食べるのをやめた。

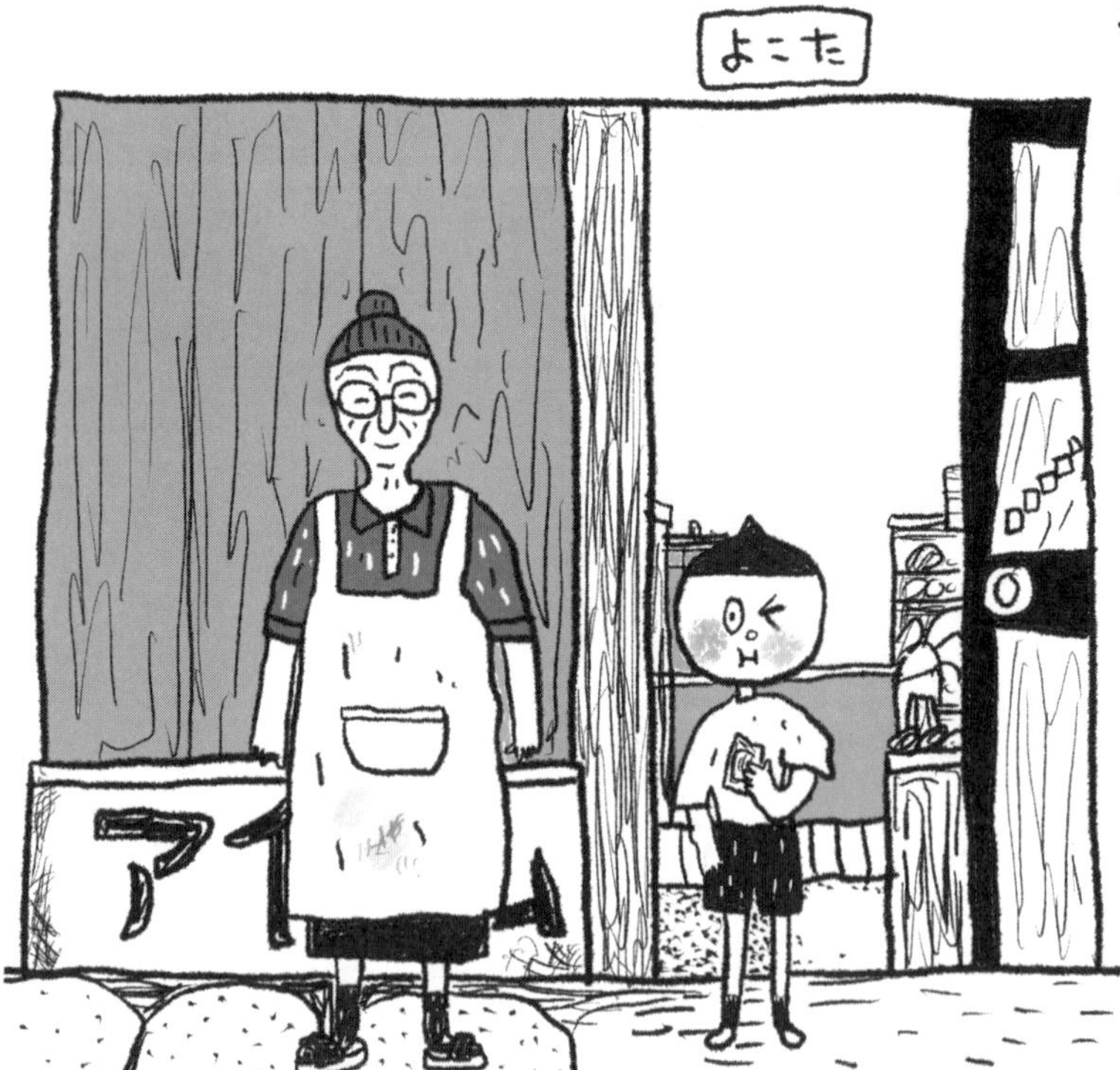

行きつけの駄菓子屋

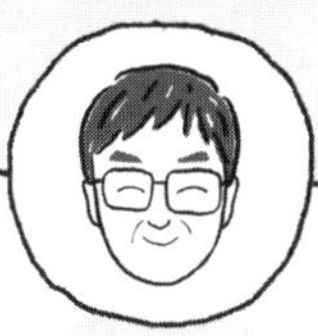

Dr白澤's
アドバイス

子どもの頃の食生活が将来に影響
インパクトの強い味が依存症を招く

塚本さんの幼少時代は高度経済成長期の真っただ中で、食生活が大きく変わった年代といえます。行きつけの駄菓子屋があったという言葉どおり、この年代に育った人であれば、駄菓子屋でお菓子を買った経験は誰にでもあることでしょう。

いい思い出なのかもしれませんが、こうしたお菓子が将来の生活習慣病のきっかけになっている、という一面もあります。子どもの味覚は大人よりも敏感です。その頃に、**味の濃いもの、甘いものを口にしていると、それらが「ふつうの味」と刷り込みされてしまう**のです。**これらの記憶は非常にインパクトが大きく、将来、大人になったときの嗜《し》好《こう》に大きく影響します。**はっきり言えば、甘いもの中毒、しょっぱいもの中毒、脂っこいもの中毒など、**食べ物の依存症に陥りやすくなる**のです。

その一方で、この頃はレトルト食品や市販の惣菜などが少なく、家庭で手作りの料理を食べていました。魚料理の頻度が多いことも含め、とてもいい食習慣です。

若い頃はたくさん食べても太らない体も動かしていたので細マッチョ

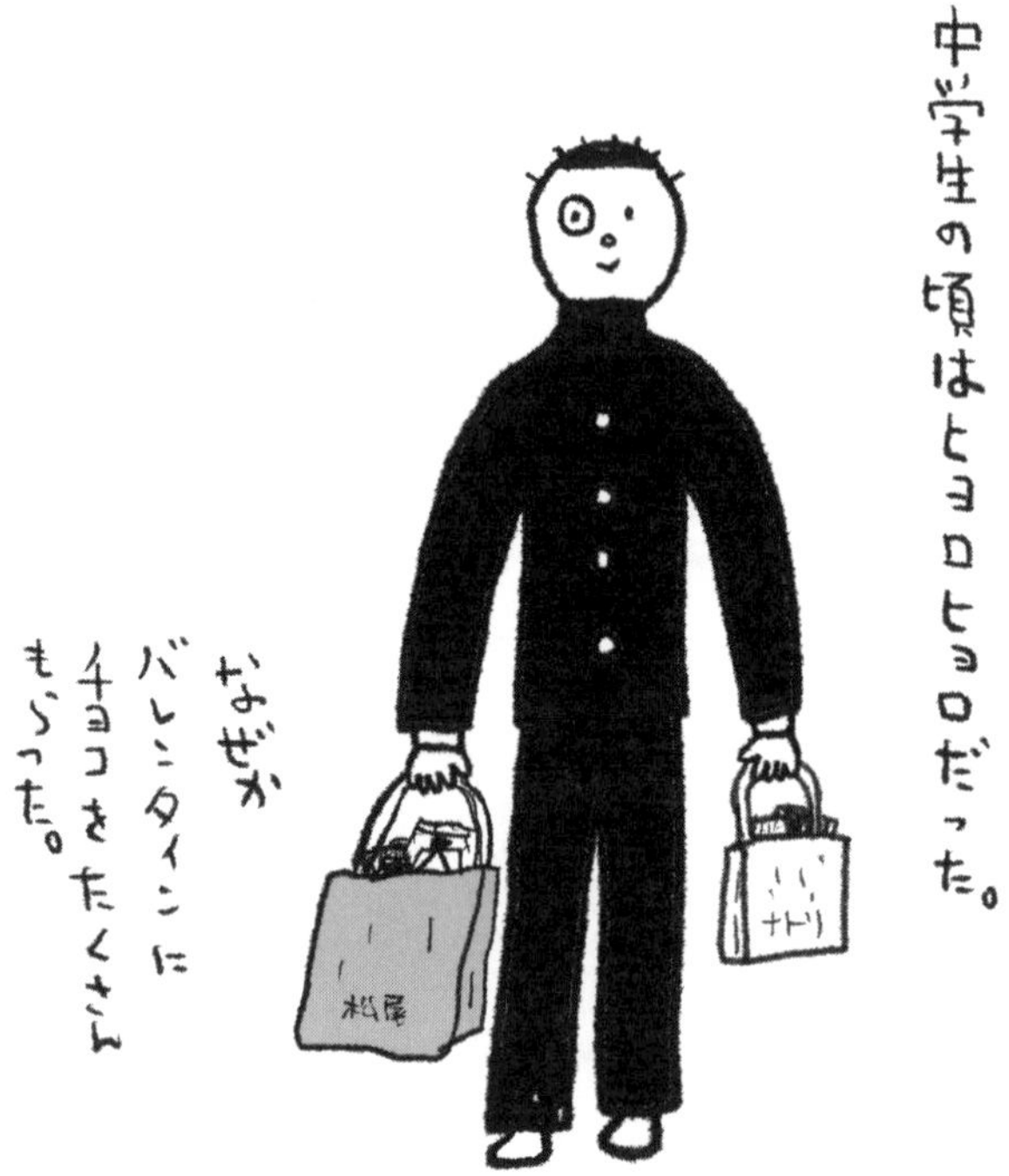
中学生の頃はヒョロヒョロだった。
なぜかバレンタインにチョコをたくさんもらった。
松屋
ナトリ

中学生の頃はどれだけ食べても太らず、ヒョロヒョロだった。

高校生になると母親が弁当を持たせてくれた。大盛りのギョーザ弁当が好物だったが、教室がにんにく臭になり、よく先生や友人に怒られたのだ。

しかも、弁当だけでは足りず、学校の売店でパンを買って食べていた。学校の帰り道に、友人とラーメンを食べていたこともかなりある。それでも太らなかった。

この頃はなぜかモテた。中学生の頃はバレンタインのチョコをたくさんも

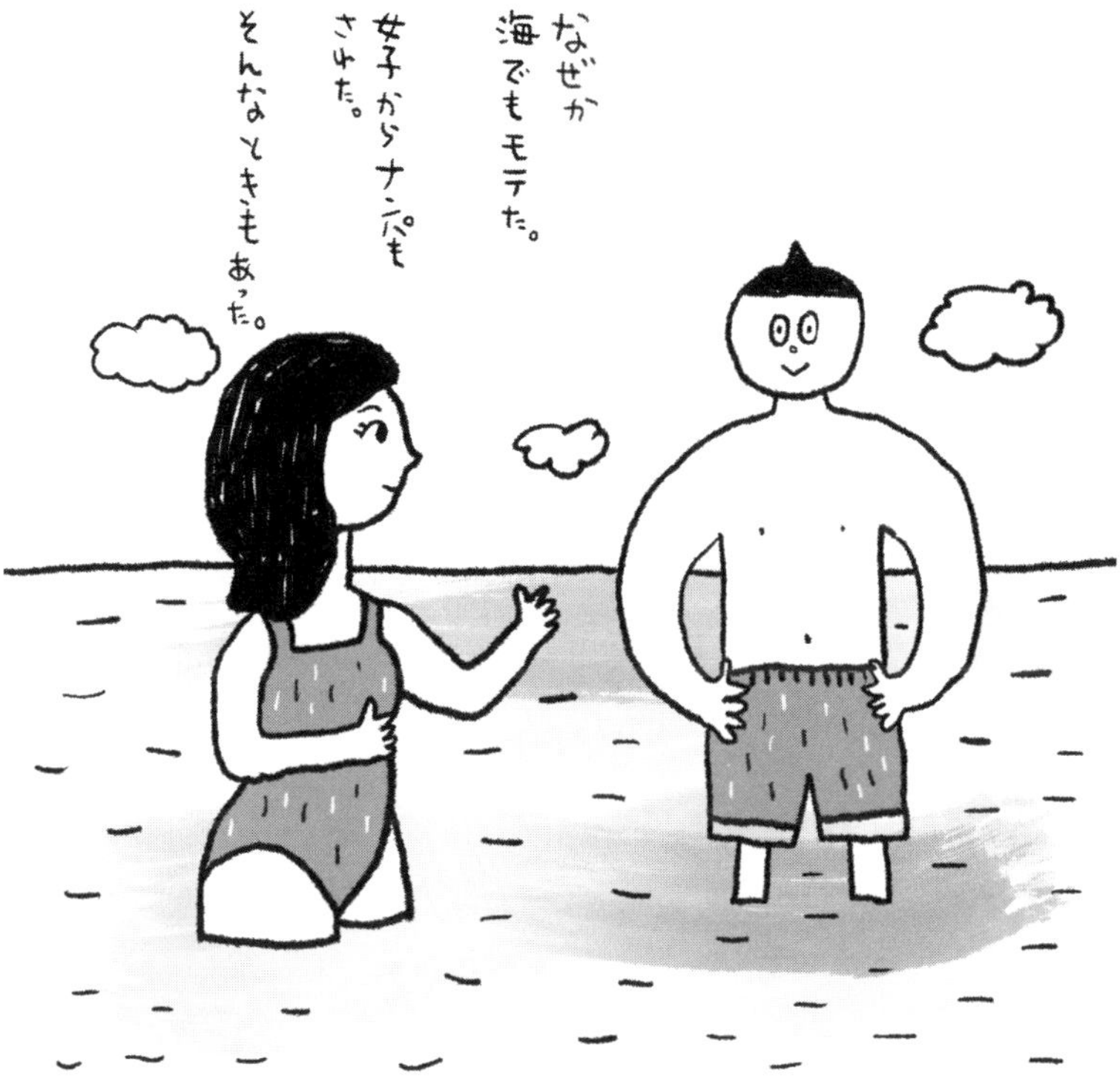
なぜか
海でもモテた。
女子からナンパも
された。
そんなときもあった。

らい、食べきれない分はあまりモテない兄にこっそり食べられたりしていた。数えていたのでわかった。
夏に海に行くと女子からナンパされたこともある。そんなときもあった。

高校の頃は、学校帰りに喫茶店でアルバイトをしていた。
アルバイトがある日の夕食は、喫茶店のキッチンで自分でしょうが焼きや焼きそば、ケチャップたっぷりのナポリタンを作って食べていた。料理する楽しみを覚えたのはこの頃だ。やせたいと思ったときには自炊するのだが、料理するのは好きだし、自炊は苦にならない。むしろ楽しい。

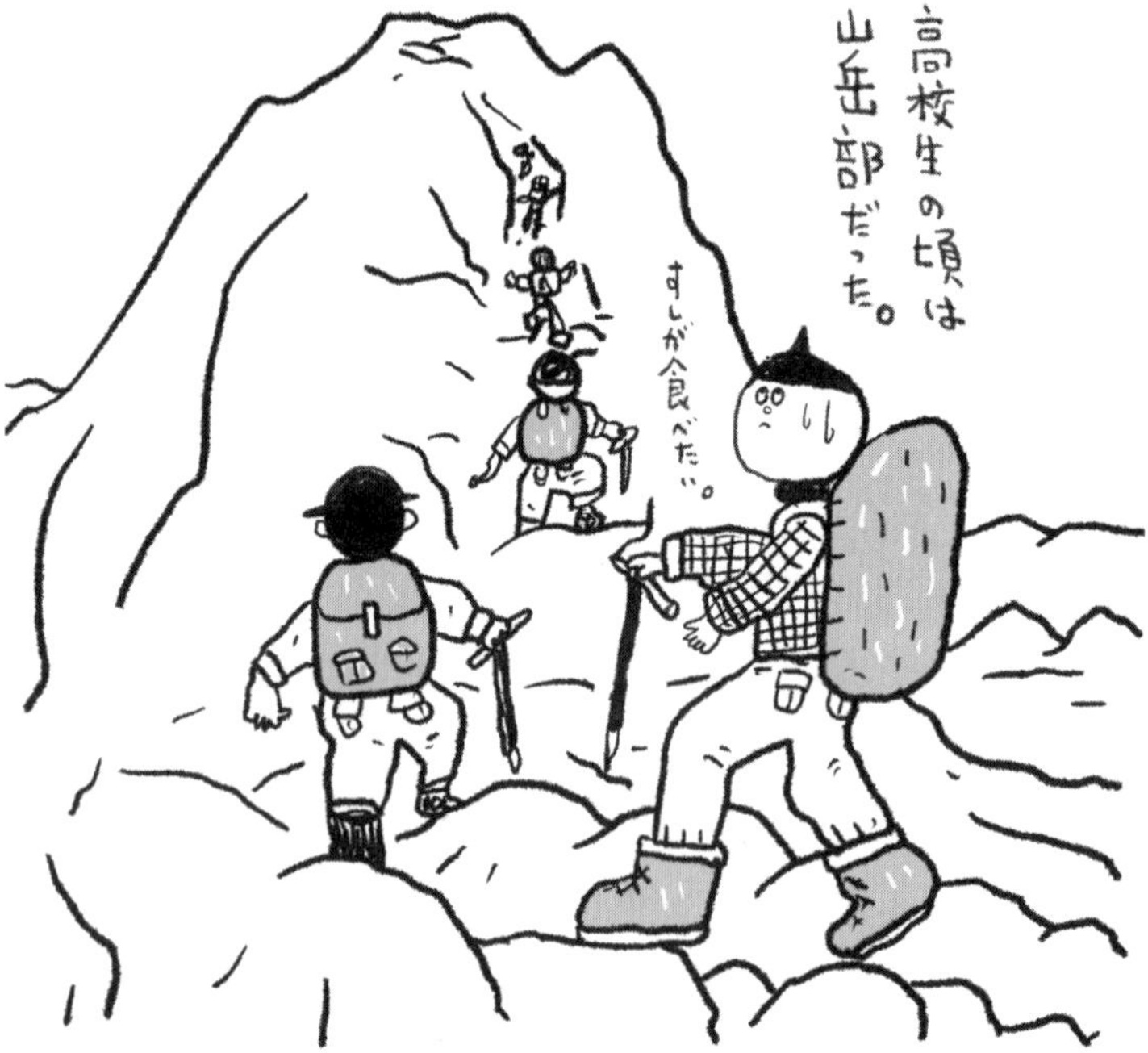
高校生の頃は山岳部だった。
すしが食べたい。

これだけたくさん食べていても、体育の授業や部活の練習で走っていたので太ることはなかった。

むしろ、育ち盛りで身長がグングン伸びたのでヒョロヒョロだった。高校のときには、身長が1年で15㎝伸びた。夜寝ているときに骨がギシギシ鳴ったのを覚えている。

高校では山岳部に所属していた。そのトレーニングで毎日走っていたし、合宿で山に登っていたのでやせてはいたが、筋肉もついていた。細マッチョだ。今とずいぶん違う。

合宿で山に登っているときは「しんどい」とか「すしが食べたい」とか思っているが、夜、テントの中で先輩と

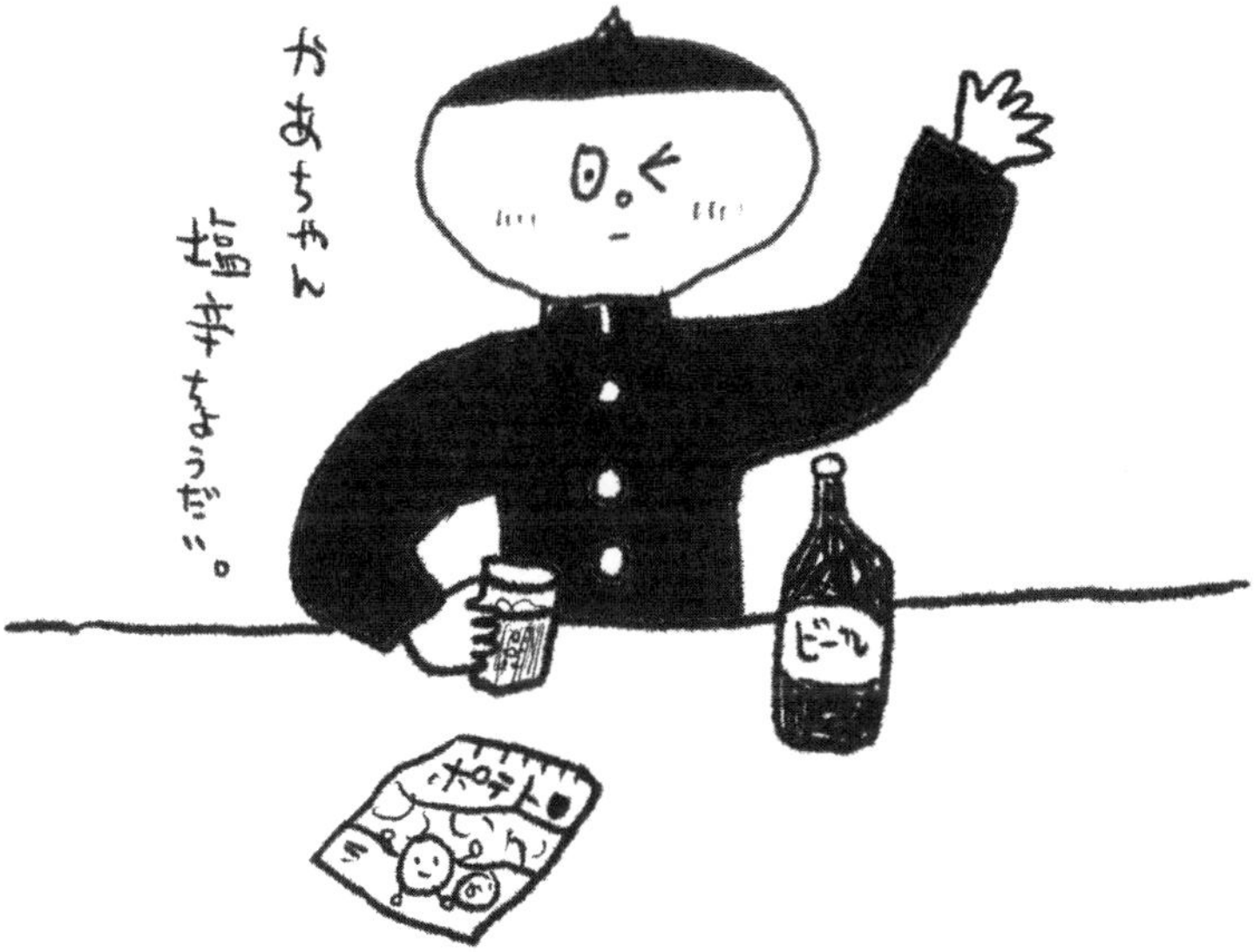

酒を飲むのが楽しみだった。高校生なのにね。おかげで宴会好きになった。

ちなみに、私は高校1年生の頃から毎日飲んでいた。親公認である。父親が買って冷蔵庫に入れている大瓶のビールを、毎日1本飲んでいたのだ。

父親も母親も、よく許してくれていたと思う。のちに理由を聞いたら、私が外で悪さをするより、家でビールを飲んでいてくれたほうが安心だったと言われてしまった。

確かにそうかもしれない。

そんなこんなで、よく食べ、よく飲んでいたが、よく運動していたからか太ることはなかった。

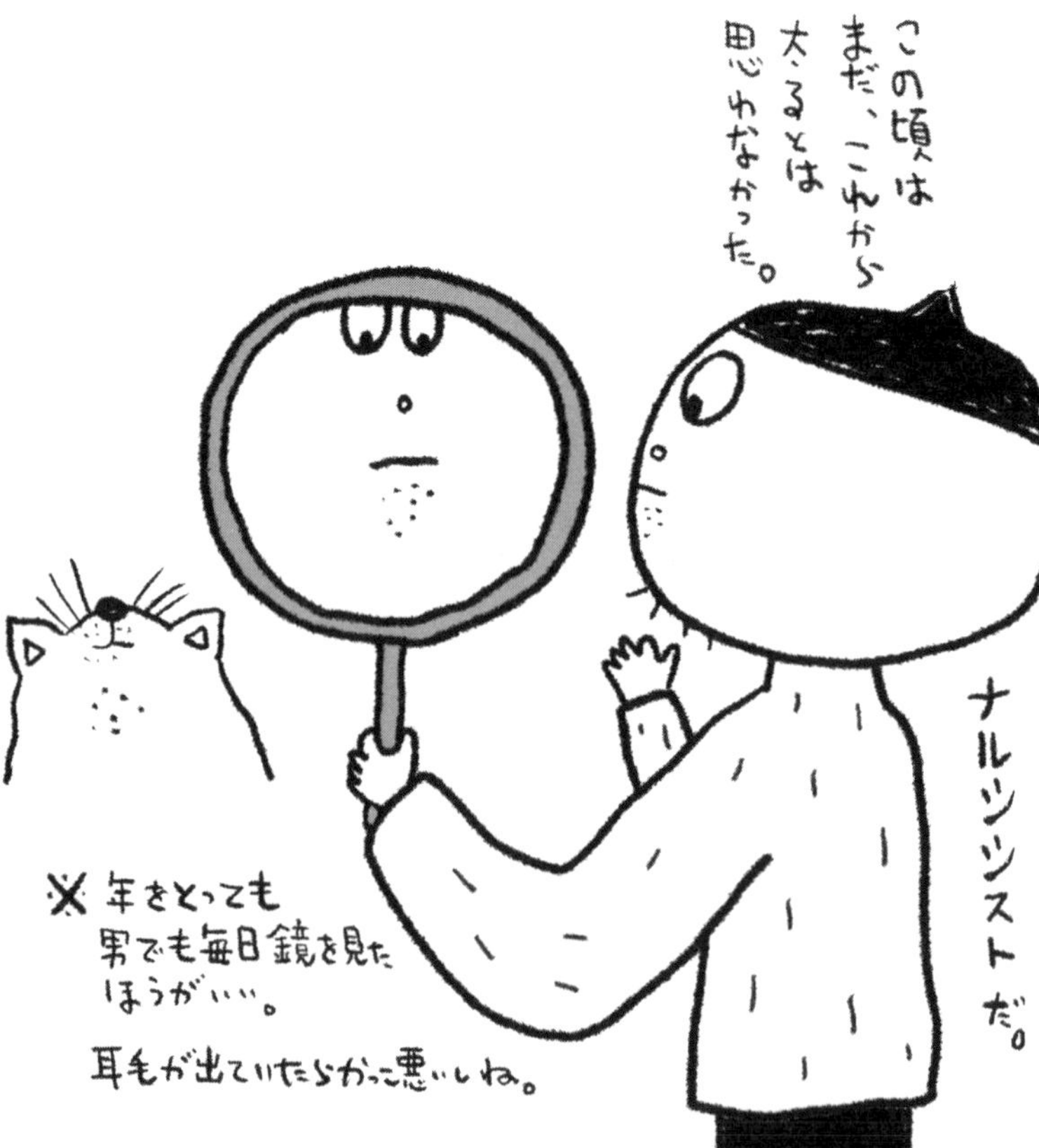
この頃は
まだ、これから
太るとは
思わなかった。
ナルシシストだ。
※年をとっても
男でも毎日鏡を見た
ほうがいい。
耳毛が出ていたらかっこ悪いしね。

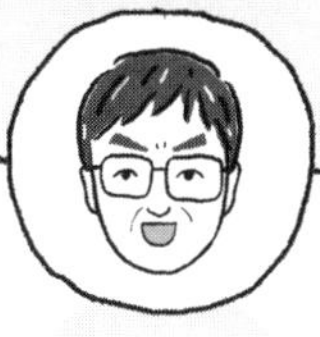

Dr白澤'sアドバイス

若くてよく動いていれば太る心配はない ダメージは長年かけてたまっていく

生活習慣病は中高年でなるものというイメージがあります。塚本さんも、若い頃は太っていなかったとのこと。確かに、10代、20代と若い頃は代謝が盛んで、多少食べすぎても太る心配はありません。でも、それにも限度があります。

塚本さんが**太っていなかったのは、アクティブに活動して体を動かしていたから**でしょう。食べるだけ食べて、運動嫌いでインドア生活を送っていたのなら、若い頃から太っていたかもしれません。そうならなくて何よりでした。

肥満すると体内の代謝が乱れ、糖尿病、高血圧など、生活習慣病を発症します。最近では、幼少期の肥満が増えていて、20歳以下の糖尿病、高血圧、動脈硬化《どうみゃくこうか》など生活習慣病の若年化が指摘されています。生活習慣病は体にジワジワとダメージを与えます。重症化すると脳血管疾患《のうけっかんしっかん》、虚血性心疾患《きょけつせいしんしっかん》、認知症、腎不全《じんふぜん》などの命に関わる合併症を招くのですが、**若く発症するほどそのリスクは高くなります。**

デザイン会社に就職。時代はバブル仕事は順調。すべてがうまくいっていた

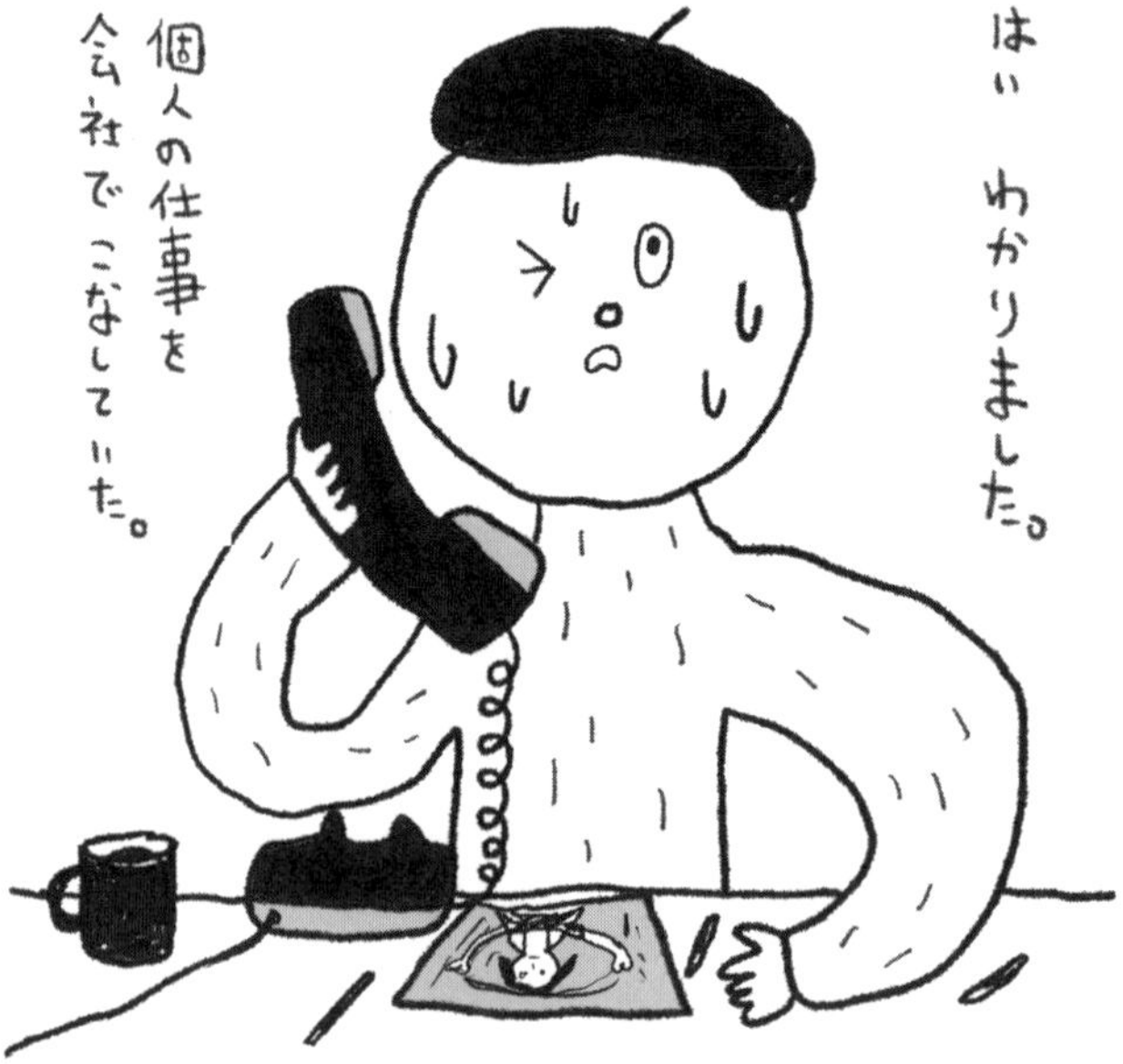
はい　わかりました。
個人の仕事を
会社でこなしていた。

高校を卒業してデザイン会社に就職した。時代はバブル。若い私は、仕事に遊びに夢中だった。忙しいけれど、楽しく過ごしていた。

32歳ぐらいまでは、サラリーマンデザイナーをしていた。仕事はたくさんあったし、デザイナーは引く手あまたで条件のいい会社を渡り歩いたものだ。

この時期、イラストやデザインのコンペに応募していた。

デザイナーだった私は、イラストレーターになりたくて、イラストの公募展があれば必ず応募をしていたのだ。

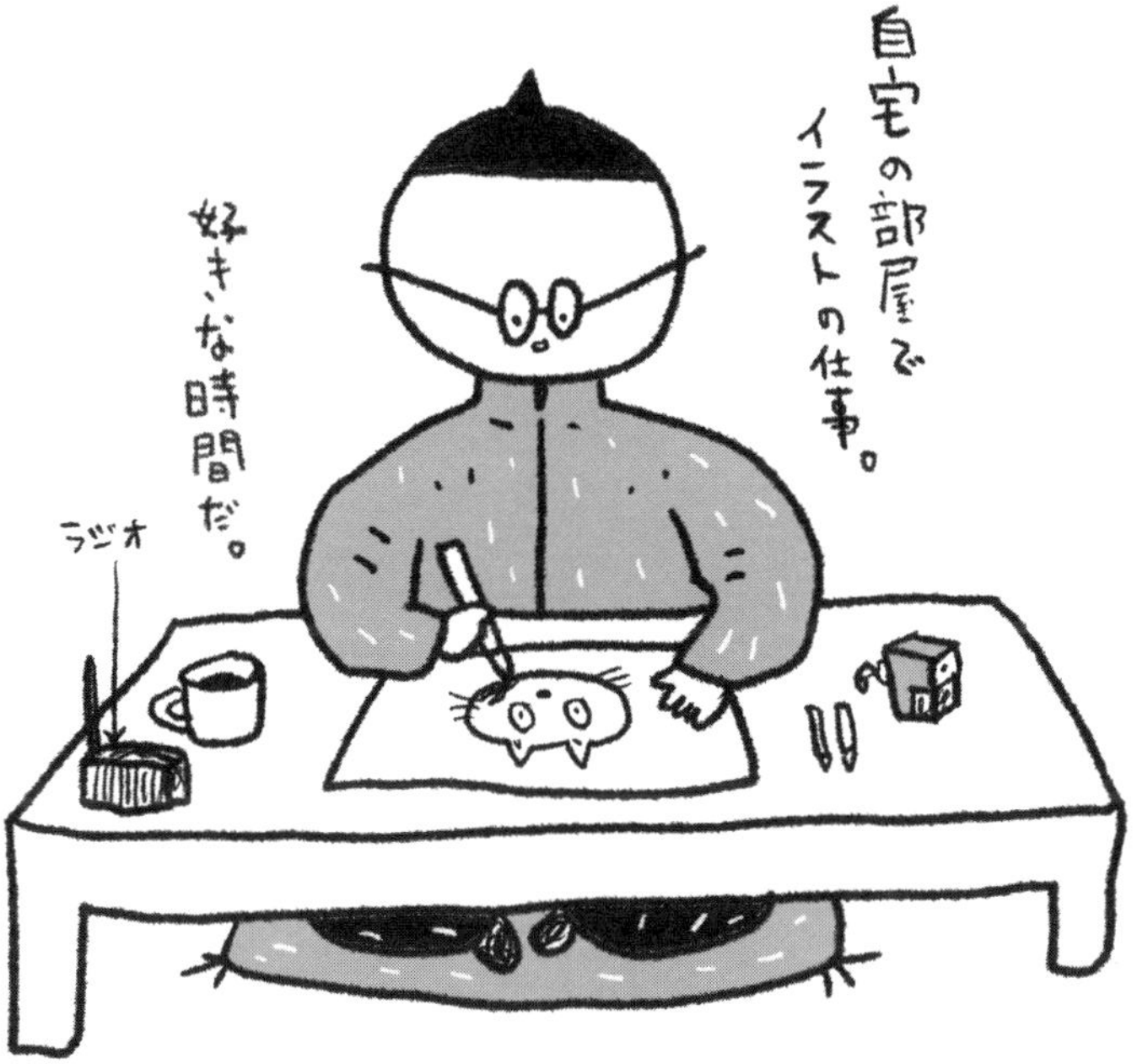
自宅の部屋でイラストの仕事。
好きな時間だ。
ラジオ

かなりの確率で受賞した。すると、イラストの仕事が私個人に入るようになった。上司や先輩が許してくれたので、個人の仕事も受けていた。

　仕事から帰り、夜中に自分の部屋で個人のイラストの仕事をこなす日々が続いた。まだ若かったので徹夜も平気だった。子どもも生まれ稼がなくてはいけない。何よりイラストを描くことが楽しかった。

　その後、デザイン会社を独立し友人とともにデザイン会社を作った。形式的には専務取締役になったのである。

　この頃は、主に広告デザインと装丁をやっていた。装丁《そうてい》も挿画《そうが》の仕事もた

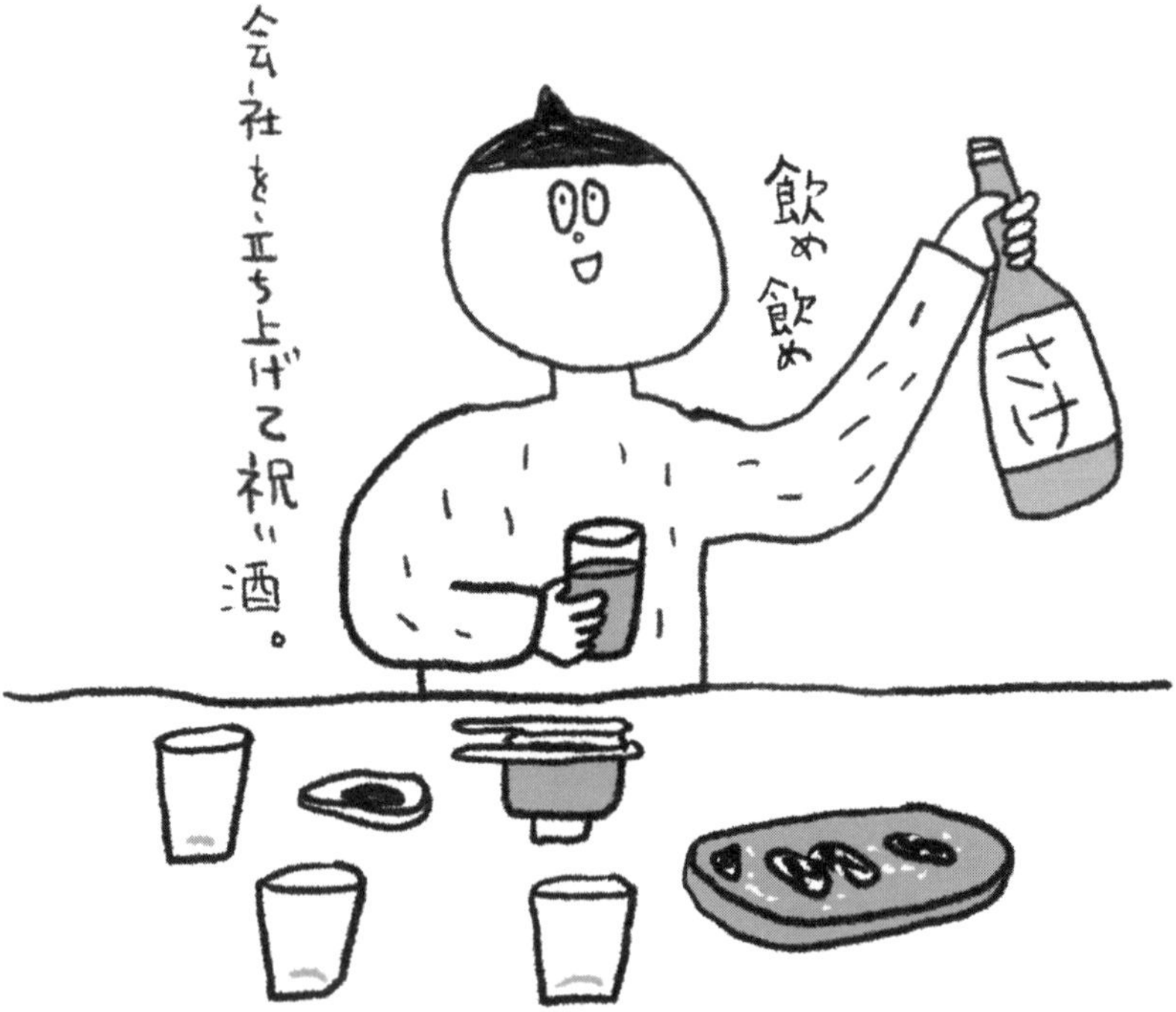
会社を立ち上げて祝い酒。
飲め飲め
さけ

くさんやった。

　イラストレーターとしての仕事も順調だった。「小説新潮」の表紙絵、重松清さんとの新聞連載小説「とんび」の挿《さ》し絵、今でも担当をしている赤川次郎さんの三毛猫ホームズの挿し絵などが当時の代表作になるだろうか。

　会社の経営も順調、個人としても好きなイラストの仕事ができて、忙しいけれど充実した日々を送っていた。

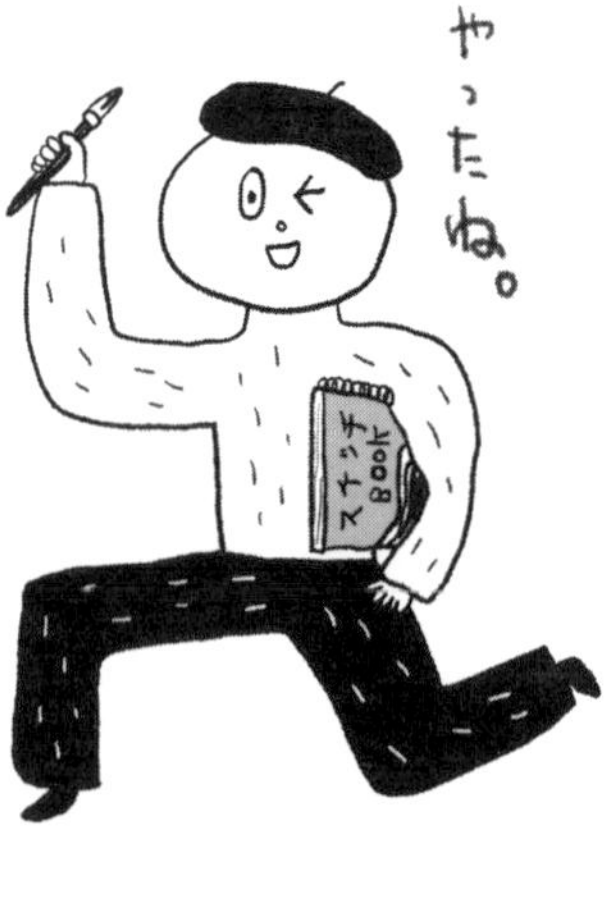
やったね。
スケッチBOOK

絵本作家として独立
前途洋々だ！　ところが……

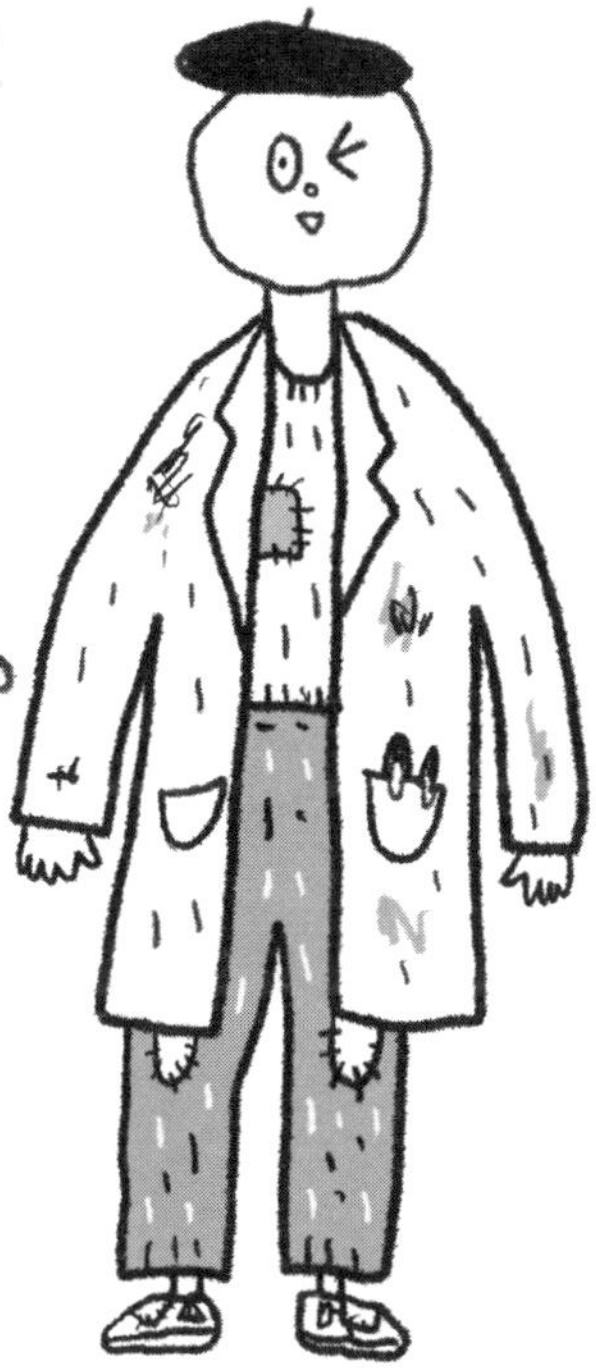

そんななか、私は42歳のときにデザイン会社を友人に譲り、フリーランスの立場になった。「筆一本で生きていく」「長年の夢だった絵本作家になろう」と決めたからである。

もっと言えば、人生の後半は自分の本当にやりたいことだけで生活をしていこうと思ったのだ。

これまで、それなりに実績を積んでいたので、出版社や編集さんをたくさん知っていた。そのつてをたどれば、すぐに絵本作家としてデビューできる

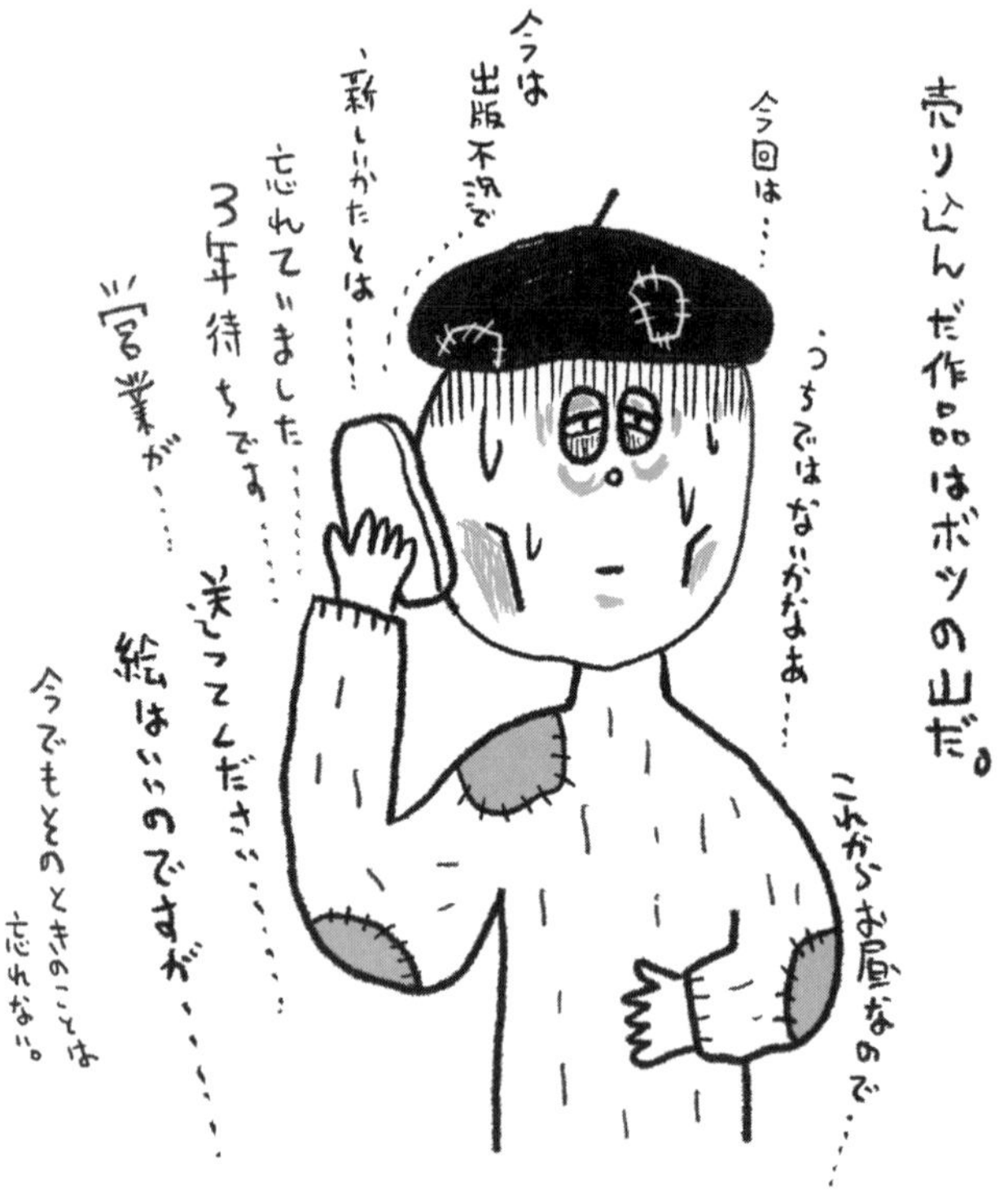

売り込んだ作品はボツの山だ。
これからお昼なので……
うちではないかなあ…
今回は……
今は出版不況で
、新しいかたとは
忘れていました
3年待ちです……
送ってください……
営業が……
絵はいいのですが……
今でもそのときのことは忘れない。

と簡単に考えていたのもある。

私は、意気揚々《いきようよう》と作品の持ち込みを始めた。まずは電話だ！

しかし、そんなに甘くなかった。

売り込んだ作品はボツの連続だ。「出版不況……」「新しいかたとは……」「うちではないかなあ……」言葉はいろいろだが、とにかく断られた。

なんと、デビューまでに2年もかかってしまったのである。

ちなみに、その2年間はほぼ無収入だ。ちょうど子どもたちが中学に入り、これから家庭の経済も大変な時期になろうとしているときである。私はうつ状態になってしまった。

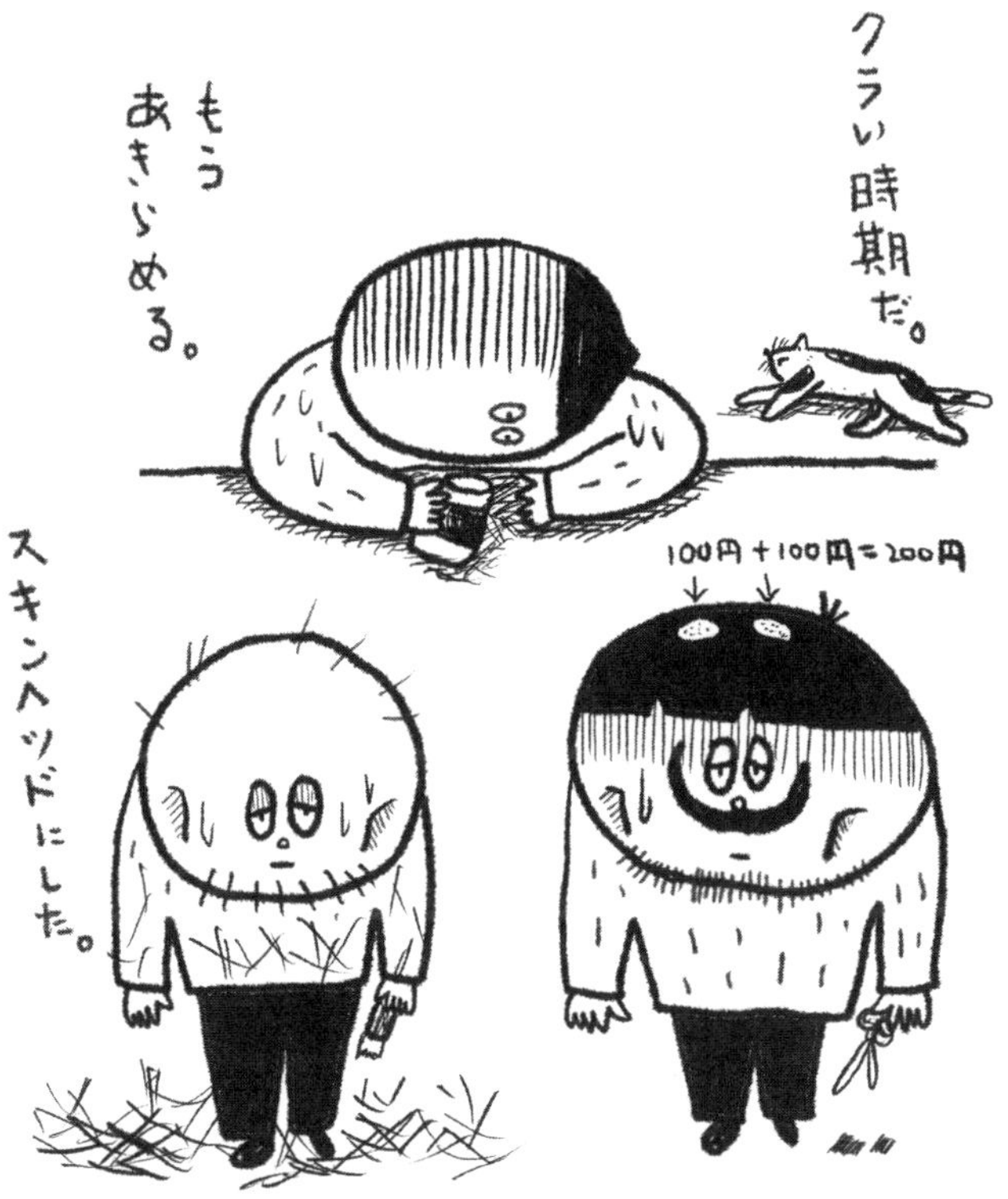
クラい時期だ。
もう あきらめる。
スキンヘッドにした。
100円+100円=200円

絵本作家としてデビューできず、酒をあおる日々。もうあきらめるか……。そんな思いがよぎることもあったが、どうにか乗り越えた。

　暗くつらい時期を過ごしたが、2年たってようやく『このすしなあに』（ポプラ社）でデビューができた。デビュー4作目の『やきざかなののろい』（ポプラ社）は、リブロ絵本大賞とようちえん絵本大賞を受賞。さらに、谷川俊太郎さんと作った『しんでくれた』（佼成出版社）は、その年のけんぶち絵本の里大賞の、びばからす賞を獲得したのだ。

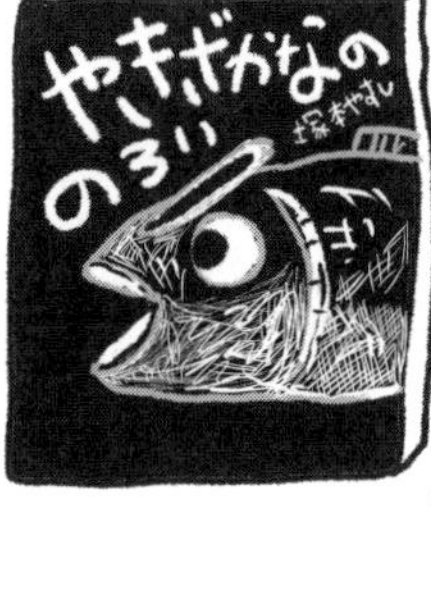
やきざかなののろい
塚本やすし

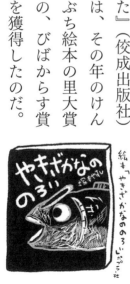

絵本「やきざかなののろい」ポプラ社

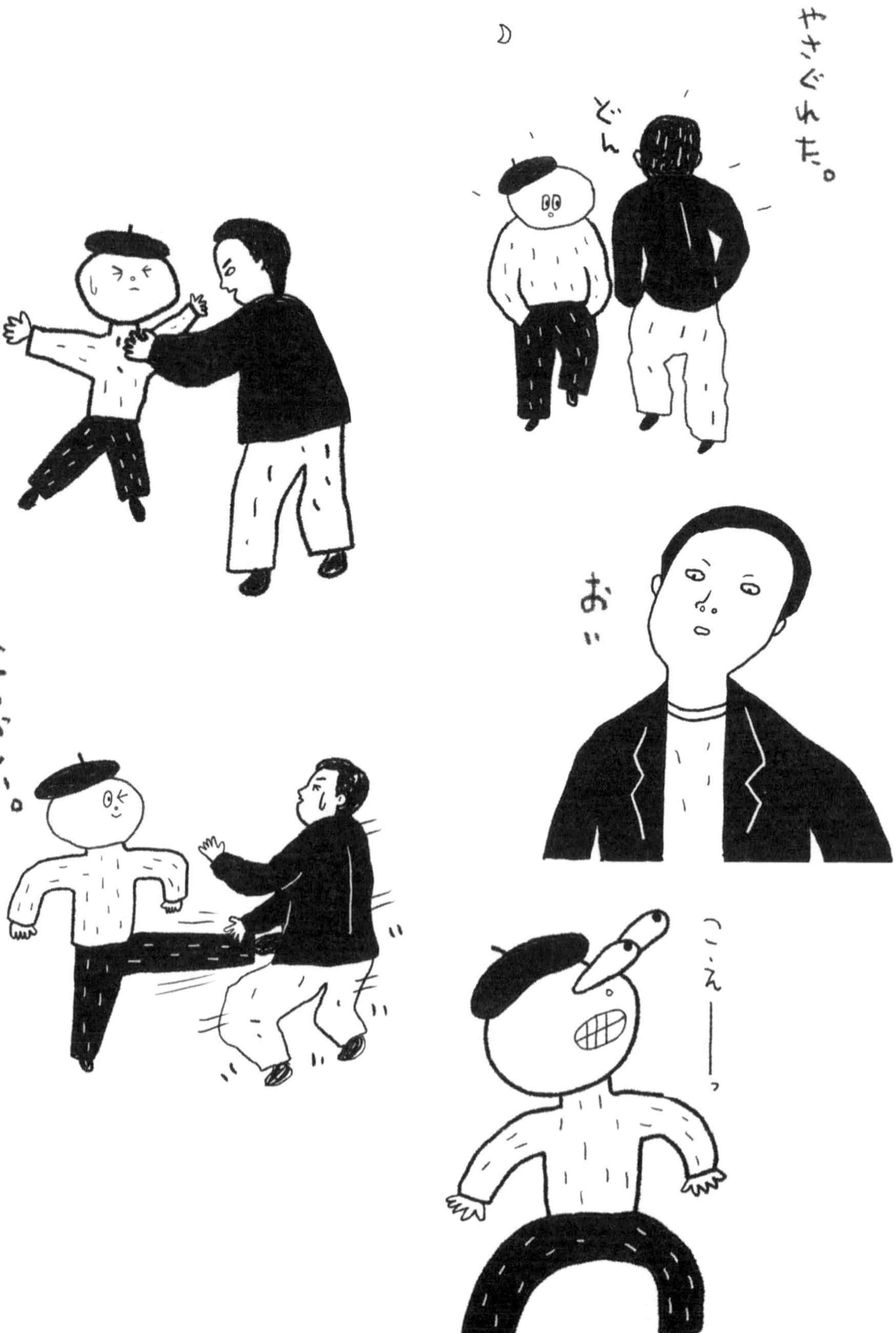

やさぐれた。
どん
おい
なつかしい。
こえーーっ

たまりにたまったストレスは飲むことと食べることで発散

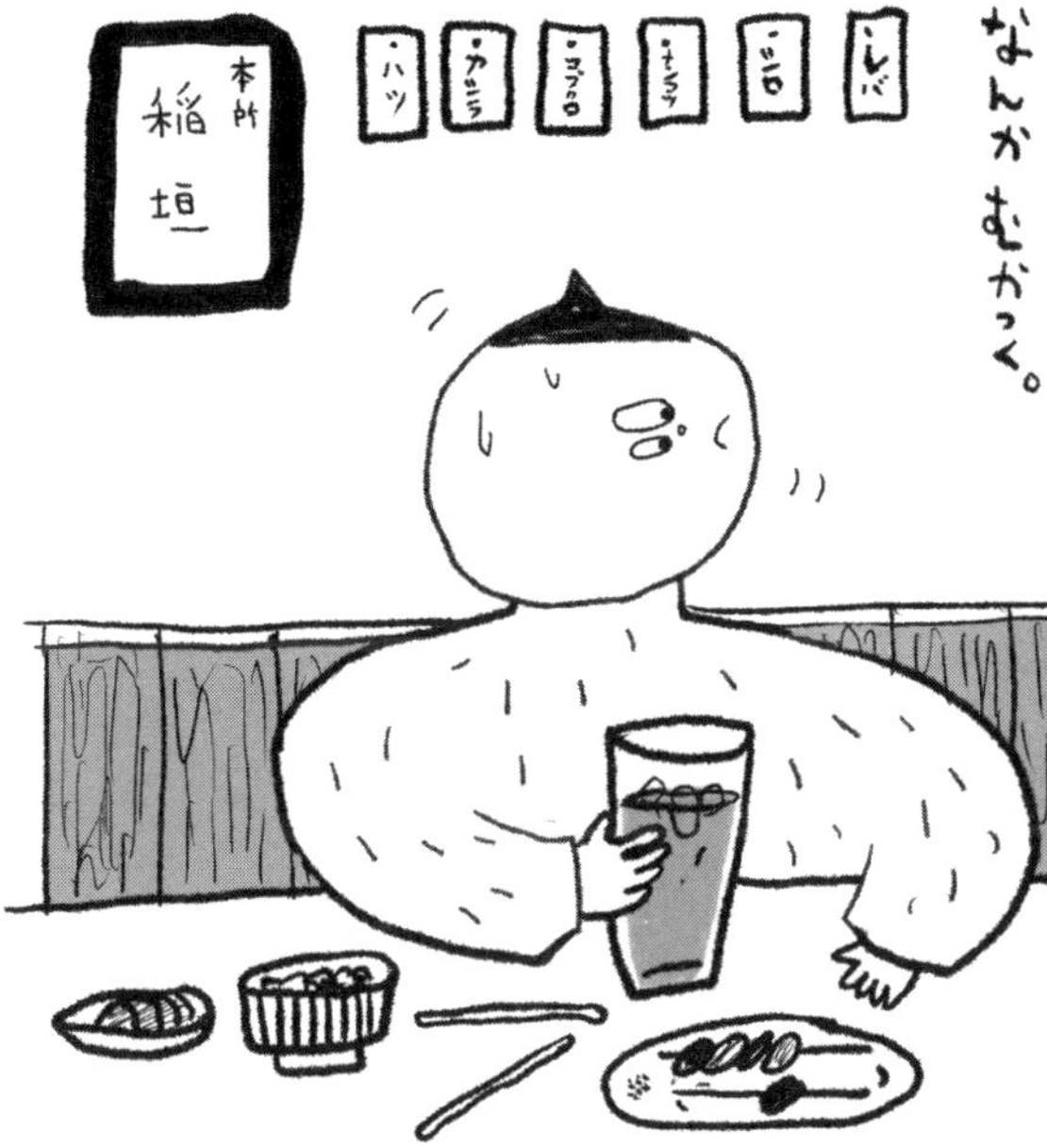

サラリーマンの頃も、自分のデザイン会社を立ち上げてからも、毎日が忙しく、徹夜の日々だった。

まだまだ紙媒体の仕事がたくさんあった時期だ。自分自身も20代、30代と若かったこともあり、無理も平気でやっていた。

とはいえストレスはたまる。たまったストレスは飲酒でまぎらわす日々だった。ほぼ毎日、仕事が終わると同僚と夜の町に繰り出していた。

帰宅は深夜か朝方、そんな生活を毎日続けていた。気絶状態でタクシーに

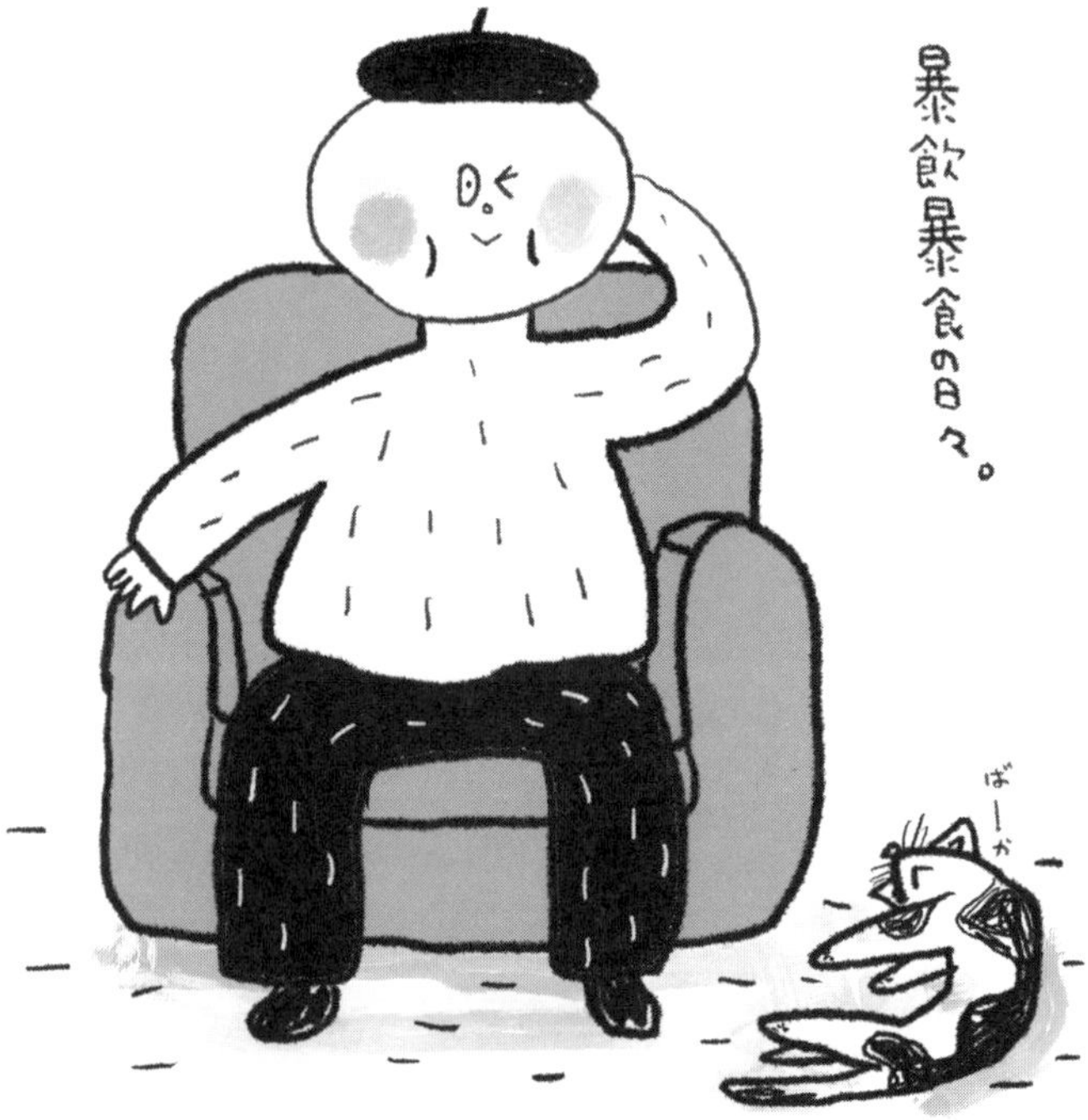

乗る日々である。

そういえば、絵本作家としてなかなかデビューできなかった頃も、ストレス発散は酒を飲むことだった。仕事が忙しくても、まったくなくてもストレスはたまる。どっちにしろ飲んで発散していたのだ。

飲むだけではない。食べることも大いにストレス発散になる。

当時は本当に大食いで、毎日ラーメンの大盛りを食べていた。

そして四六時中、食べることばかり

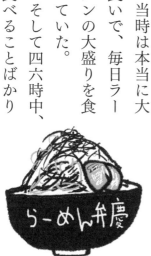

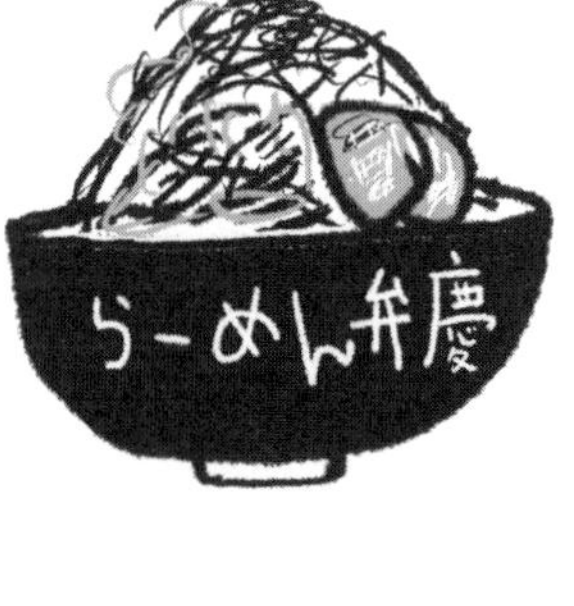

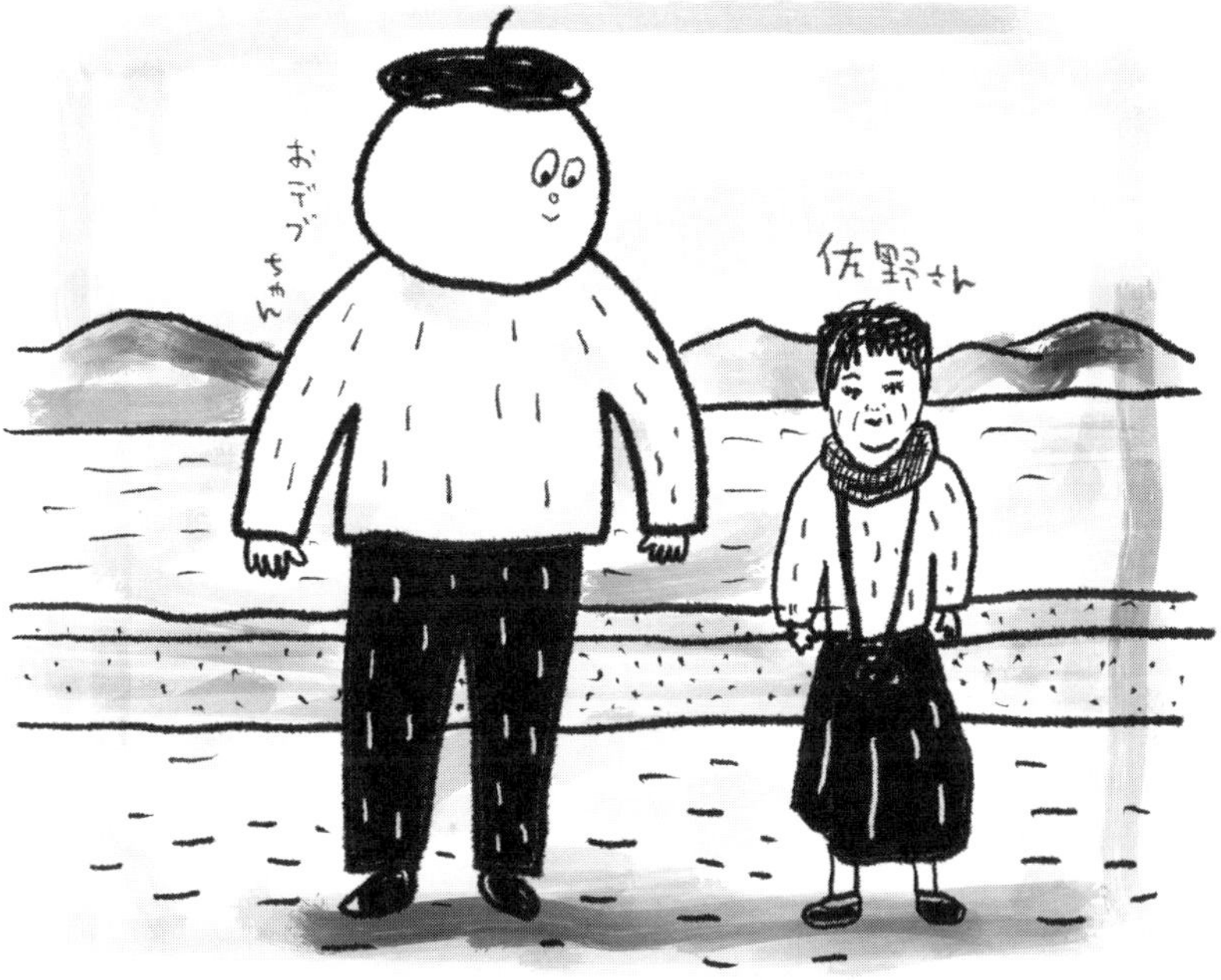

考えていた。朝ごはんを食べ終わると昼ごはんのことを考え、それが終わると夕ごはんのことを考えた。

その頃はあたりまえのように夜食も食べていたので、1日4食をしっかりと食べる生活をしていたのだ。

そして間食もしていた。間食といってもクッキー1枚とかではない。立ち食いそば屋で大盛りいか天そばを食べる。よく考えれば1日5食だ。

こんな生活を続けていたら、30代の私の体は特大のメタボになっていた。

絵本作家の佐野洋子さんと旅行に行ったときは、佐野さんから「おデブちゃん」と呼ばれるほどだった。今なら不適切発言だ。

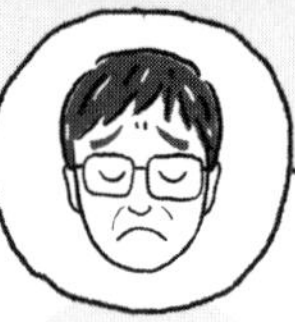

Dr白澤's
アドバイス

多忙、暴飲暴食、ストレスは万病のもと
ジワジワと体をむしばんでいく

ストレス解消で飲んだり食べたりすることは、誰にでもあるでしょう。たまにであればいいのですが、ほぼ毎日となると問題です。

そもそも忙しく働いているときは体が酷使されています。そのうえ、精神的なストレスが重なると心身ともにボロボロになっています。

本来なら、そんなときは睡眠時間をたっぷりとって休養したほうがいいのですが、それだと体の疲れはとれても精神的なストレス解消にならないのかもしれません。

親しい人と食べて飲むのは、いっときは憂《う》さを晴らすことができますが、食べすぎ飲みすぎは体に負担をかけています。しかも、睡眠時間を削って暴飲暴食しているのですから、そのダメージは想像すると恐ろしくなります。

30代、40代と体力のある年代だと、どうしても遊んでストレス解消したくなりますが、そのダメージはボディブローのようにジワジワと体をむしばんでいます。

そんな生活を続けていたら
ある日突然…

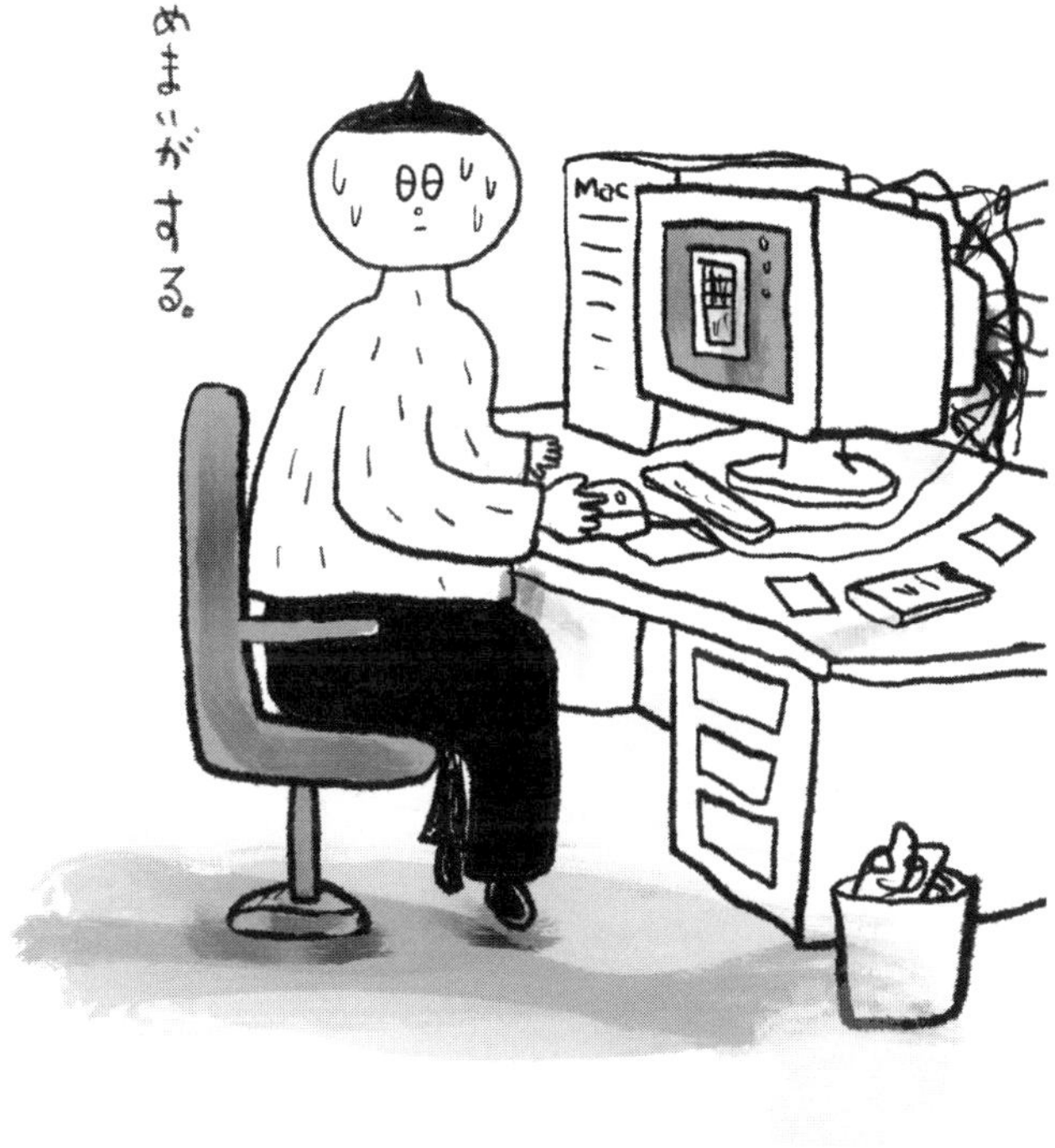

そんな生活が続いていた30代の、ある冬の雪が降る日。私は早朝に出社して、印刷所に入れる仕事を整理していた。この頃はすでにＭａｃによるデータ入稿が始まっていた。

当時のＭａｃはまだ完璧な機械とは言えず、何かとストレスのかかる機械だった。データを保存するのも、今なら1分でできるが、当時30分はかかっただろうか。印刷見本のプリントも、A3サイズ1枚で1時間ほどかかっていた。今では考えられない。

保存するのもプリントするのも、と

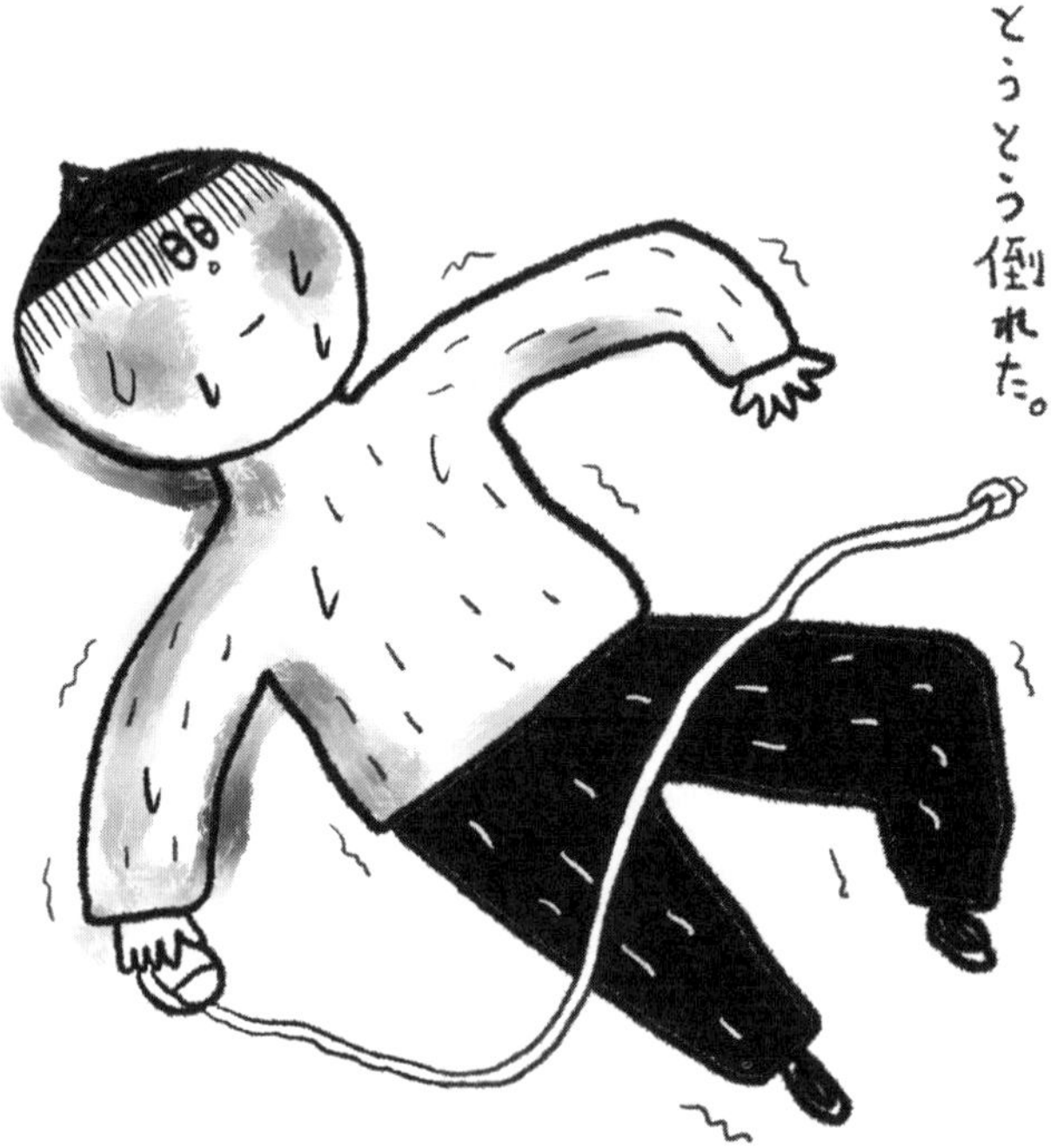

にかく時間がかかった。その時間は待つしかない。こうした、自分の努力ではまかないきれない機械のストレスは相当にあった。その日も、機械がプリントするのをボーッと見ていた。そうしたら、急にクラッとめまいがしたのである。呼吸も苦しくなり、血圧も明らかに上昇しているのがわかる。目の前が暗くなってきた。

　これは二日酔いの症状ではない。立っていられなくなった私は、机の脇に横になった。しかし、状態はどんどん悪くなる。「もしかしてこれが脳梗塞《のうこうそく》なのか？」「自分は天国か地獄に行くのか？」と考えたりしていた。

　こんなふうに書いているが、当時は

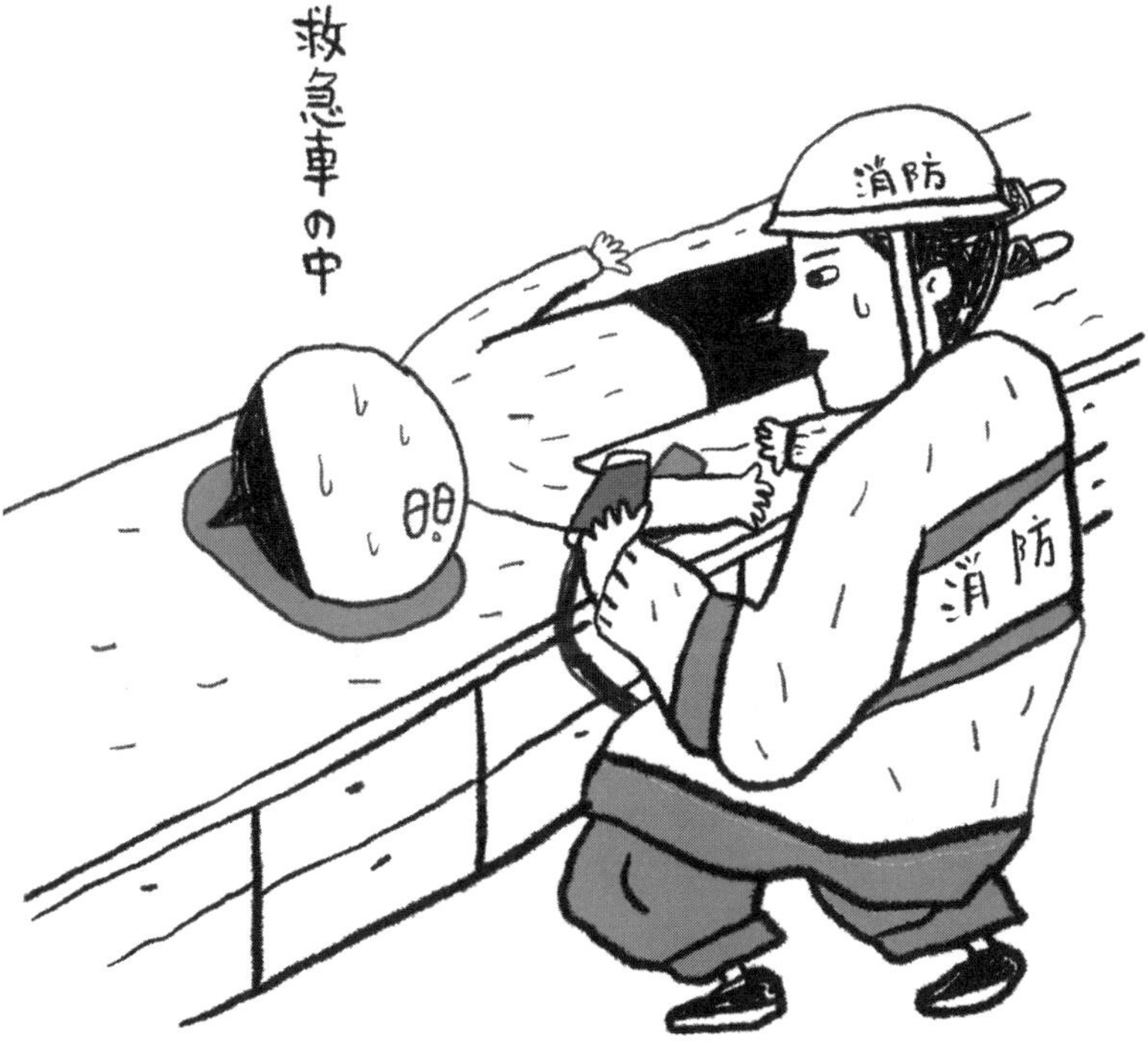

とても不安だった。

すぐさま同僚が「今、何をしてほしい？」と聞いてくれた。忙しいのにごめん。私は閉じた目のまま、「救急車を呼んで」とお願いした。

同僚は救急車に同乗してくれた。救急隊員が血圧を測ると230㎜Hgだったらしい。

病院に運ばれた私は、点滴を受け、検査をした。ところが、特にどこも異常がなかったらしく、診察はあっけなく終わった。医者からは「血圧が高いので近所の病院に行くように」と言われてその日は帰宅をした。

病院には、妻と幼い子どもたちが駆けつけてくれた。長男が「とうちゃん

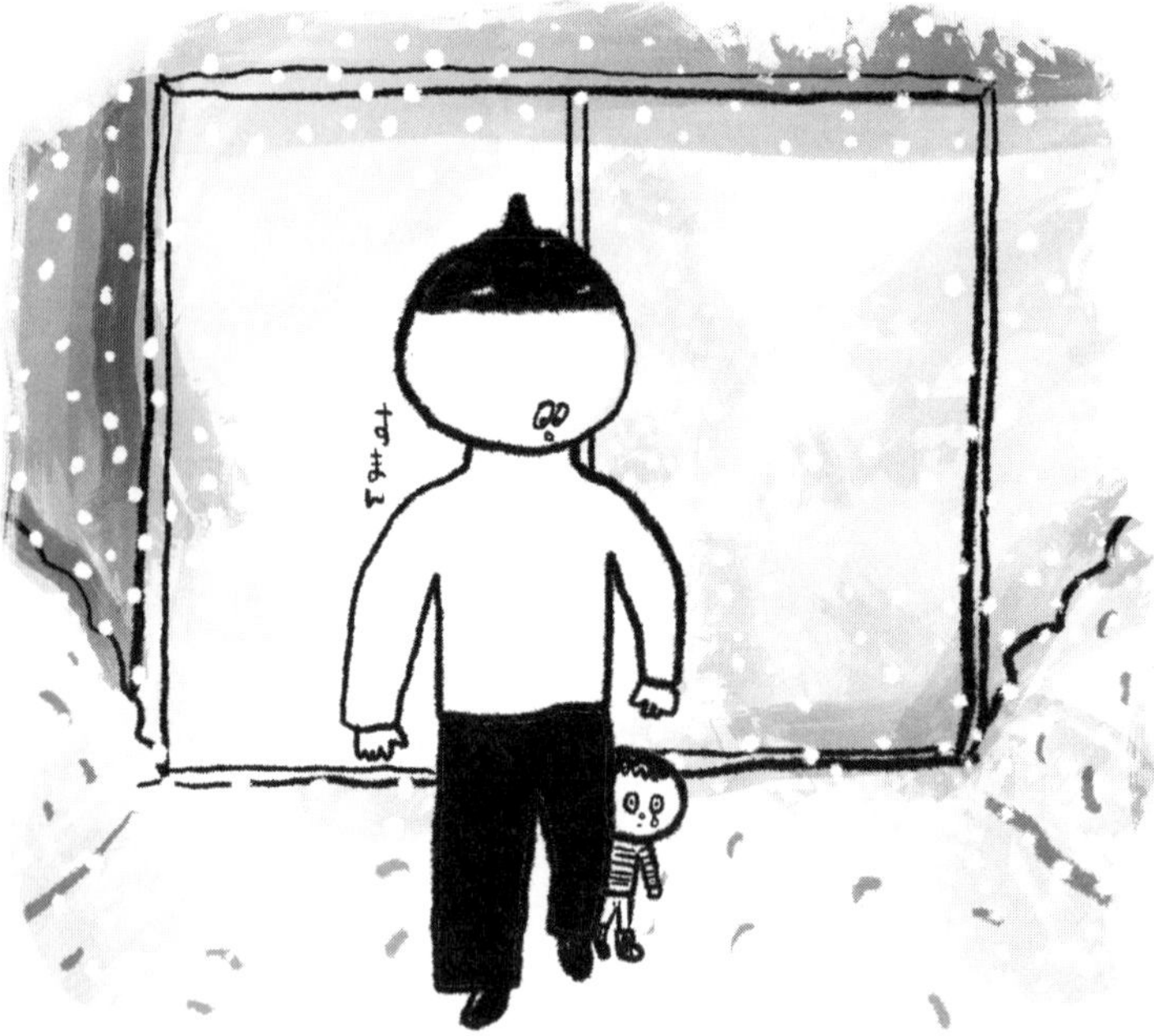

死んじゃうの？」と泣いていたのを思い出す。心配かけてごめんごめん。

帰宅した頃には至ってふつうの状態だ。「あれはなんだったのだろう」と思いながら、おとなしく酒も飲まずに寝た。

異常はないと言われたが、倒れたときの状態はこれまで経験したこともない感覚で、とても不安だったので、近所にある、子どもたちが通う町の病院で診てもらった。

やはり降圧剤を飲むことを勧められた。どうやら薬を一生飲まないといけないらしい。やだなあと思ったが、しかたがない。薬を飲み始めたのは34歳の冬だった。

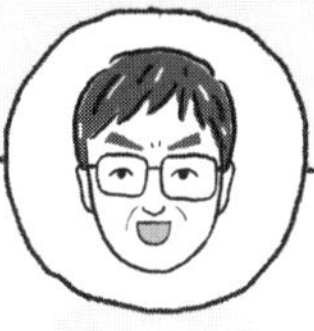

Dr白澤's アドバイス

めまいには危険なものもある 医療機関を受診して原因を調べよう

めまいの原因は、薬の副作用、ストレス、睡眠不足などのほかに、脳の病気が関係していることもあります。**深刻な病気が隠れていることもあるので、発作があった場合は、医療機関を受診して詳しい検査を受けることが大切**です。

塚本さんの場合は特に異常がなかったとのことなので、おそらくストレス性のものだったのでしょう。

いくら体力があっても、無理をしすぎると体は限界を迎えます。このめまいは体からのSOSだったのかもしれません。

降圧剤を飲むよう勧められたそうなので、血圧も高かったのでしょう。血圧は加齢とともに高くなります。これまでの生活がたたって、最初に影響が出たのが血圧だったのでしょう。血圧が高いと血管に負担がかかり、脳出血や脳梗塞、狭心症、心筋梗塞などのリスクが高くなるので、上がりすぎないよう管理することが大切です。

凝《こ》り性なので徹底的に調べる健康情報に詳しい健康オタク

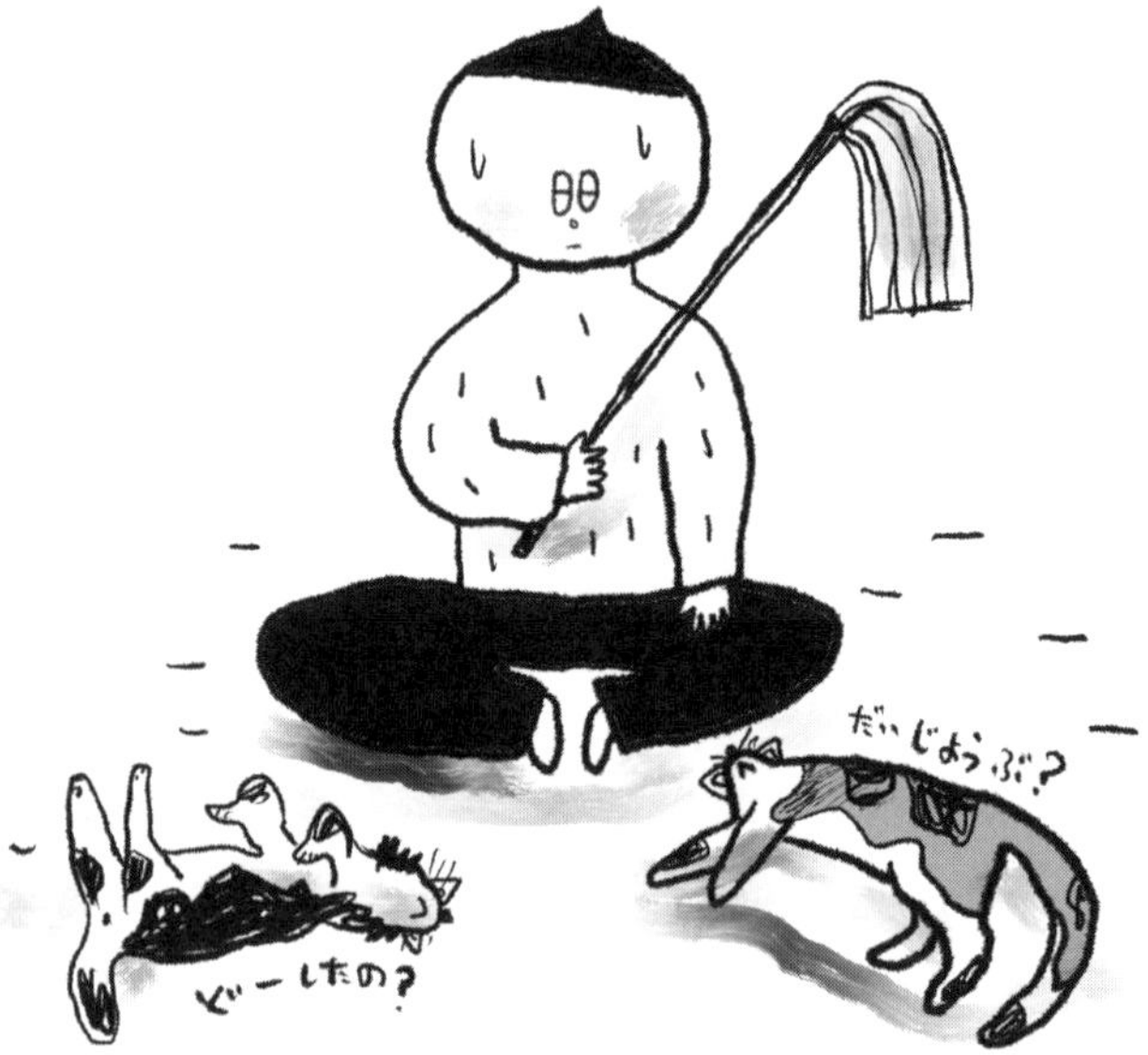

救急車で運ばれた病院では、特に異常はないと言われた。近くの病院で処方してくれる高血圧の薬は、毎日きちんと飲んでいる。

しかし、まだ2~3日に一度、めまいや動悸《どうき》や過呼吸《かこきゅう》が出る。これはなぜだろう。

疑問に思うことは徹底的に調べるタチだ。本屋に行って、健康医学本のコーナーで似た症状の本を探す。

ところが、これと思う本が見当たらない。当時、インターネットはあったが、今のように情報はなかった。頼り

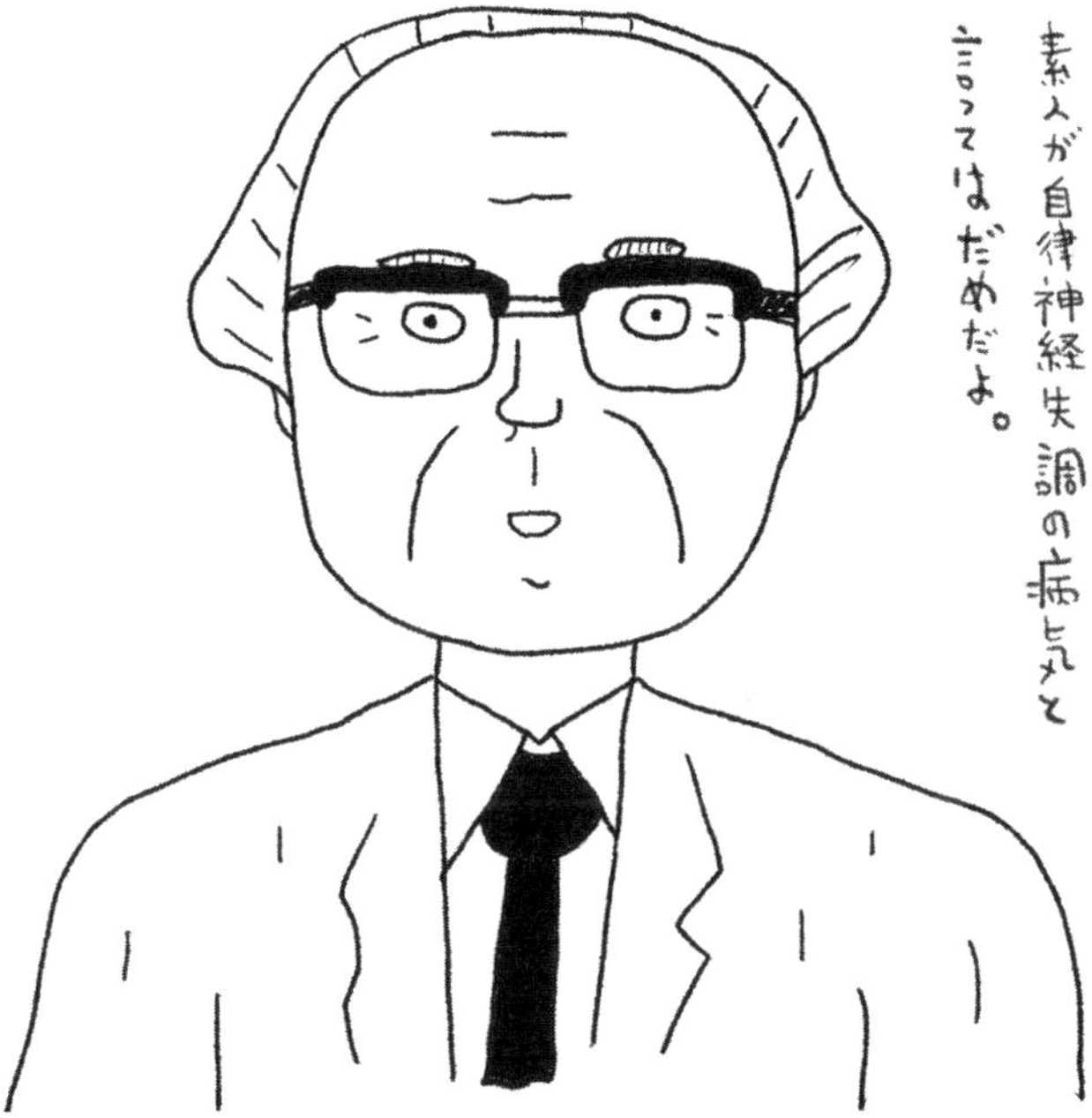
素人が自律神経失調の病気と
言ってはだめだよ。

は紙の本である。

あるとき、健康コーナーの自律神経の本を見つけ、なんとなくパラパラしてみた。なんとなくこの症状なのかなと思って購入してみた。

ただ、読んでもしっくりとはこなかった。そこで、当時、診てもらっていたおじいさん先生に「自律神経の病気ではないですか?」と尋ねると「素人が判断するものではありません!」と烈火《れっか》のごとく怒られた。

しかし症状は出る。つらいのだ。

しばらくしたある日、いつものように本屋の健康医学本コーナーで斜め読みをしていると、貝谷久宣さんのパニック障害の本を見つけた。

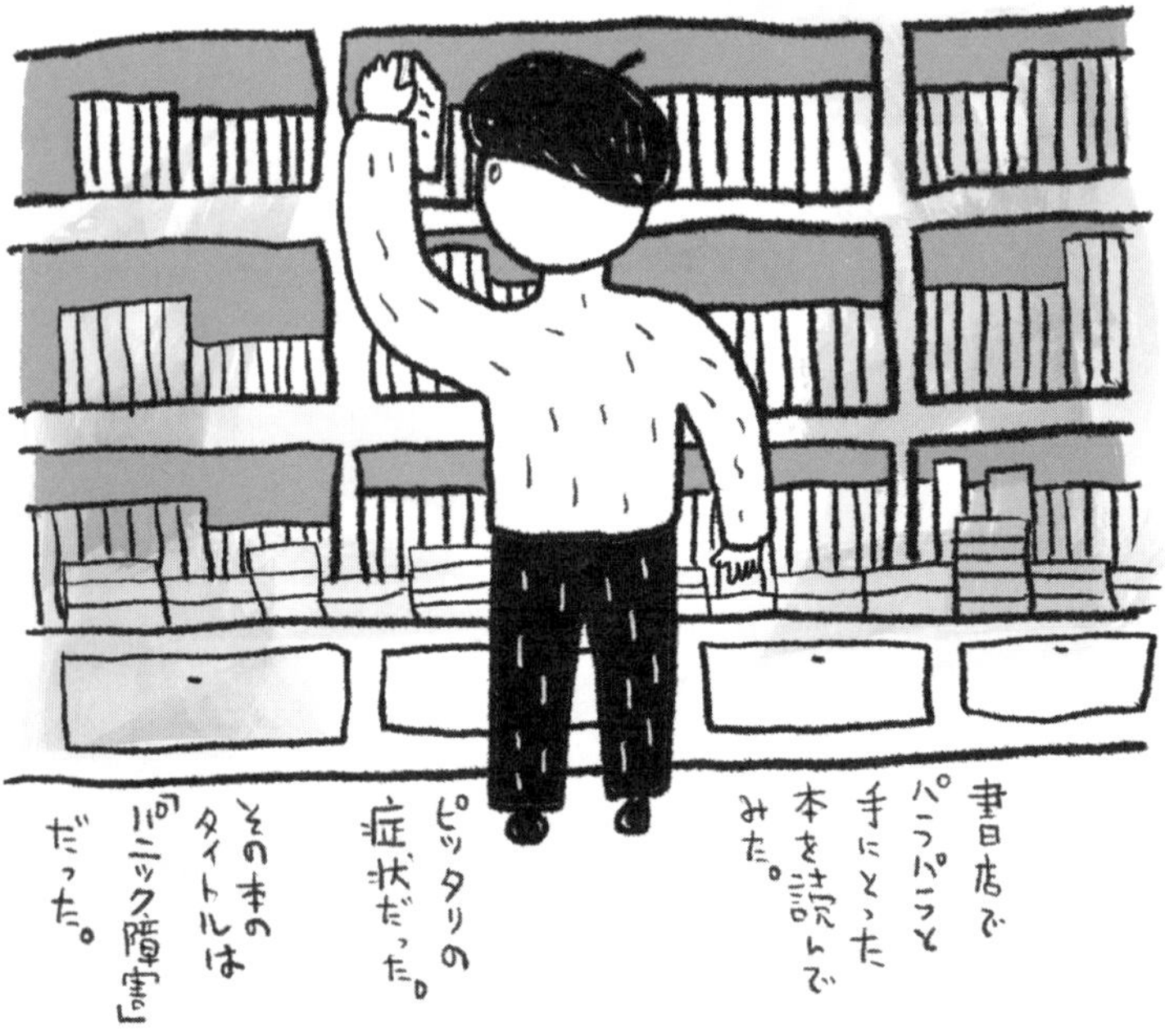
書店で
パラパラと
手にとった
本を読んで
みた。
ピッタリの
症状だった。
その本の
タイトルは
「パニック障害」
だった。

パラパラ読んでみた。キタキタ！　とうとうキタ！　書かれていたのは、まさしく自分にぴったりの症状だ。「これだ！」とその本を抱き締め、購入してむさぼるように読んだ。

　そして、巻末に紹介されていた、貝谷先生の病院を予約した。予約がとれたのは3週間後である。

　当時、私は、自分が精神科とか心療内科のお世話になることが怖かった。自分には関係ない、まるで別世界の話だと思っていたからだ。人生はなにがあるのかわからないのだ。

　しかし、いざ受診をしたらあっけなく「パニック障害です」と言われた。

　とはいえ、本で読んだ症状や起こっ

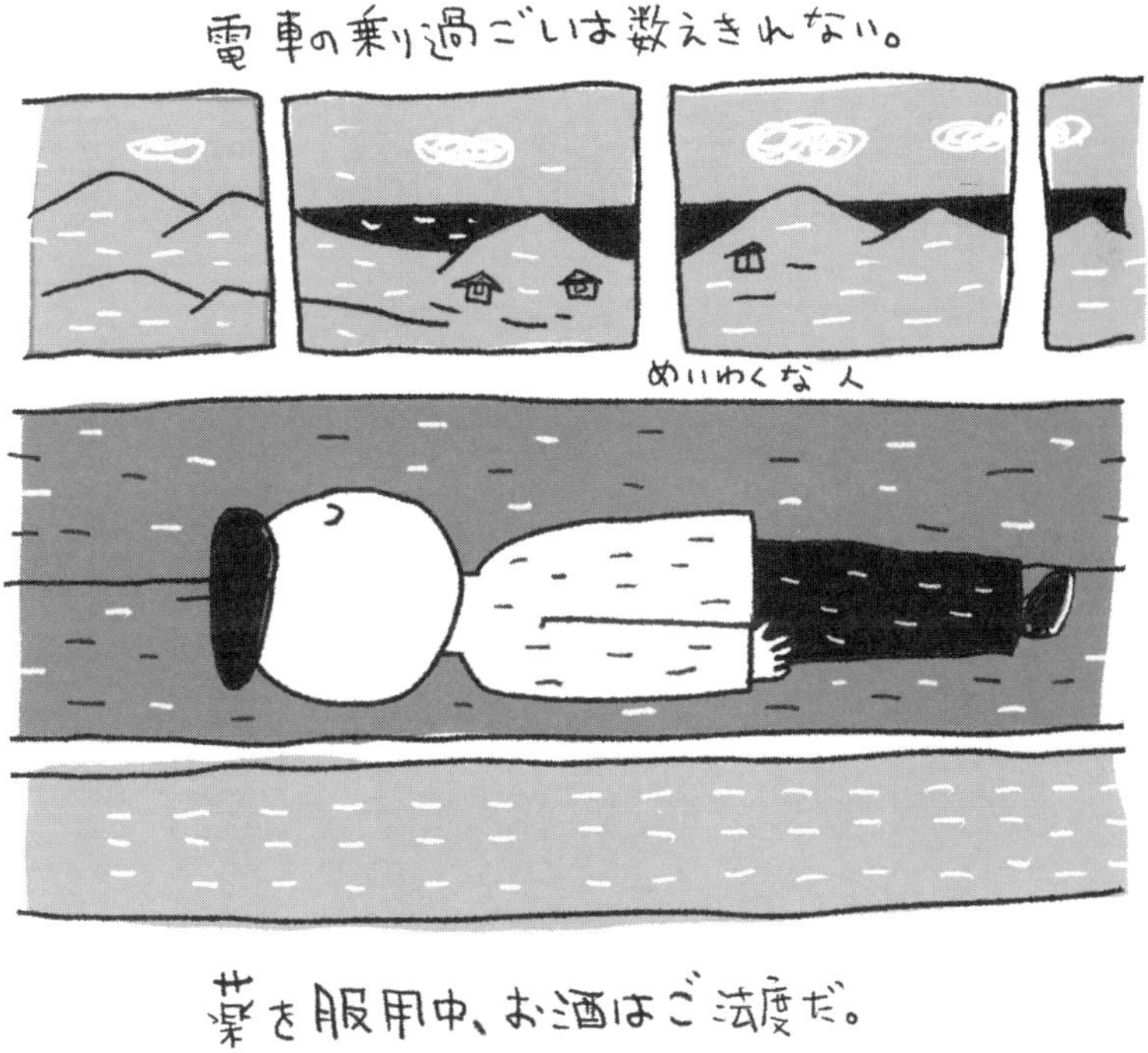
電車の乗り過ごしは数えきれない。
めいわくな人
薬を服用中、お酒はご法度だ。

た出来事がまったく同じなので、私自身もパニック障害を確信していた。

その日から薬を飲み始めた。

最初の頃は、自分に合う薬を検討するためにいろいろな種類を飲んだ。

しかし、なかなかよくならないし、発作も起こる。ただ、発作が出たときの頓服《とんぷく》があるので少しは安心だ。

薬を飲み始めて症状が和《やわ》らぐまで、1年くらいかかった。誰でもそのくらいの時間がかかるそうだ。

ようやく薬の効果が安定して、発作の頻度も少なくなってきた。

ただ、あの独特のイヤなそわそわする発作はまだときどき襲《おそ》ってくる。

それでも、パニック障害の診断がつ

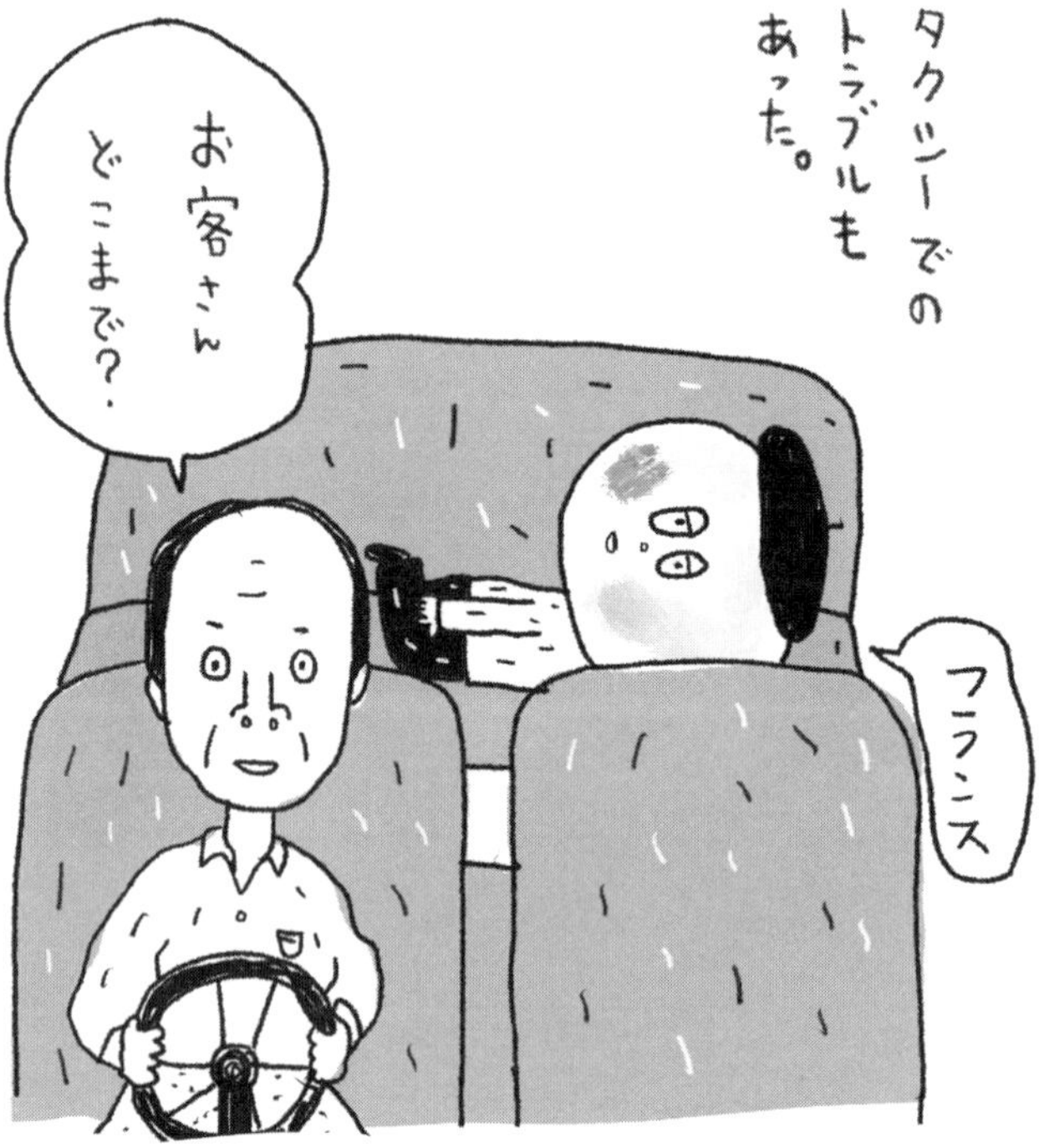
タクシーでのトラブルもあった。
お客さんどこまで?
フランス

いて、私は安心した。病名が不明のほうが怖いのである。

また、その頃からパニック障害が認知されてきて、決して珍しい病気ではなくなってきたことも、社会的に安心できてよかったと思う。症状が出たら心療内科に早く行ったほうがいい。

同時に、血圧の薬も飲んでいた。

そして、これはやってはいけないことなのだが、私は大の酒飲みである。毎日の飲酒は欠かさなかった。

薬を飲んでの飲酒は御法度である。それは、思いもよらない行動に出ることがあるからだ。

この頃は、トラブルを起こすようなことをしていたと反省しきりだ。

パニック障害とか
うつとかだと
思ったらさっさと
心療内科に行ったほうが
よいよ。

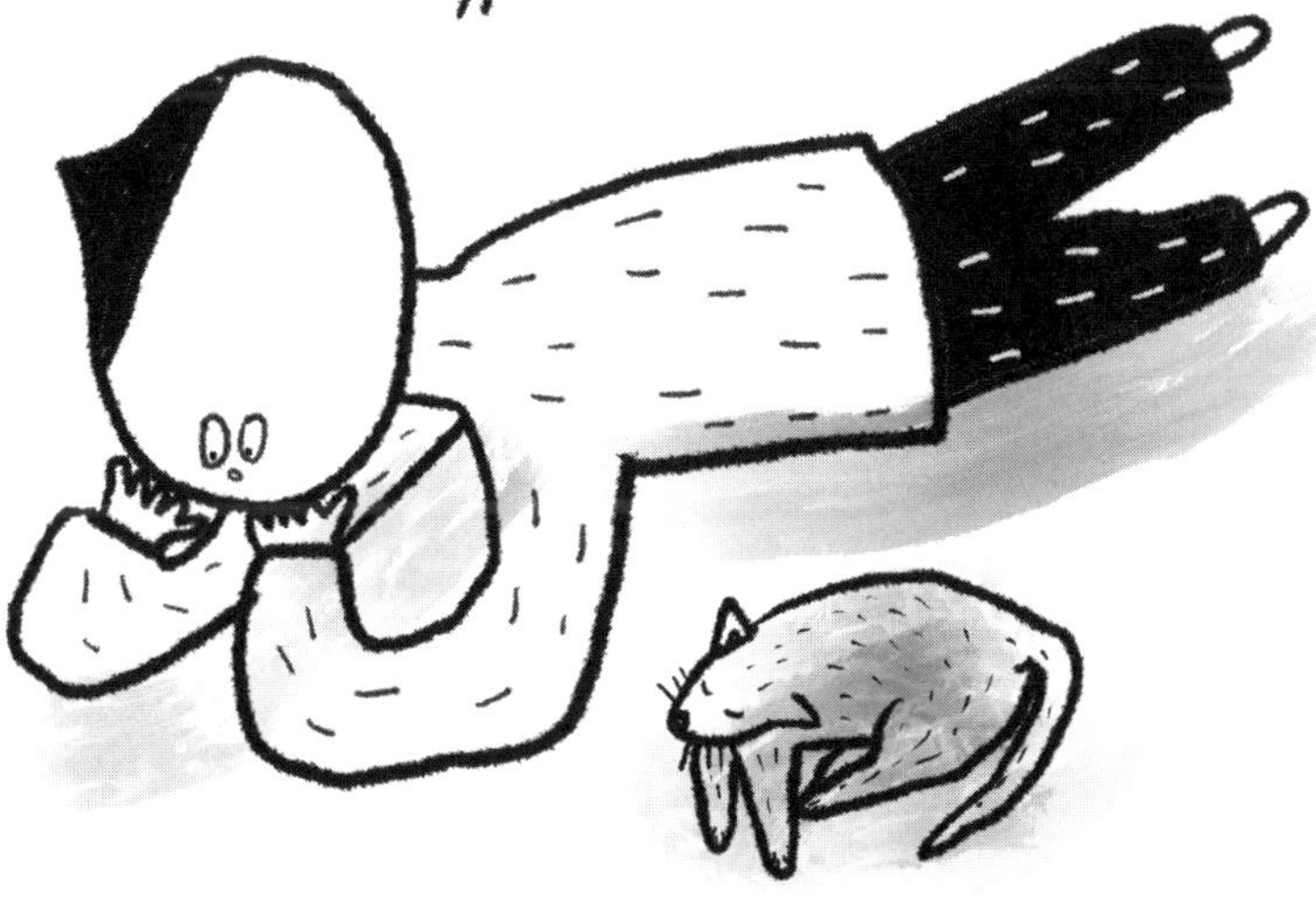

暴飲暴食が続いた結果
気がつけば体がガタガタと壊れてきた

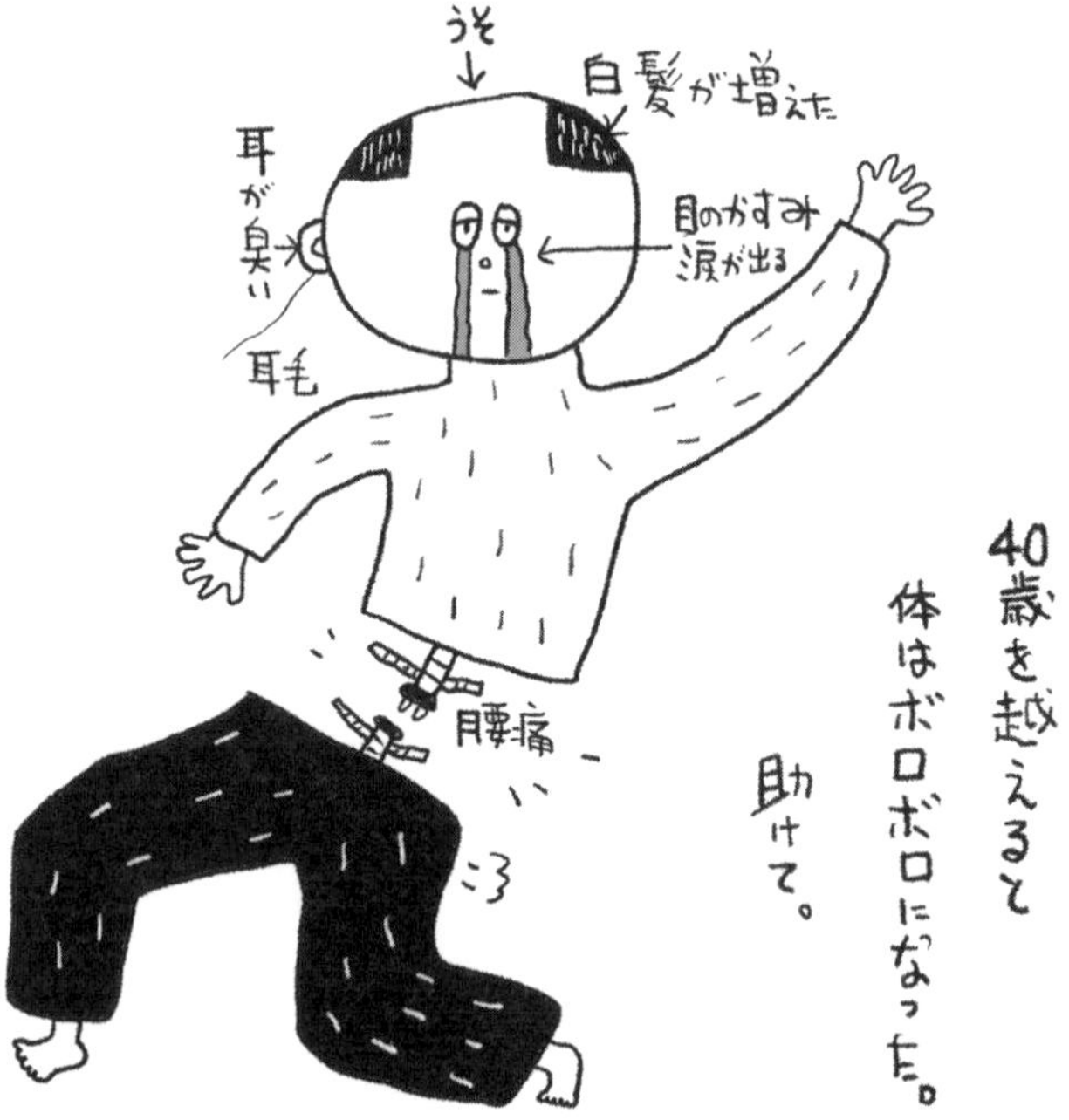
うそ
白髪が増えた
耳が臭い
目のかすみ
涙が出る
耳毛
腰痛
40歳を越えると
体はボロボロになった。
助けて。

30代はなんとかごまかしながら、医者とイタチごっこをしながら、薬をきちんと飲みながら、大病にもならないで過ごしてきた。

ところが、40代になると体がガタガタと壊れてきた。まず、走れなくなった。赤信号になりそうなとき、走ろうとしてもひざが曲がらない。無理して走ると欽ちゃん走りになる。

あと、腰が痛い。目もかすむ。臭いおならが出るし、涙も出る。白髪が増えた。散々だ。

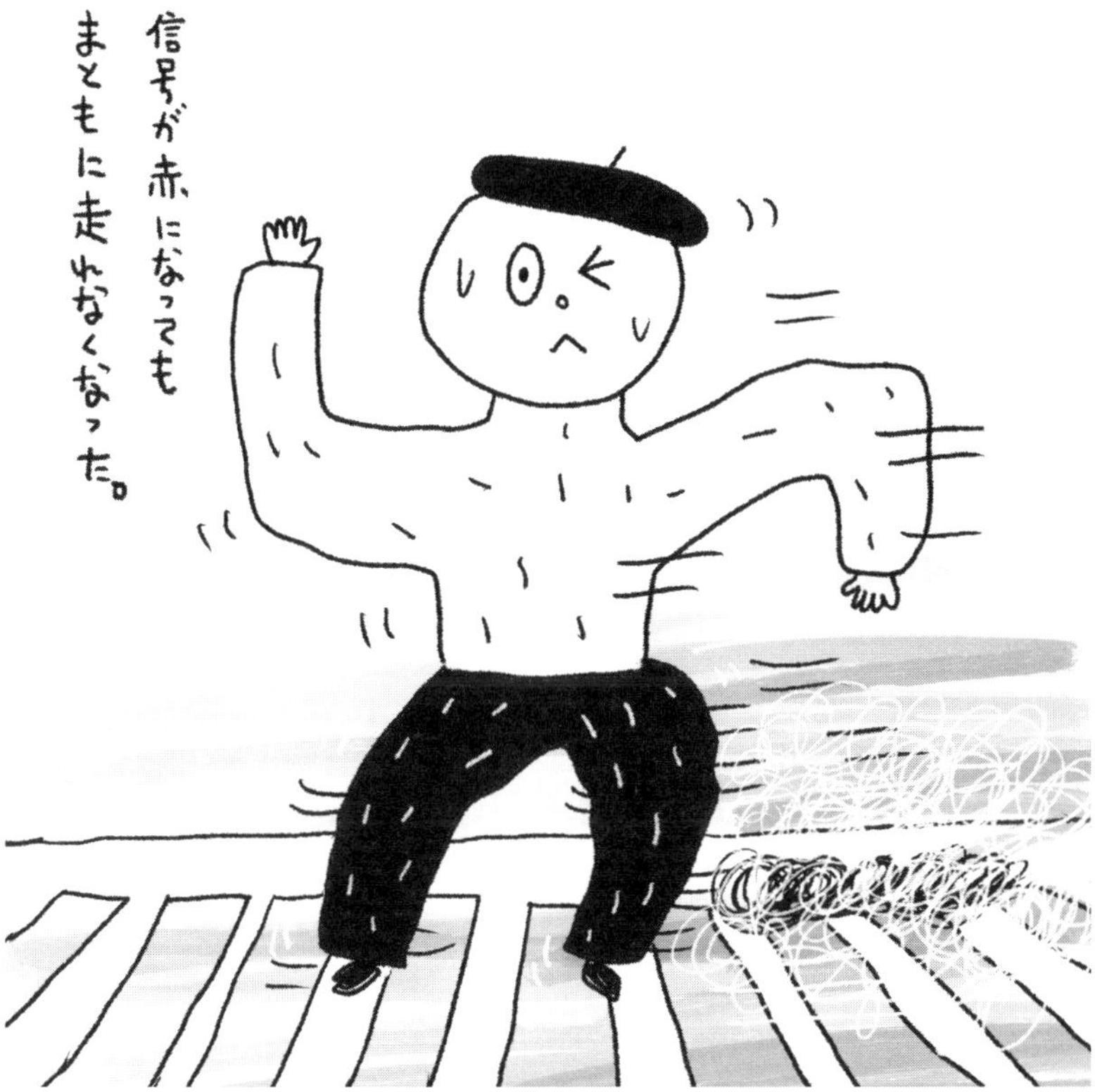
信号が赤になっても
まともに走れなくなった。

基本的に、一日中、コンピュータを置いた机の前で、ひたすら座って仕事をしている。ほとんど動いていないのに、ストレス解消のために食べて飲んでいたのだから太るわけだ。

ちょうどその頃、最初に通っていた病院の先生から、総合病院への通院を勧められたのだが、体重が88㎏になっていた。私の身長は177㎝なので明らかに肥満である。血圧や血糖値、中性脂肪の数値もよくないし、立派なメタボである。

そういえば、この頃はタクシーをよく使っていたし、すべてがめんどくさ

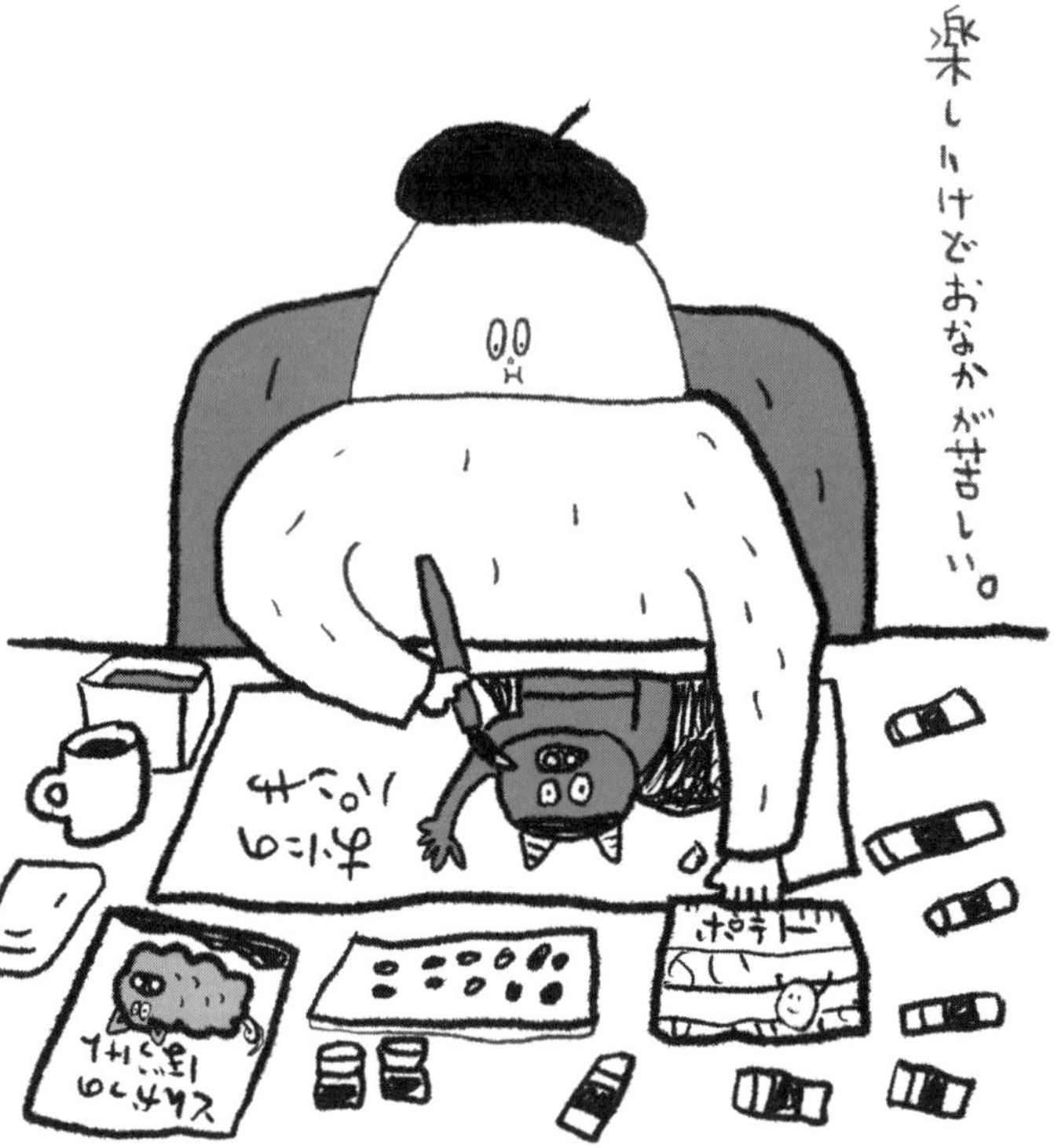
楽しいけどおなかが苦しい。

く感じていた。

総合病院に通院し始めると、私はやせたり太ったりを繰り返して、忙しくなった。それには理由がある。

数値が悪いと主治医に怒られ、そのときは反省してダイエットして減量に成功する。

その生活を続ければいいのだが、数値がよくなってほめられると、またしばらく暴飲暴食して体重が増える。

こんなことを繰り返していた。

正直、この頃はやせようと思ってちょっとがんばれば、体重はすぐに落ちていた。やせと肥満を行ったり来たりで自由自在だ。

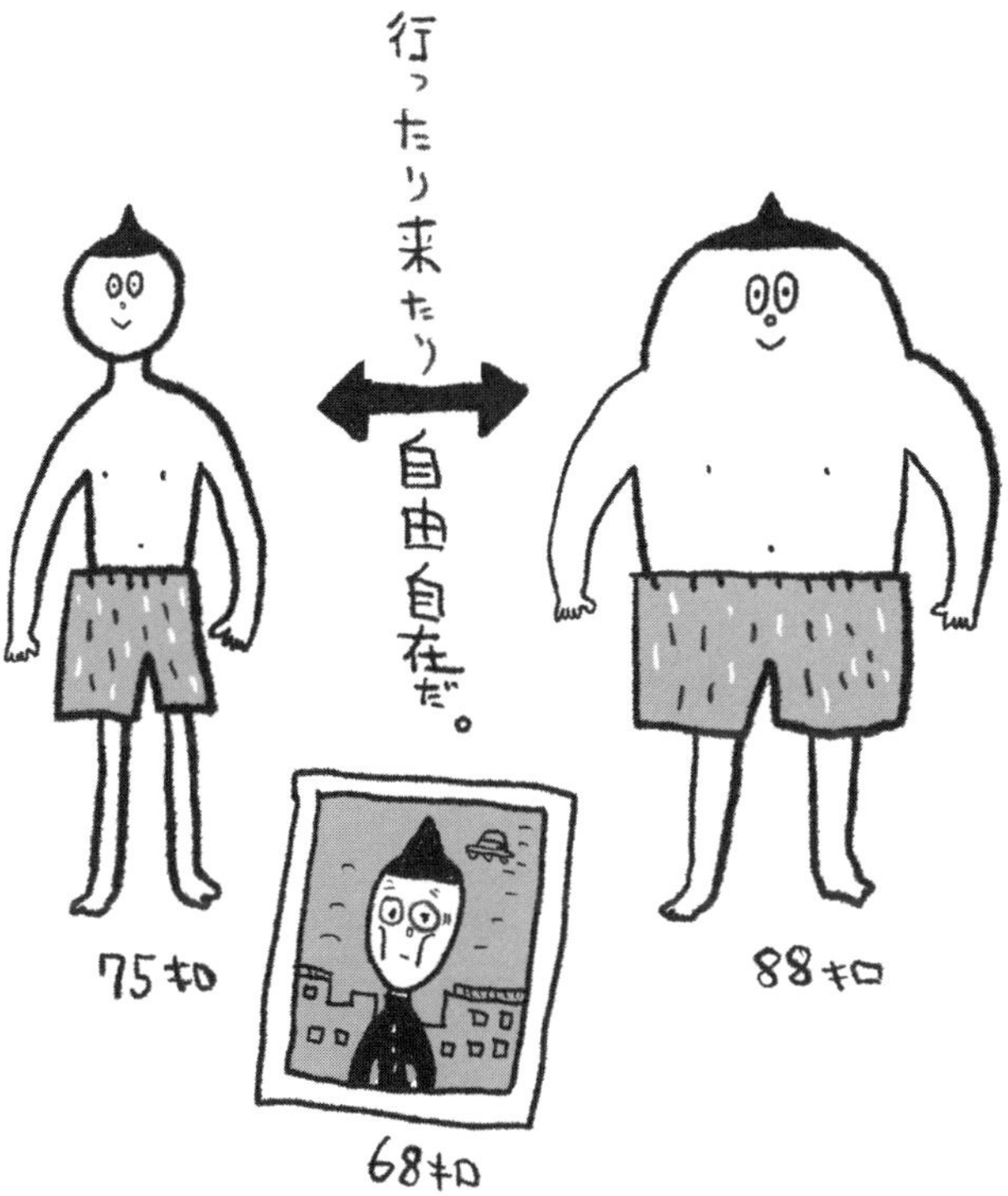

極端なダイエットに挑戦してやせすぎてしまったこともある。

ちなみに、身長177㎝の適正体重は68㎏らしい。68㎏というと私が高校生のときの体重だ。

その頃の写真を見ると、さすがに貧相だし、やせすぎている。

体の見た目を商売にするモデルでも俳優でもないので、特に見た目は気にしない。血液検査の数値さえよければいいと私は考えた。

そして、自分自身の体感では、スッキリ見えて、体もラクで、（薬は飲んでいるが）数値も健康的な体重は、75㎏だと感じた私は、ダイエットすると

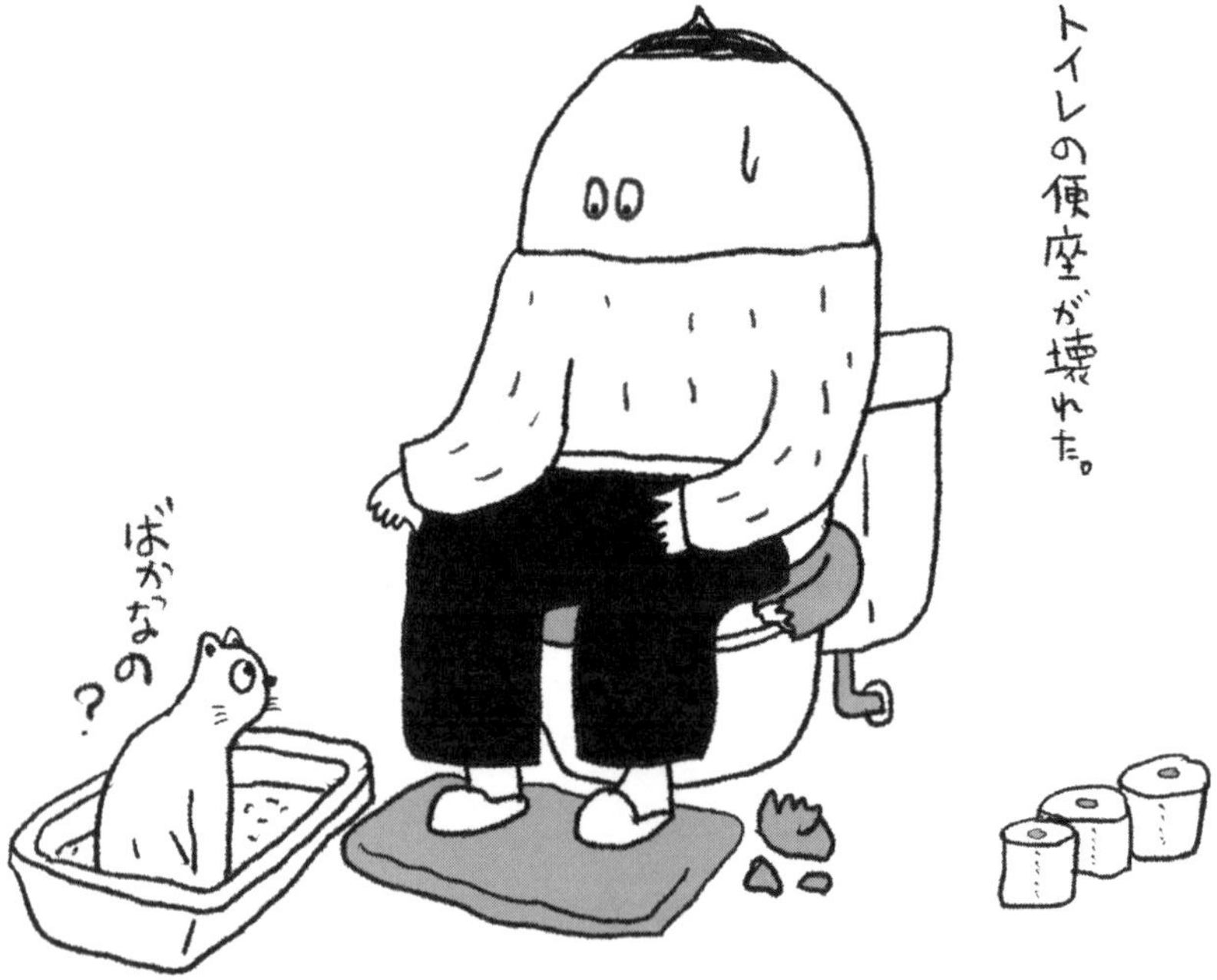
トイレの便座が壊れた。
ばかなの？

きは75kgを目標にしていた。

病院に通いながらも、仕事が忙しいので暴飲暴食は繰り返していた。その結果、数値が悪くなると反省して、通勤に自転車を使う。するとすぐにシュッとやせた。

太っている時期は動くのがめんどうなので、運動はしていない。好きな銭湯にも行かなくなる。歯も磨かなくなる。歩いて5分の近所のスーパーの買い物も車を使う。布団の中に入るのもめんどうなので、ソファで寝ることもあったほどだ。

そういえば、トイレの便座が壊れたこともあった。

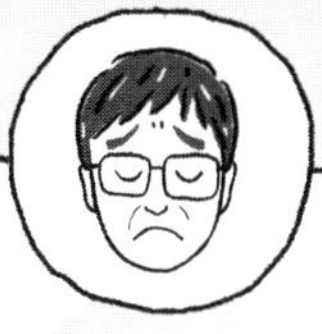

Dr白澤'sアドバイス

加齢とともに体の状態は悪化する 早めに対応すればまだ間に合う

睡眠時間を削り、暴飲暴食を続けていれば、当然、体の状態は悪化していきます。血糖値、血圧、中性脂肪、肝機能など血液の状態が悪化しますし、体重が増えると腰やひざの痛みを感じるようになります。

走ろうとしても走れない、それも無理からぬことです。

とはいえ、主治医に怒られるとすぐに体重が減るというのはすごいことです。食事や運動など、生活習慣を改善することができるのでしょう。

生活習慣病は、すぐに命に関わるものではありません。長年、その状態が続くことで血管に負担がかかり、深刻な合併症を引き起こします。1年でも1日でも早く、病気を招く生活習慣を改めることで、そのリスクはかなり下がります。

やせて数値がよくなった状態をキープできるのが理想ですが、**数値が悪くなったからといってあきらめるのではなく、また節制する、その繰り返しが大切**です。

Dr白澤's 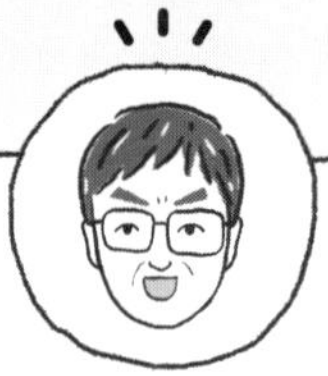 アドバイス

1章のまとめ

- 生活習慣病とは食事、運動など、毎日の生活の積み重ねで発症する
- 症状がないので自覚しづらい
- 若い頃は大丈夫でも40代、50代と年を重ねるごとに不調が出てくる
- そのまま放置していると将来が大変に！

第2章

酒とラーメンの日々。気がつけば糖尿病

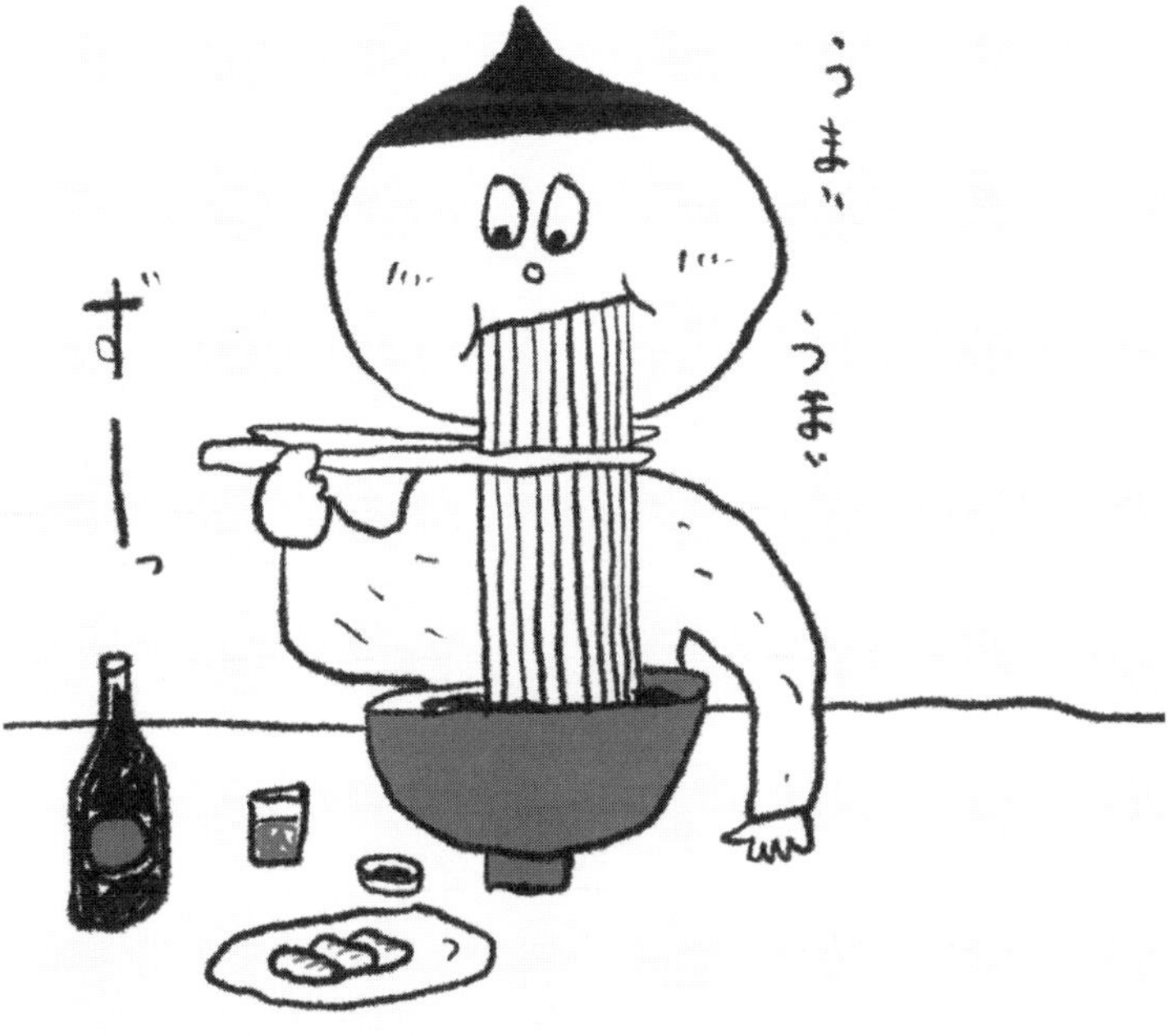

ラーメンがとにかく好きだ　3食ラーメンでもOK

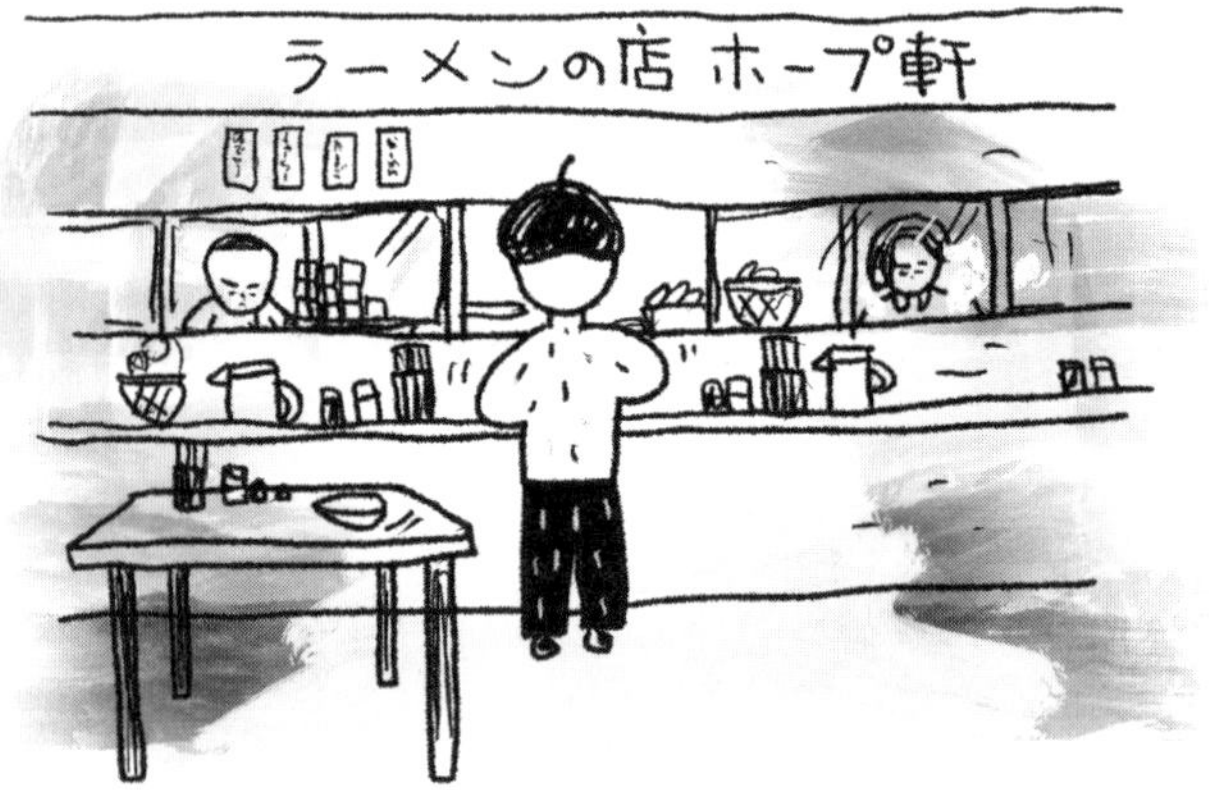

子どもの頃からラーメンが好きだ。正直、3食ラーメンでもまったく問題ない。むしろ幸せだ。
暴飲暴食している時期は、1日に2回ラーメン屋に行くこともあった。連続してラーメン屋をハシゴすることもあったくらいだ。
ダイエットをしていて、太ったりやせたりしていた頃も、ダイエット中も頭の中は大好きなラーメンのことばかりである。奥さんのことを考える時間より、ラーメンのことを考えている時間のほうが断然、多い。

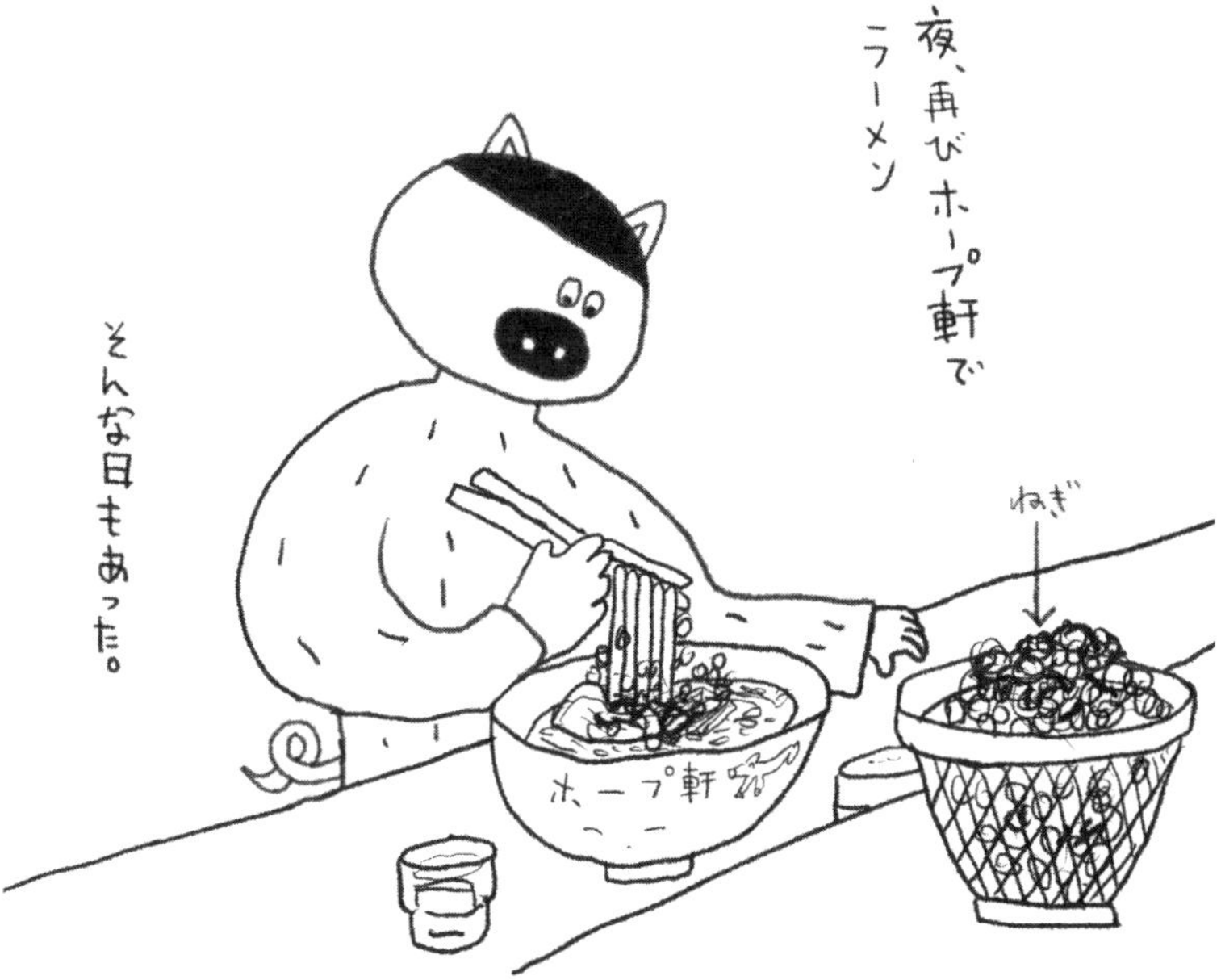
夜、再びホープ軒でラーメン
そんな日もあった。
ねぎ
ホープ軒

結果、体重はどんどん増えていき、ブクブクと太る。自分がぶざまな体形になっているのは知っていたが、鏡やショーウインドウに映る自分の姿は見ないようにしていた。見るときはおなかを引っ込めたり、ほほをすぼめたり、眉間にしわをよせて歌舞伎《かぶき》役者のような顔をしてごまかしたりしていた。

外出先でトイレに行くと、鏡が目に入るのだが、自分の姿を見たくなくて薄目になって手を洗っていた。

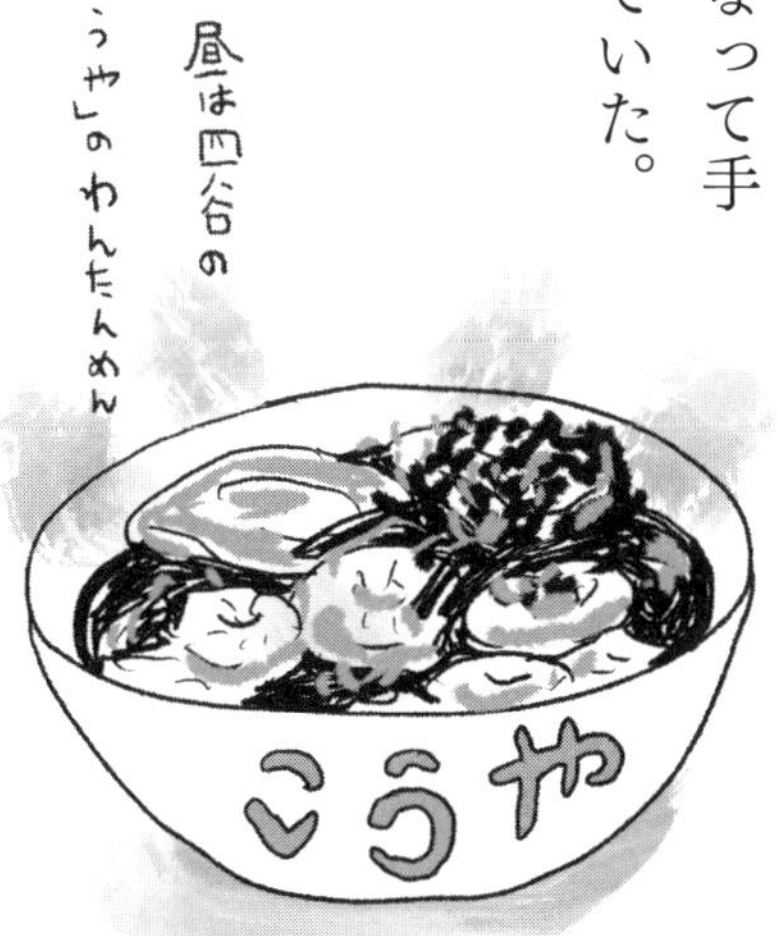
昼は四谷の「こうや」のわんたんめん
こうや

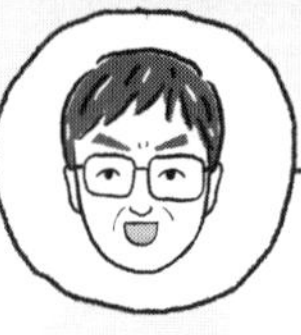

Dr白澤's アドバイス

ラーメンの小麦には依存性がある 小麦中毒は意志の力ではやめられない

塚本さんのイラスト日記を読んで、最初に感じたのが「**典型的な小麦中毒**だな」ということです。驚かれるかもしれませんが、近年の小麦は麻薬と同じような中毒をもたらすことが、最近になって明らかになったのです。

中毒をもたらすのは小麦に含まれている「グルテン」というタンパク質です。

グルテンは胃で小麦ポリペプチドという物質（エクソルフィンとも呼ばれる）に分解されるのですが、この物質は血液脳関門《けつえきのうかんもん》（脳に有害な物質が入らないよう、脳と脳以外を流れる血液を隔《へだ》てるフィルターのようなもの）を突破し、脳のモルヒネ受容体《じゅようたい》（アヘンやモルヒネ、ヘロインなどを摂取したときに快感を感じるセンサー）と結びつき、快感を感じさせるのです。

エクソルフィンによる快感は非常に強く、麻薬に匹敵します。その結果、何が起こるかというと、「食べているときが幸せ」「食べていないと落ち着かない」「どうしても食べたい」と、食べ続けてしまう中毒に陥ります。これは、麻薬中毒者が麻薬をやめられない行動原理と同じです。

私は、**なにげなく口に入れている食べ物のなかに、依存性をもたらすものがあることを知り、それらを「マイルドドラッグ」と呼んで注意喚起しています。**最初にマイルドドラッグに注目したときは、砂糖や塩、油、スナック菓子などに注目していましたが、今では**小麦以上のマイルドドラッグはない**と思っています。

もう一つ気になったのが、**ストレスと食欲との関係**です。ストレスを感じていると き、脳はそれを打ち消すために強い幸福感を求めます。

ヒトが幸せを感じるのは、欲が満たされるときです。私たちはさまざまな欲を抱きますが、そのなかでも原始的で強烈なものが食欲・性欲・睡眠欲の三大欲です。これらは動物が生きるための本能として持っている欲求になります。

とてもシンプルで強い欲なので、それらが満たされたときには強烈な快感を味わいます。三大欲のなかで、最も手っとり早くできるのが「食べること」です。セックスは一人ではできませんし、睡眠もそういつでも眠ることはできません。食べることは脳にとって一番手軽な幸せのスイッチといえます。食欲をコントロールしているのは脳です。「食べたい」と思う心は、脳が幸福感を求めてそう思わせている、そう考えると、食べたいという欲求を抑えられるのではないでしょうか。

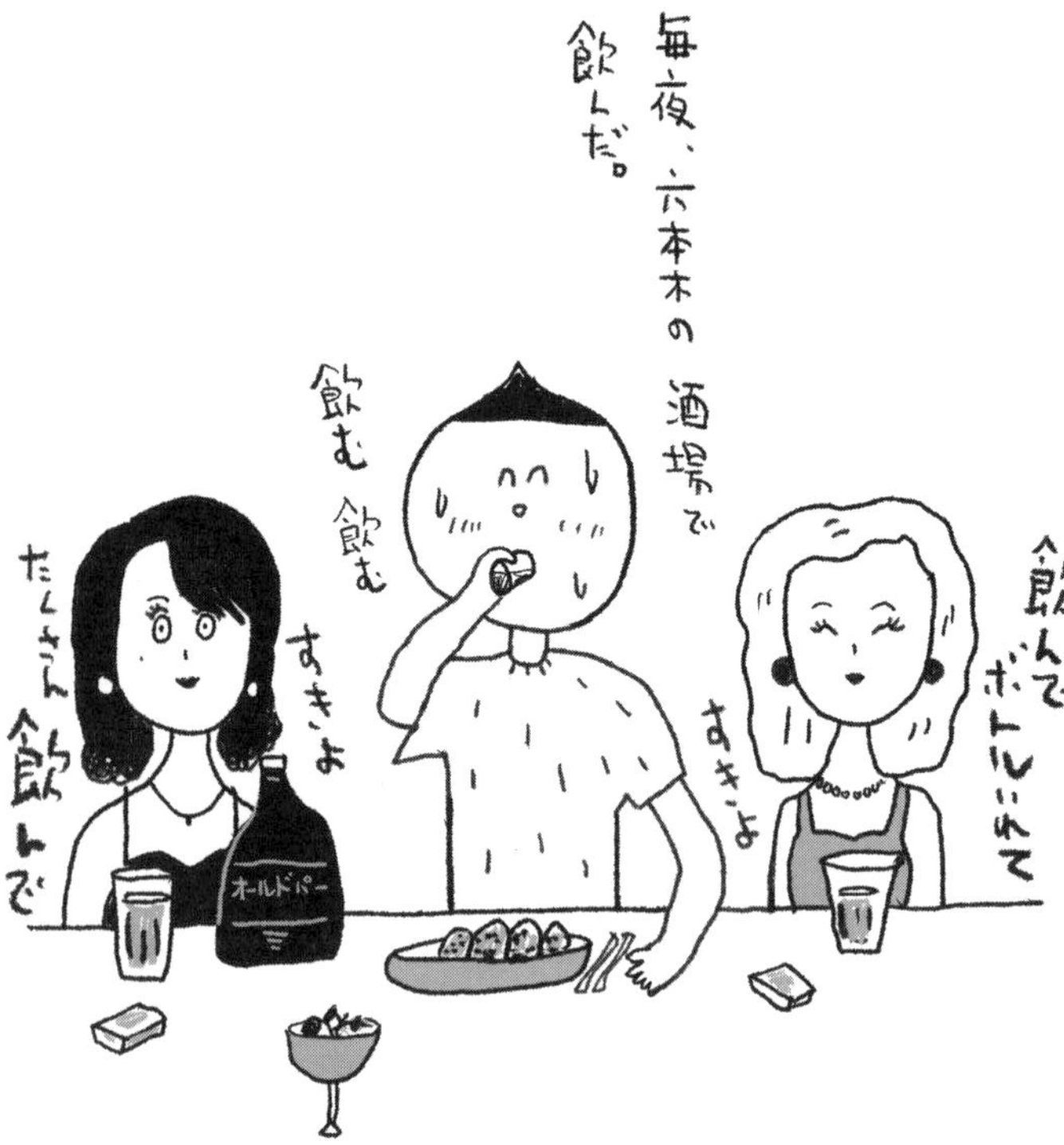
毎夜、六本木の酒場で飲んだ。
飲む
飲む
たくさん飲んで
すきよ
オールドパー
すきよ
飲んでボトルいれて

お酒も大好き 毎日、浴びるように飲んでいた

ラーメンだけではない。お酒も大好きだ。コロナ禍の前は、毎日のように飲んでいた。これは仕事を始めた頃からずっとそうだ。

毎夜、六本木や新宿の酒場で飲んで、仕事の憂さを晴らす。昼ごはんを食べながら、ビールを飲んだこともしばしばある。もちろん仕事中である。

酔ってイタズラもやった。

若い頃には、新橋駅の噴水に飛び込んだことがある。そういえば、山手線の電車に、同僚と2人で3mほどの材木を担いで乗ったこともあったな。今

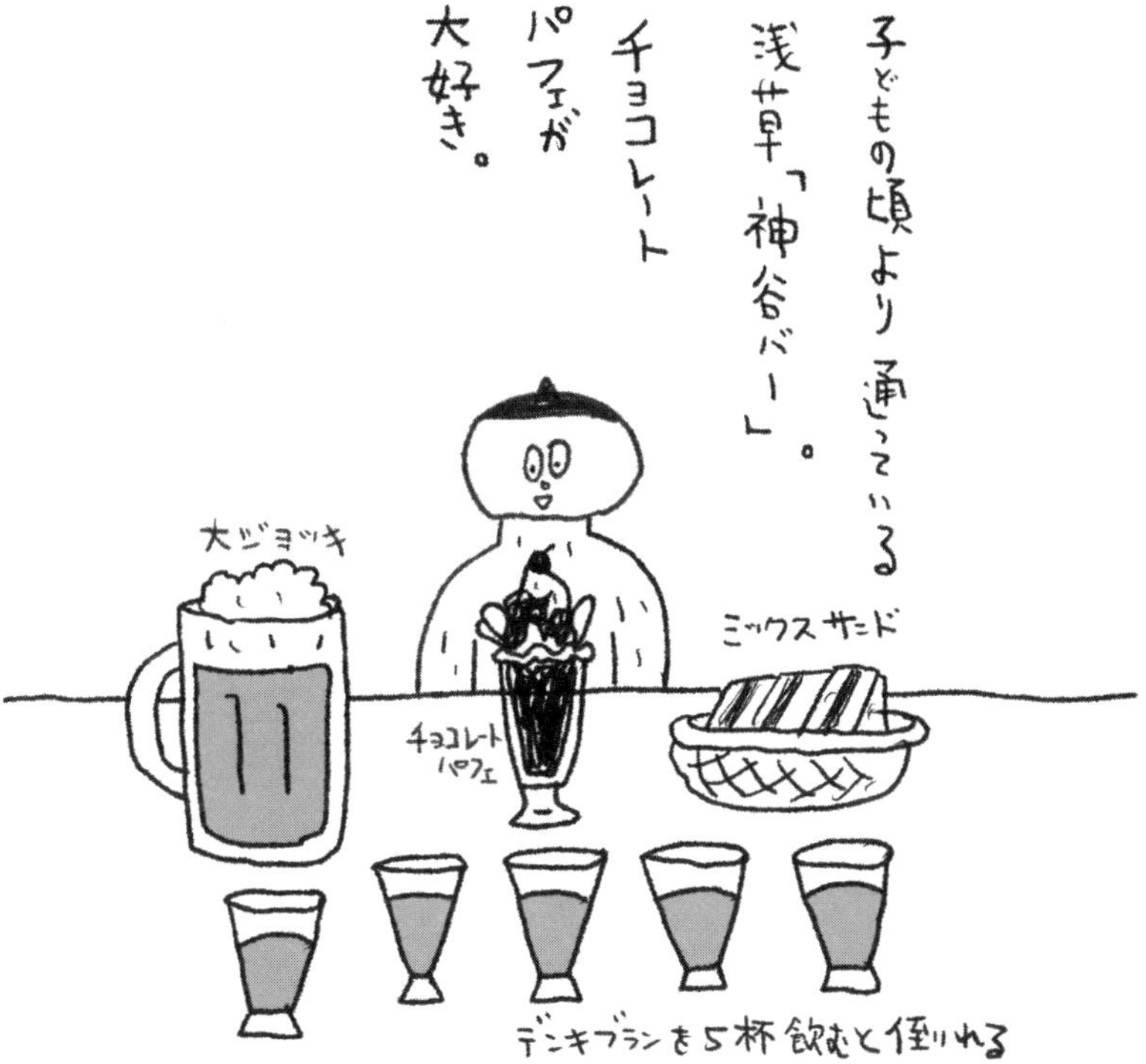
子どもの頃より通っている
浅草「神谷バー」。
チョコレート
パフェが
大好き。
大ジョッキ
ミックスサンド
チョコレートパフェ
デンキブランを5杯飲むと倒れる

ならすぐさまSNSで叩かれるだろう。

絵本作家として生活ができるようになっても、お酒を飲む量は減らない。忙しくなったのでむしろ増えた。

そして、ありがたいことに取引先からの接待なんかもある。打ち合わせをしながら飲むこともあるので、ほとんど毎日飲んでいた。

子どもの頃から通っている浅草の「神谷バー」は、ミックスサンド、チョコレートパフェが食べられるのだがアルコールも有名だ。大ジョッキのビールと名物であるデンキブランを5杯飲むと倒れる。これで失敗したこともよくあった。

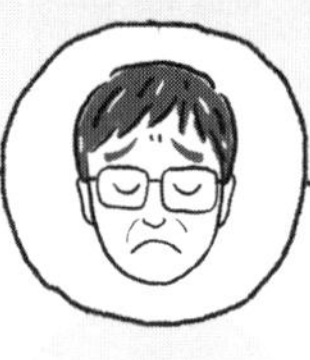

Dr白澤's
アドバイス

お酒にも依存性あり 過度な飲酒はとても危険

アルコールにも依存性があります。その弊害が認知されたのは、マイルドドラッグよりもずっと前のことで、アルコール依存症という病気として認められています。診断基準を満たした場合は、病院で依存症から抜け出すための治療を受けられます。

アルコール依存症に陥ると、お酒を飲んでいないと手が震《ふる》えたり、イライラしたり、暴れたりといった禁断症状が現れます。こうなると、自分の意志でアルコールを断つことは難しくなります。専門の施設でリハビリ治療を受けても、アルコール依存症から離脱するのはかなり時間がかかるといわれています。

アルコールは、長期間、多量に摂っているとがんのリスクが高まり、肝機能が低下して深刻な健康被害を招きます。人間関係を悪化させることもあります。それでもやめられない、わかっていてもやめられない、というのが依存症です。

「酒は飲んでも呑《の》まれるな」という言葉がありますが、まさしくそうですね。

飲みすぎると事件が起こる 反省しても続かない

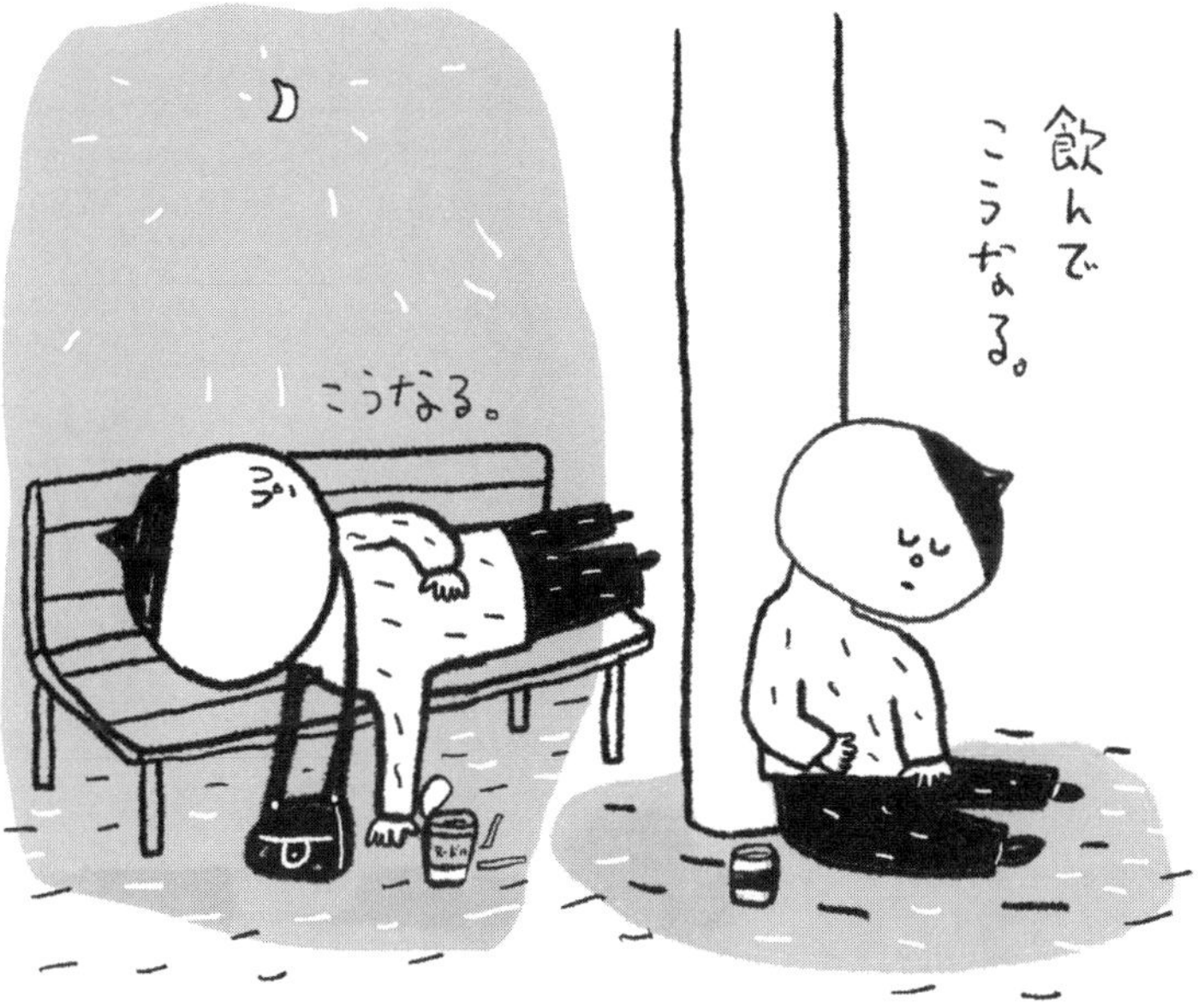
飲んでこうなる。
こうなる。

飲む量が増えると、お酒でのミスも増えた。特に、飲んだ帰りの電車では苦労をした。飲んだときに電車で乗り越したり、終点まで行ってしまったりすることは、誰でも一度は経験があるだろう。ただ、私の場合は何度もあるのだ。いったん座ったら終わりで、眠り込んで終点までいってしまうことが多々ある。

あるときは、渋谷から浅草まで電車に乗ったはずが、起きたら最終列車が渋谷駅に着いたところだった。渋谷からなら、タクシーで帰宅することもよ

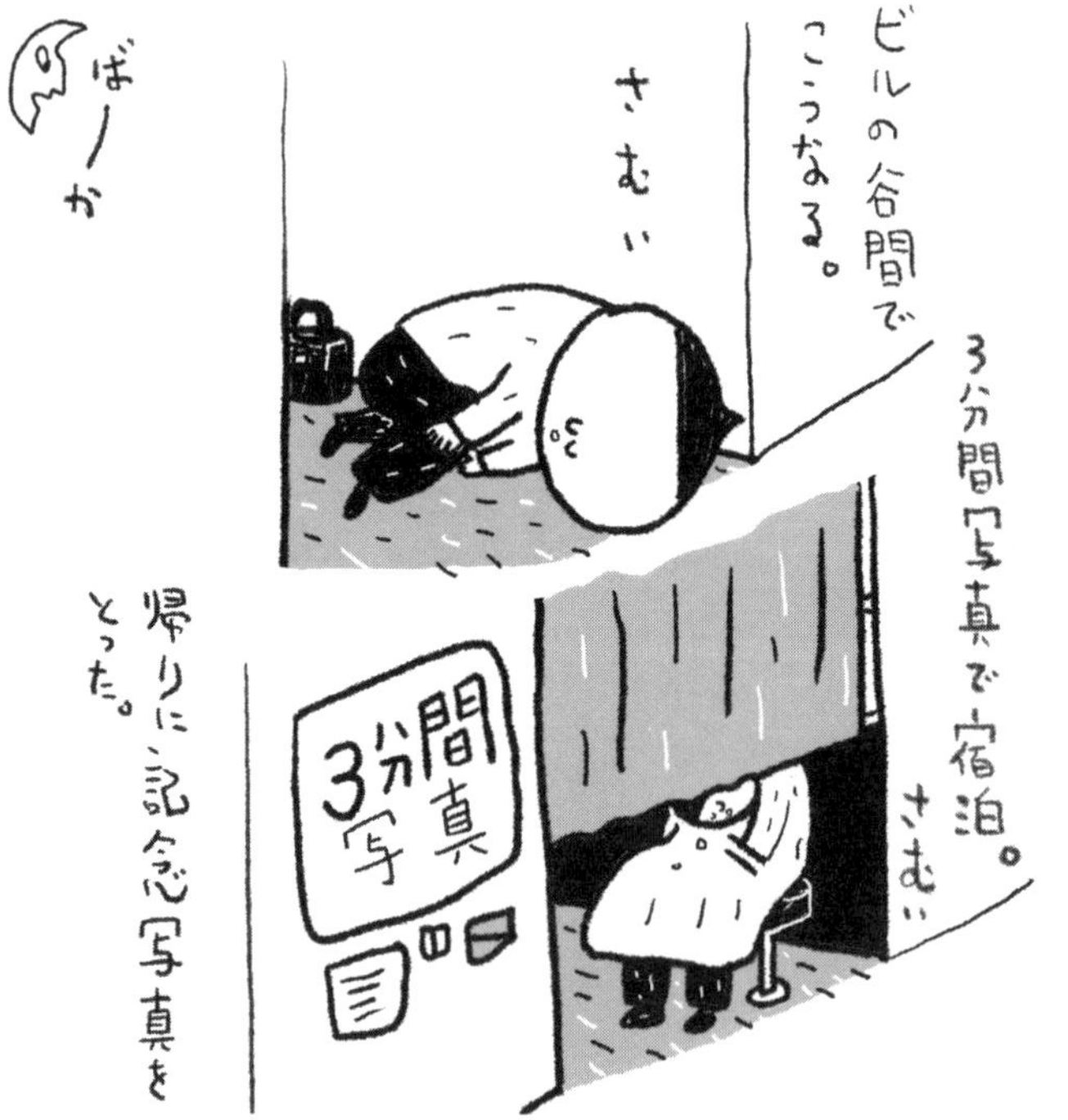
3分間写真で宿泊。
さむい
ビルの谷間でこうなる。
さむい
3分間写真
帰りに記念写真をとった。
ばーか

くあるのだが、その日はグデングデンに酔っていて、今にも寝転びたい衝動に駆られてフラフラと駅を出た。

すると、目の前のビルのすき間に段ボールが敷かれているではないか。

私はそこにバタッと横になり、朝までそこで寝てしまったのである。誰が段ボールを敷いたのかはわからない。毛布も置かれていた。ちょうどマンガ雑誌も転がっていたので枕にして寝た。

またあるときは「浅草駅」にたどり着くはずが、気がついたら「高尾駅」だった。折り返す電車はない。駅の周辺で24時間営業のファミレスなどがないかと探すが、一軒もない。

タクシーで帰宅するにも、高尾から

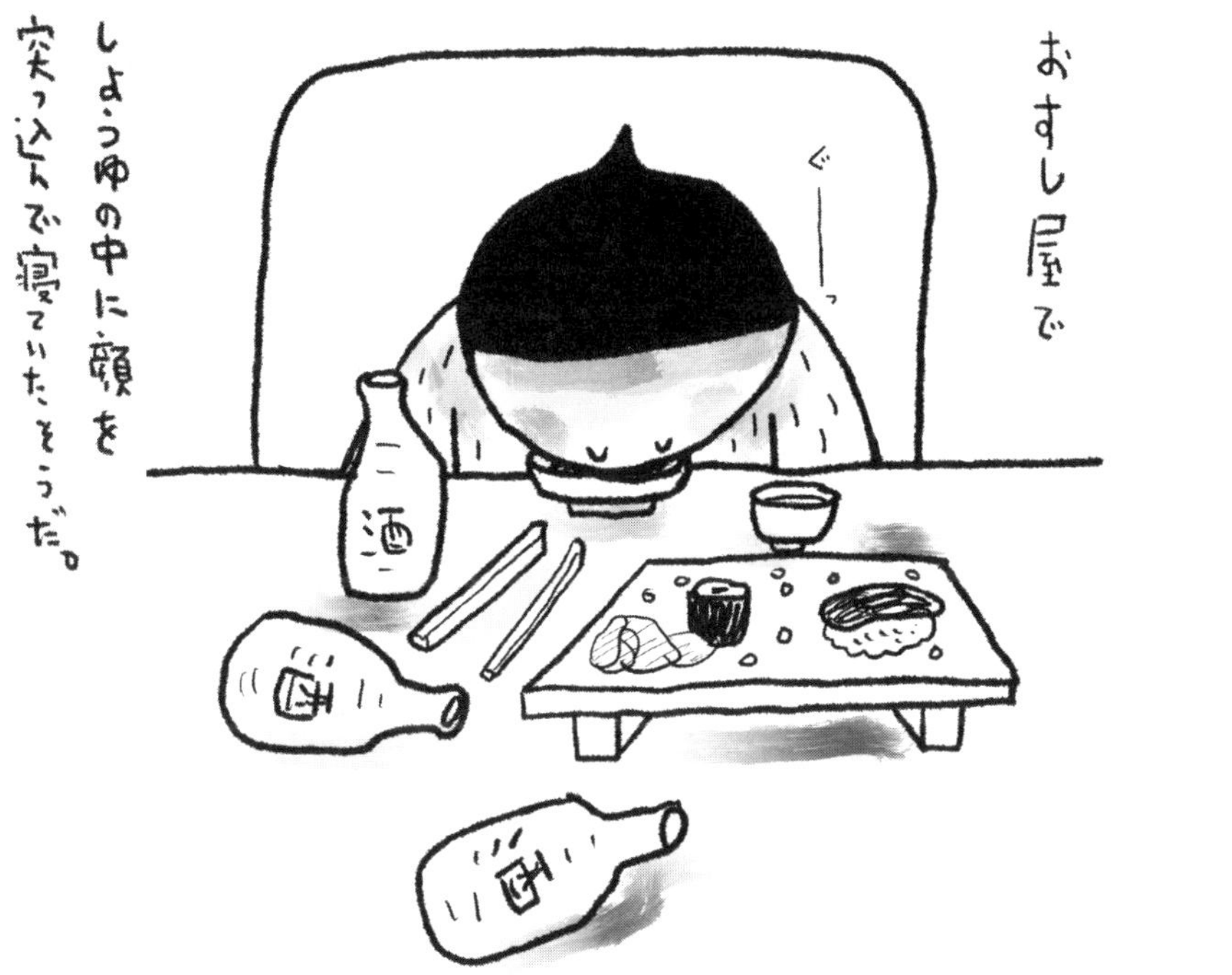
おすし屋で
ぐーーーっ
しょうゆの中に顔を
突っ込んで寝ていたそうだ。
酒
酒
酒

だとさすがに料金が高い。しかたなく、トボトボ歩いていると3分間写真のボックスがあった。

私はその中に入りイスの高さを調整し、カーテンを閉めて熟睡した。朝起きて記念に写真を撮って帰った。

迷子になることもあった。

近眼なのでメガネをかけているのだが、飲んでいると酔ってはずすことがある。たいがいはカバンの中やポケットの中に入れるのだが、酔った私には探す能力がもはやない。

裸眼のまま店を出ると、目の前はホワイトアウト状態で1m先が見えない。そのせいで、なかなか駅にたどり着けないのである。

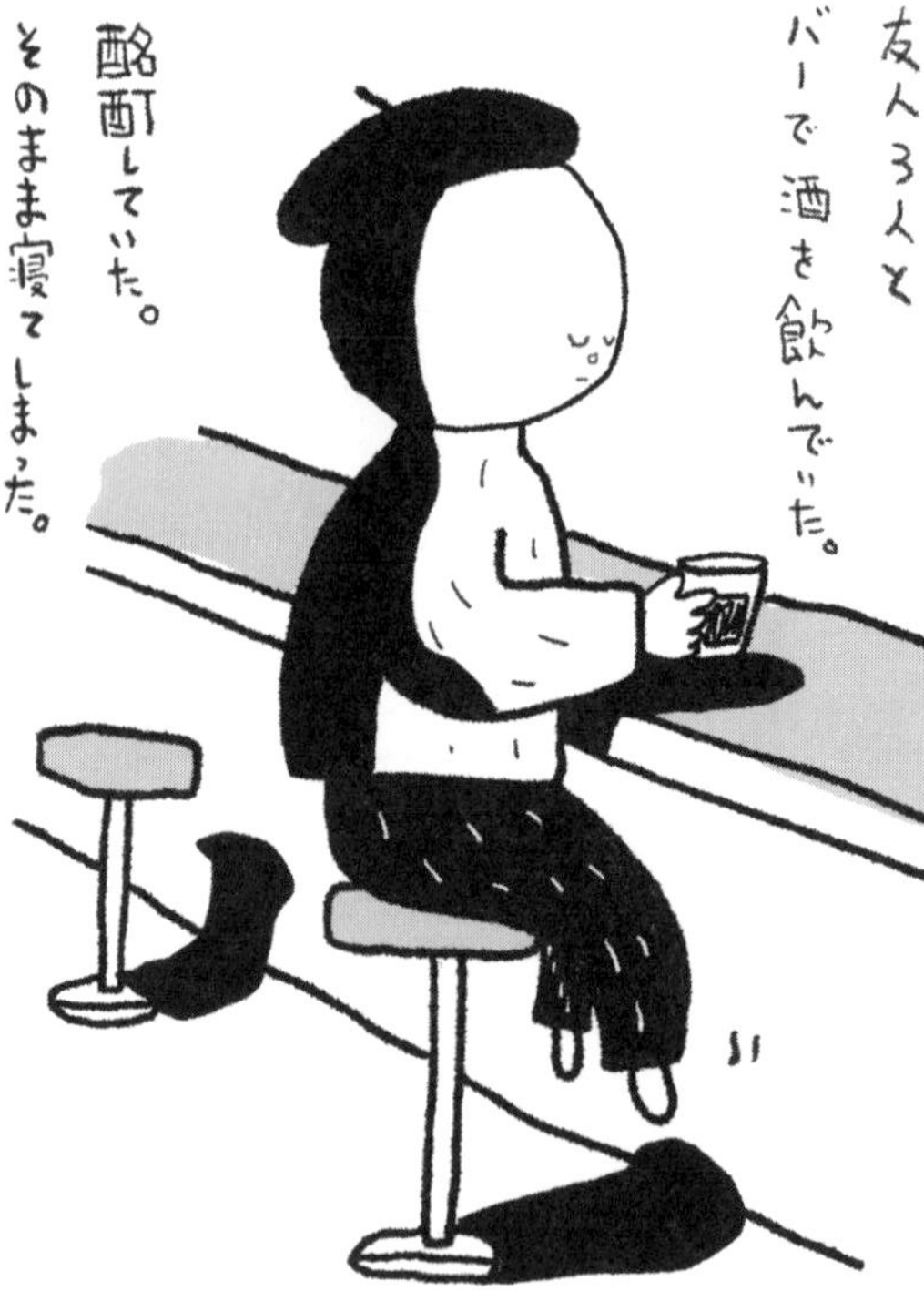
友人3人と
バーで酒を飲んでいた。
酩酊していた。
そのまま寝てしまった。

そんなときは、公園のベンチで寝てしまうこともあった。たぶん、そんな酔っ払いが多かったのだろう。今の東京の公園のベンチは、寝られないように工夫がしてあることを知っている。

タクシーでもいろいろあった。

デロデロに酔った私は、タクシーに乗り、運転手に「まっすぐいってください」と言って寝てしまった。

起こされたところは、自宅より先の隅田川を越えて、荒川の堤防だった。

確かに、その一本道をまっすぐに行くとそこで行き止まりになる。でも、私は家に帰りたかった。まっすぐいきすぎですよ。

そういえば、すし屋のカウンターで

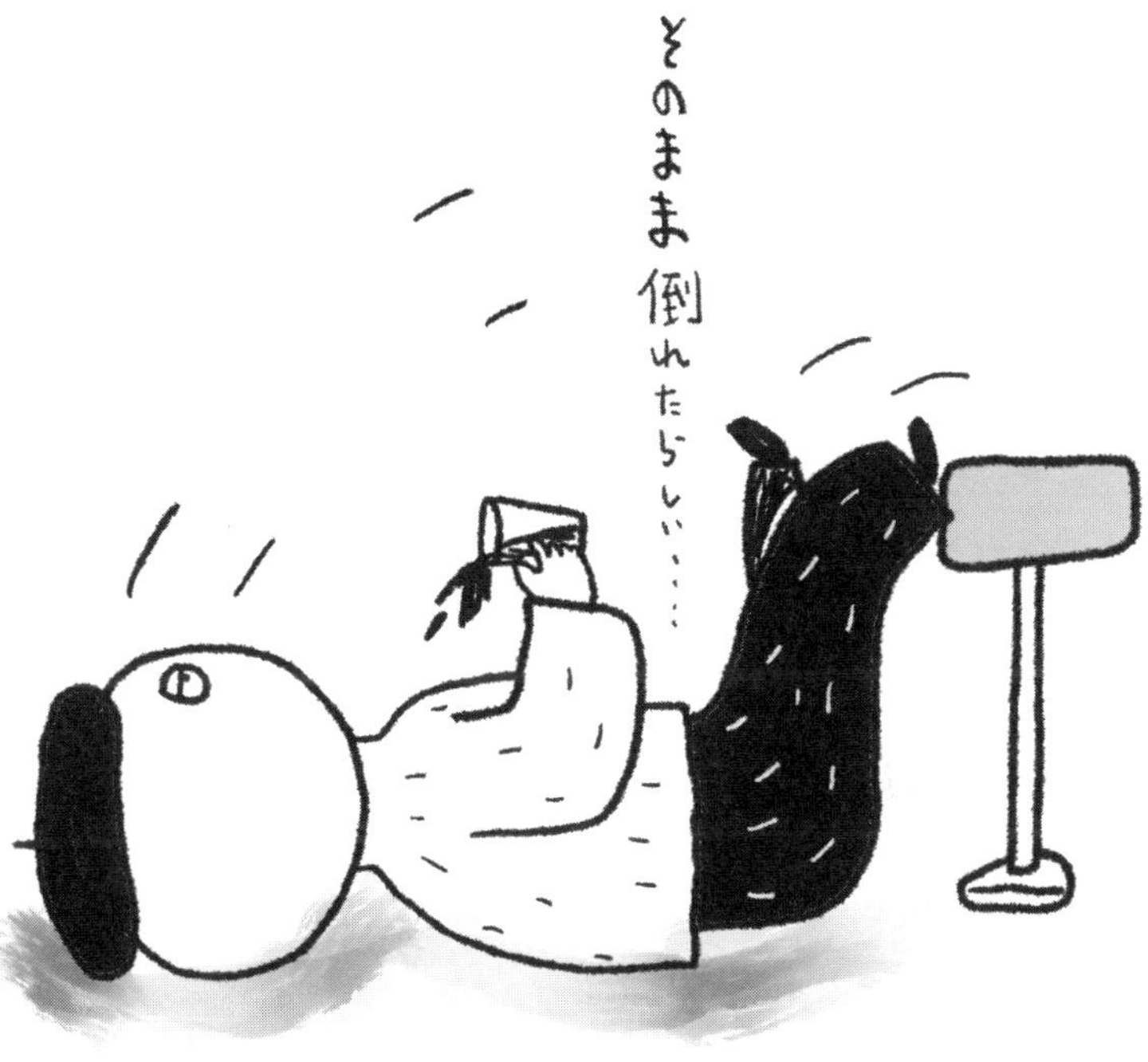

飲んでいたときに、しょうゆの中に顔を突っ込んで寝ていたこともあった。あとで一緒に飲んでいた友人から教えてもらったのだが、1時間ほど寝ていたらしい。起こしてよ……。

事件はたくさんあるが、ナンバーワンは編集者と装丁家とイラストレーターと、六本木のバーでベロベロになるまで飲んでいたときのことだ。

いつものことながら、私は酔いつぶれてしまい、カウンターに突っ伏して寝ていた。そのとき、ガタン！と後ろへ倒れてしまったのである。

打ちどころが悪かったらしく、頭が割れて血が噴き出した。意識が軽く遠のいているとき、ピーポーピーポーと

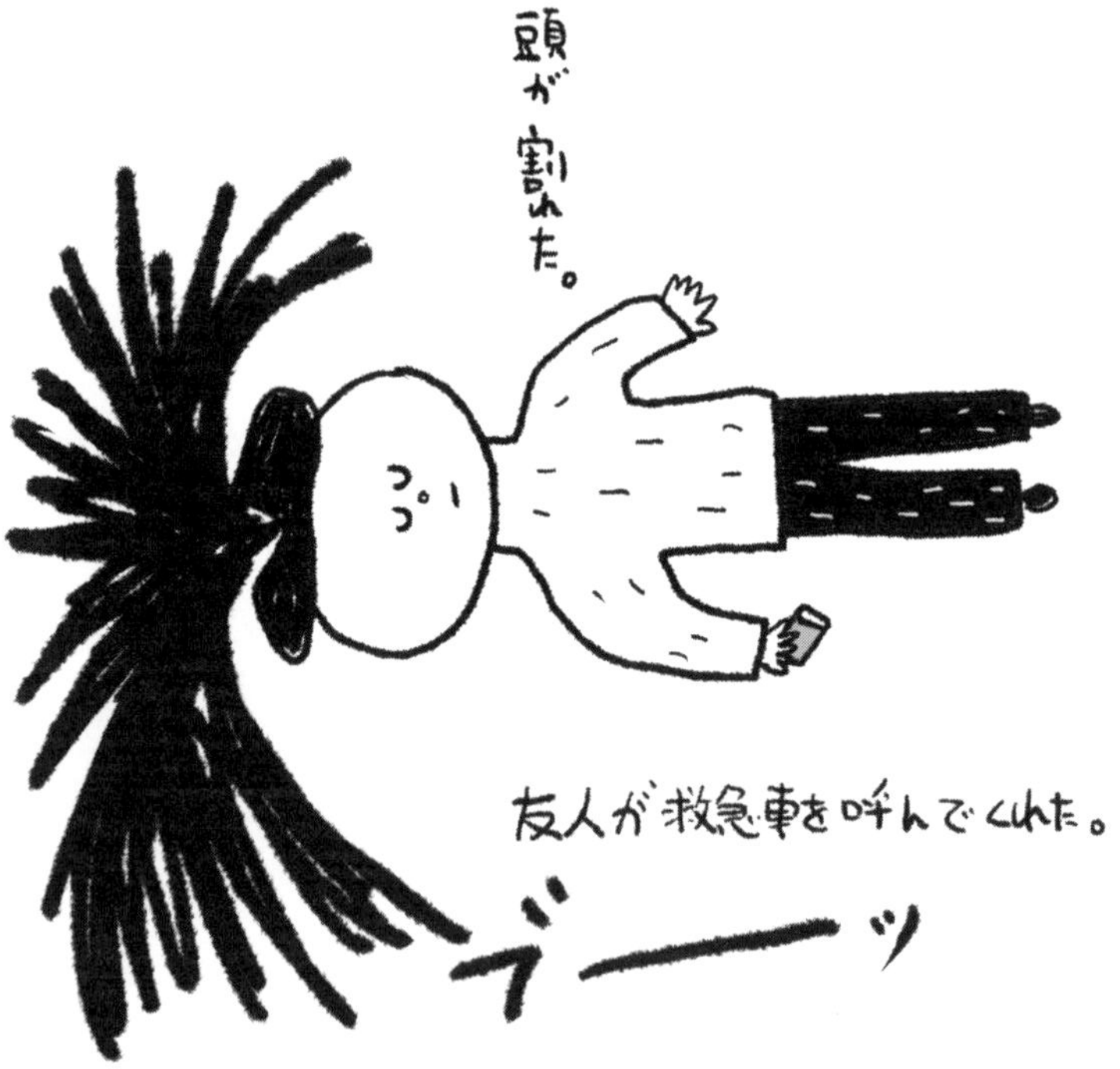
頭が割れた。
友人が救急車を呼んでくれた。
ブーーッ

救急車の音が聞こえた。一緒に飲んでいた3人が呼んでくれたのだ。救急車の中で装丁家の宮川和夫さんが泣きながら手をにぎってくれたのは忘れない。

幸い傷はそれほど深くなく、ホッチキスで止めただけで大丈夫だった。3人には感謝しかない。お店のかたにもお詫びしないといけない。

高いカウンターのバーで飲むのは、とても危険だということが判明したので、それからはお座敷で飲むことにした。お座敷ならば倒れても座布団に頭を打つぐらいである。

そして、人さまに迷惑のかかる飲み方だけは、今後はやめようと、心の底から反省した。

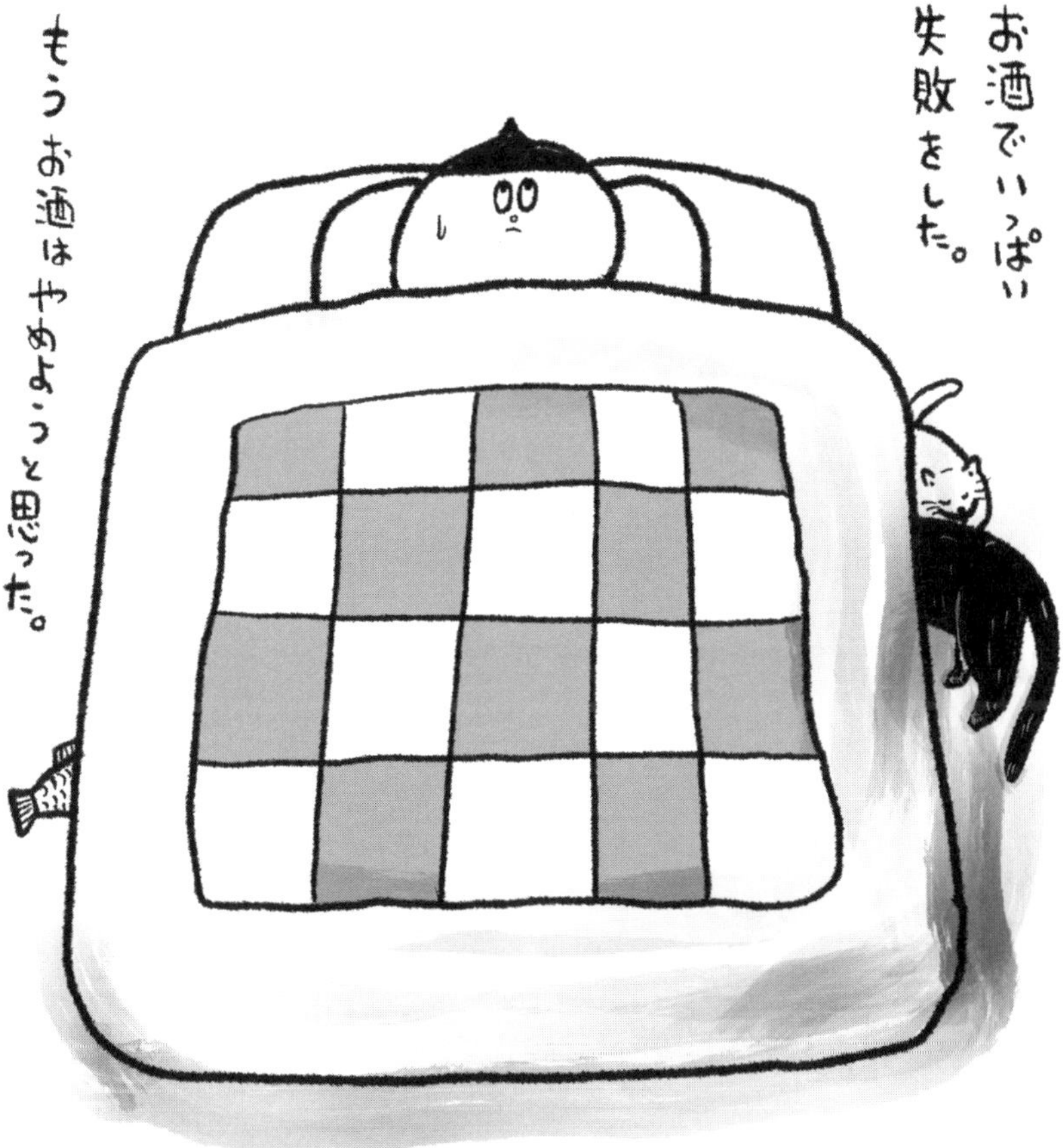
お酒でいっぱい失敗をした。
もうお酒はやめようと思った。

自転車通勤は一長一短
飲酒運転はダメダメ

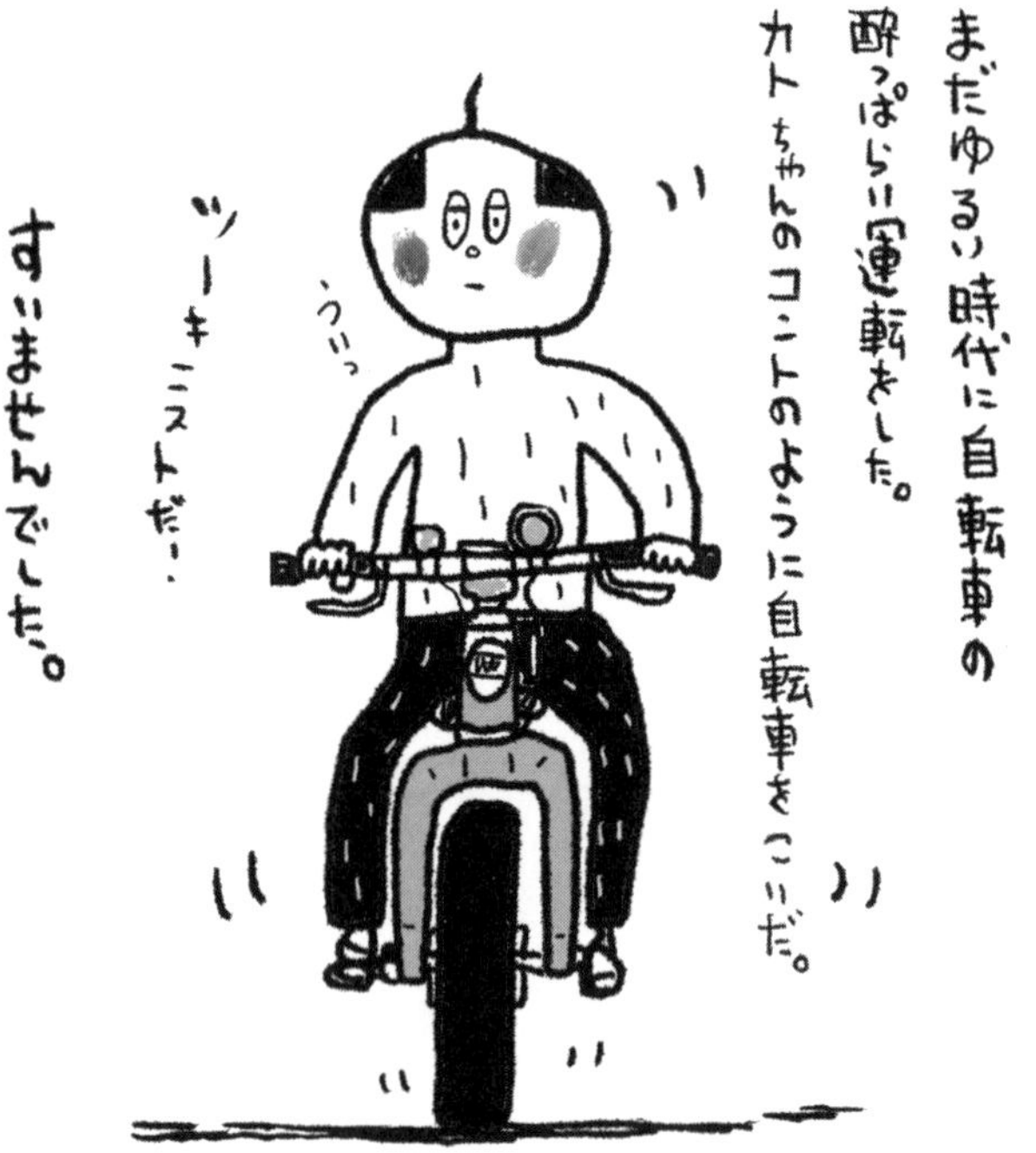
まだゆるい時代に自転車の
酔っぱらい運転をした。
カトちゃんのコントのように自転車をこいだ。
うぃっ
ツーキニストだ！
すいませんでした。

現在の自転車ブームが来る前、30年ほど前から、私は趣味で自転車に乗っていた。所有した自転車は、現在まで30台はくだらないと思う。

新しく自転車を購入するときは、古い（といっても新品同様）自転車をオークションにかける。

ほとんどが購入したときの金額と同じくらいで売れるので、無駄のない買い物ができている。

30代から40代は、自転車にずいぶん乗った。往復20㎞ある麹町の会社まで、自転車通勤をしていたのだ。

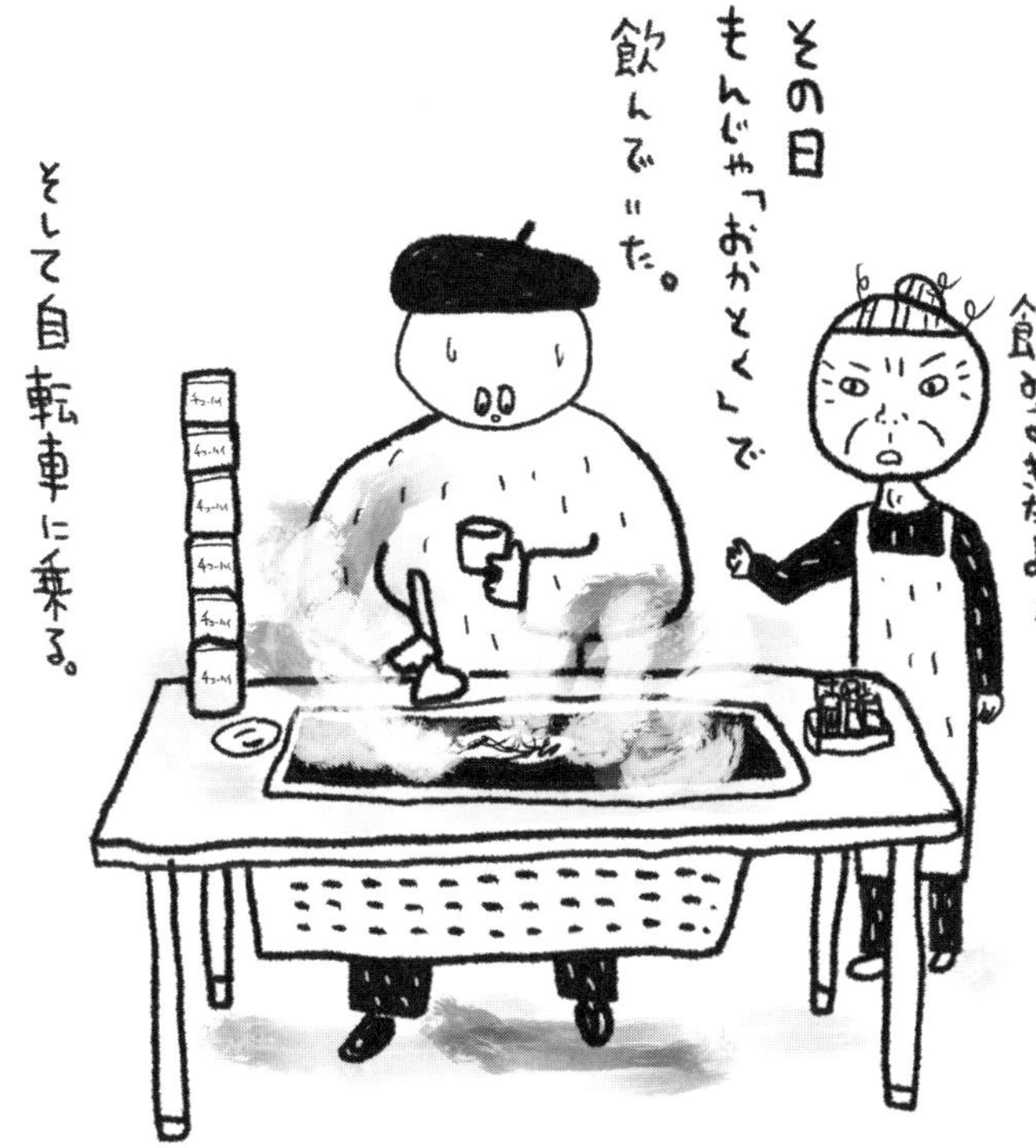
その日
もんじゃ「おかとく」で
飲んでいた。
そして自転車に乗る。
飲みすぎだよー

自転車に乗っていると、体がどんどん引き締まるのがわかる。ただし今なら考えられないことをしていた。

行きはいいのだが、帰りはほぼ毎日酔っ払っているので、自転車の飲酒運転だ。時代的にはまだそれがゆるされていた（違反だけど）。

テレビでも、加トちゃんのコントで「酔ったおまわりさんが自転車でこける」というコントがあり、私もそのノリで運転をしていたのだ。今考えると恐ろしい……。


そんなある日、私はとうとう自転車で大変な事故を起こしてしまう。

その日は、もんじゃ屋「おかとく」

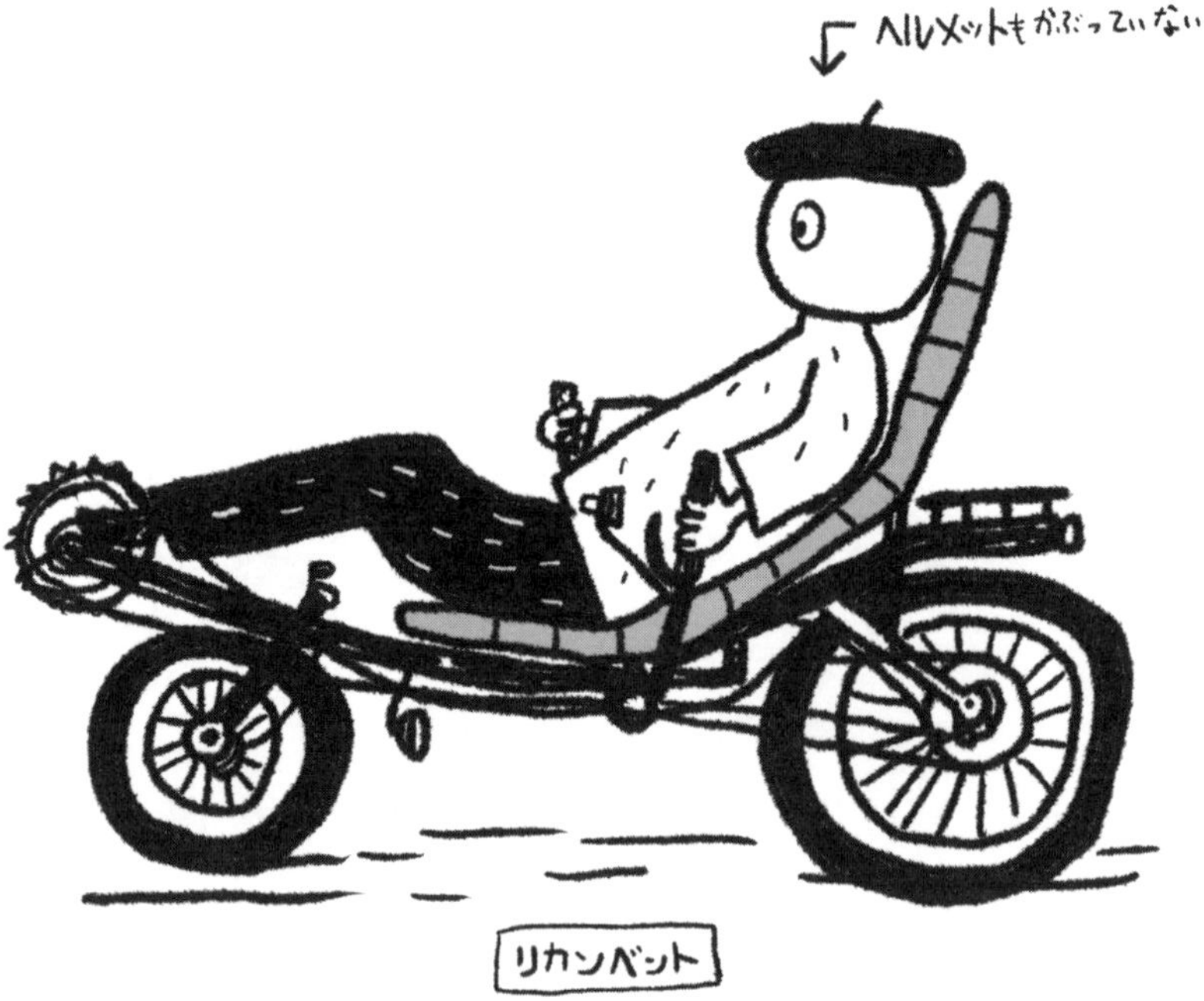
ヘルメットもかぶっていない
リカンベント

で飲んでいた。いつものことながら、飲みすぎと言われ、自転車に乗って帰宅しようとしていたのだが、途中の道でこけてしまった。

そのときは、リカンベントという自転車に乗っていた。バランスをとるのにコツがいり、素人が乗るにはとても難しい自転車である。酔って乗る自転車ではない。極端なことを言えば、一輪車だったら絶対に酔って乗ろうなんて思わないだろう。それと同じくらい操作が難しい自転車なのだ。

当然のことだが、派手に転んでしまった。酔っ払っているので痛みがわからず、笑っていた。ただ、足首がグラ

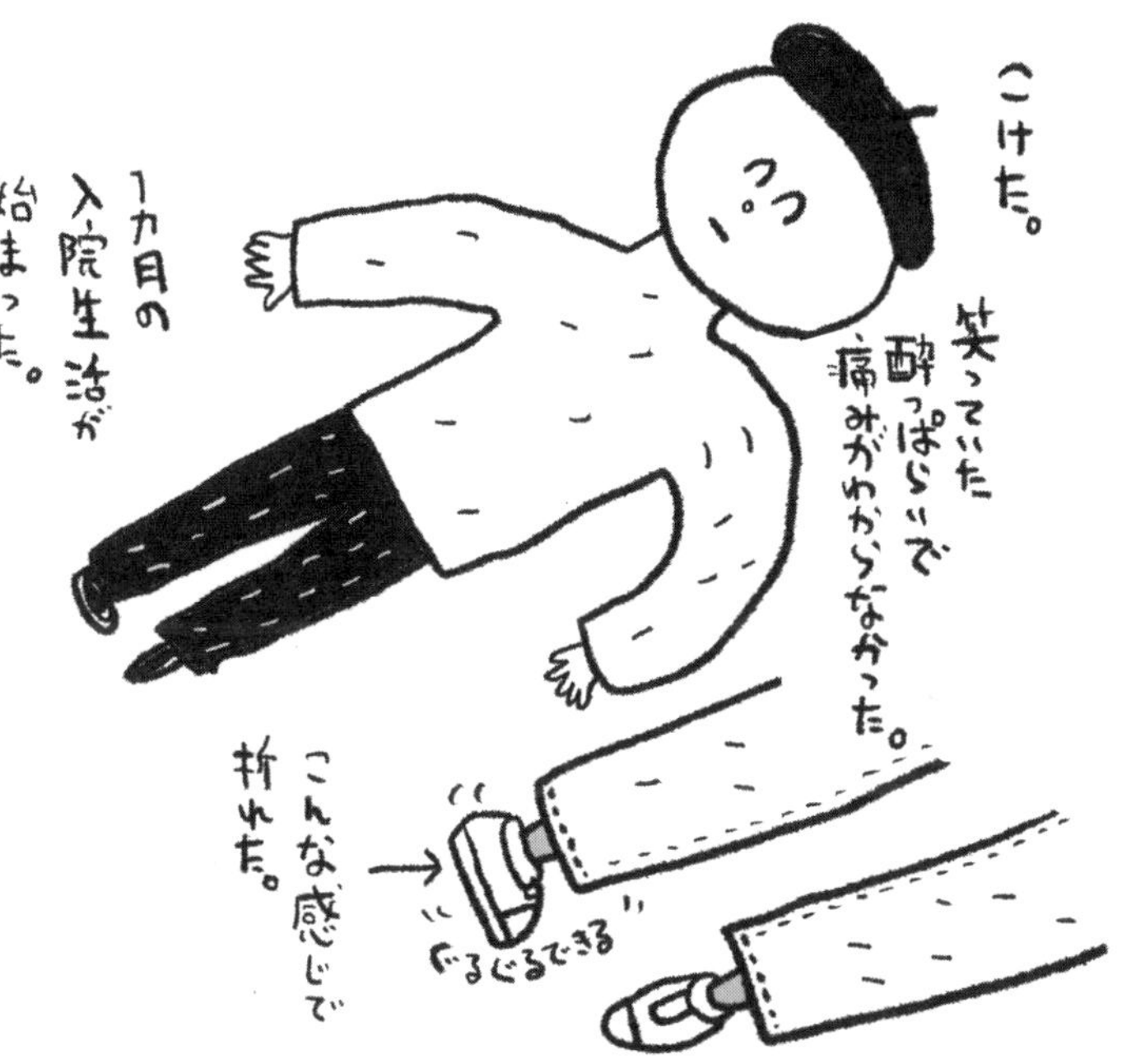
こけた。
笑っていた
酔っぱらいで
痛みがわからなかった。
1カ月の
入院生活が
始まった。
こんな感じで
折れた。
ぐるぐるできる

グラしてグルグル回るので、なんだかおかしいなと思ったのを覚えている。

道ばたで救急車を呼ぼうと携帯をいじっていると、タクシーが通りかかった。私はタクシーを止め、ピョンピョン跳ねながらタクシーに乗った。

幸い運転手さんが優しい人で、スムーズに病院に到着をした。


そして、即入院となり1カ月近く入院した。長期間の入院は困ったが、入院による病院食のおかげで10kgほど体重が落ちたことはうれしかった。

足首の骨折なので運動はできない。なのに体重が減るんだと不思議に思ったが、筋肉が落ちていたのも体重減少

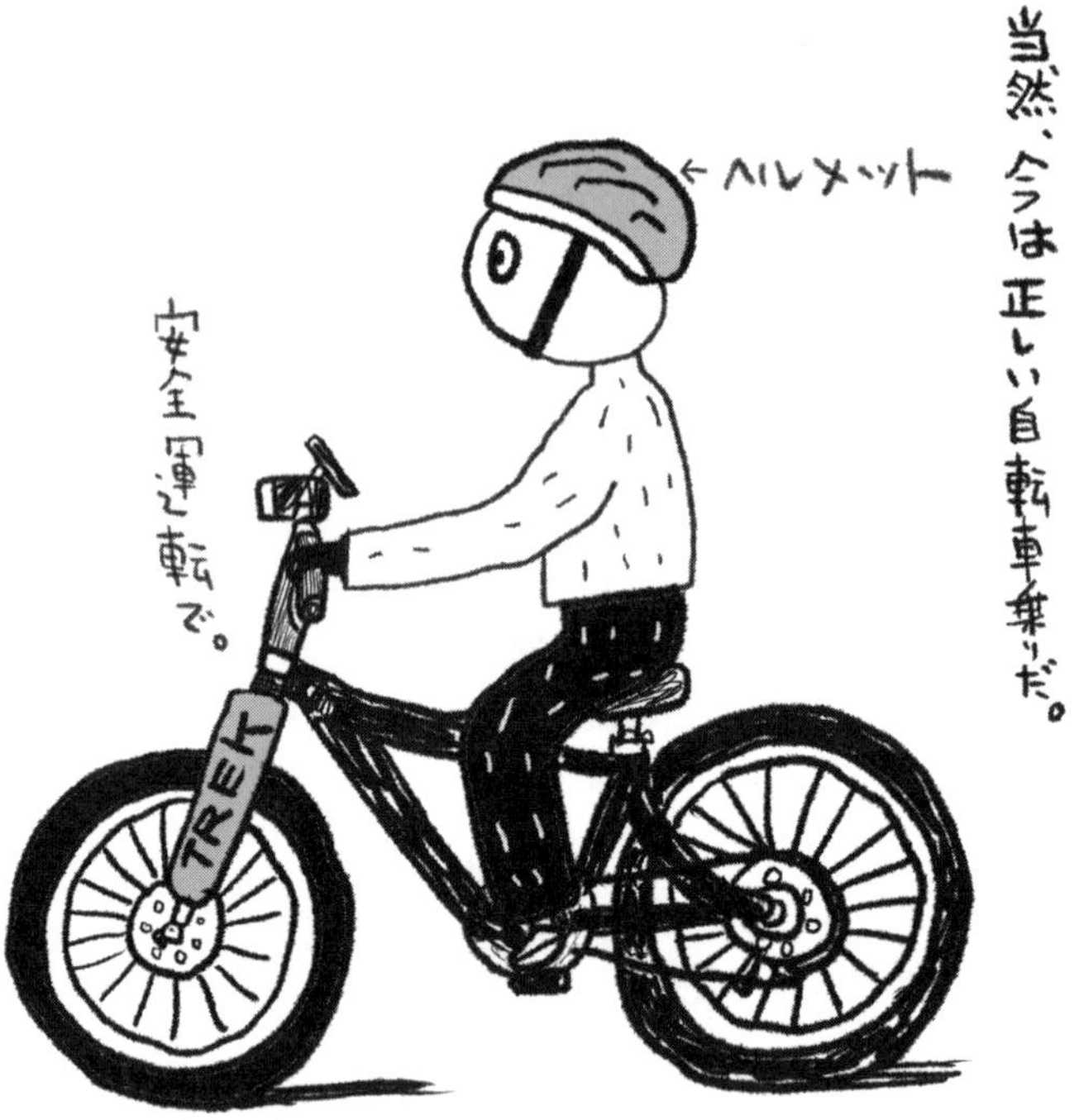
当然、今は正しい自転車乗りだ。
←ヘルメット
安全運転で。
TREK

につながったのだろう。

病院食を食べていれば、健康的にやせることができると気づいたのはこのときだ。

骨折がよくなってくるとリハビリが始まった。まだまだちゃんとは歩けない。リハビリ開始当初は、おじいさんのほうが私よりも歩くのが速かった。


今では、骨折は完璧に治った。自転車にも乗っているが、道路交通法を守り、ヘルメットをかぶり、飲酒運転をすることもなく、清く正しく自転車ライフを楽しんでいる。

頭は少しの衝撃ですぐに割れる。ヘルメットは必ずかぶったほうがいい。

酒飲みだから甘いものは好かない
そう思ってたけど、そうでもなかった

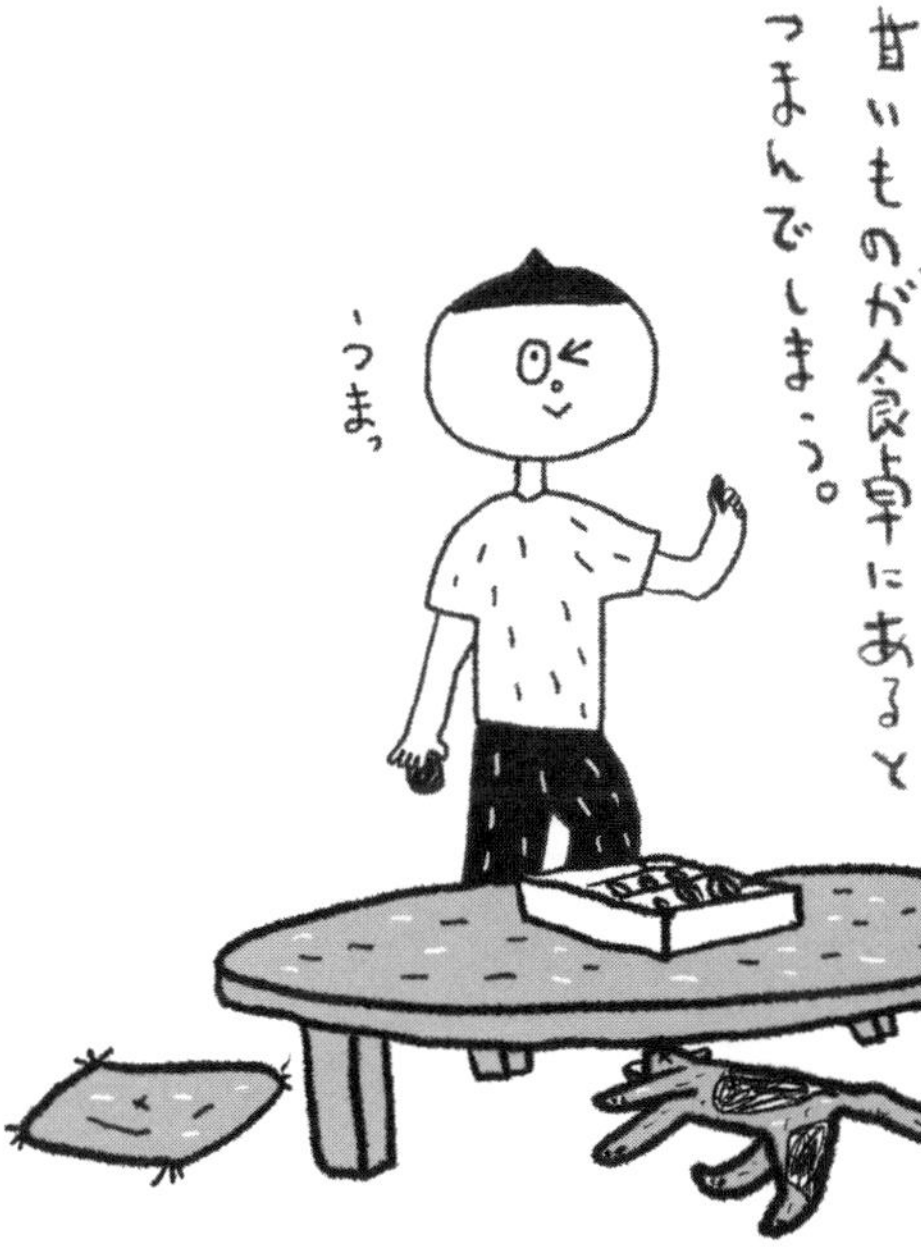
甘いものが食卓にあると
つまんでしまう。
うまっ

私はふだん、間食はしない。

お酒を飲んでいるからだと思うが、甘いものを好んで口にすることはあまりない。それよりは、カツ丼やラーメンを食べたほうがいい。

しかし、リビングにいただき物のクッキーなどがあると、ついつまんでしまう。しかも、1枚ではすまない。気がつけば1箱食べている。

そういえば、子どもの頃はケーキやプリンが大好きだった。たまにポテトチップスやアーモンドチョコレートを

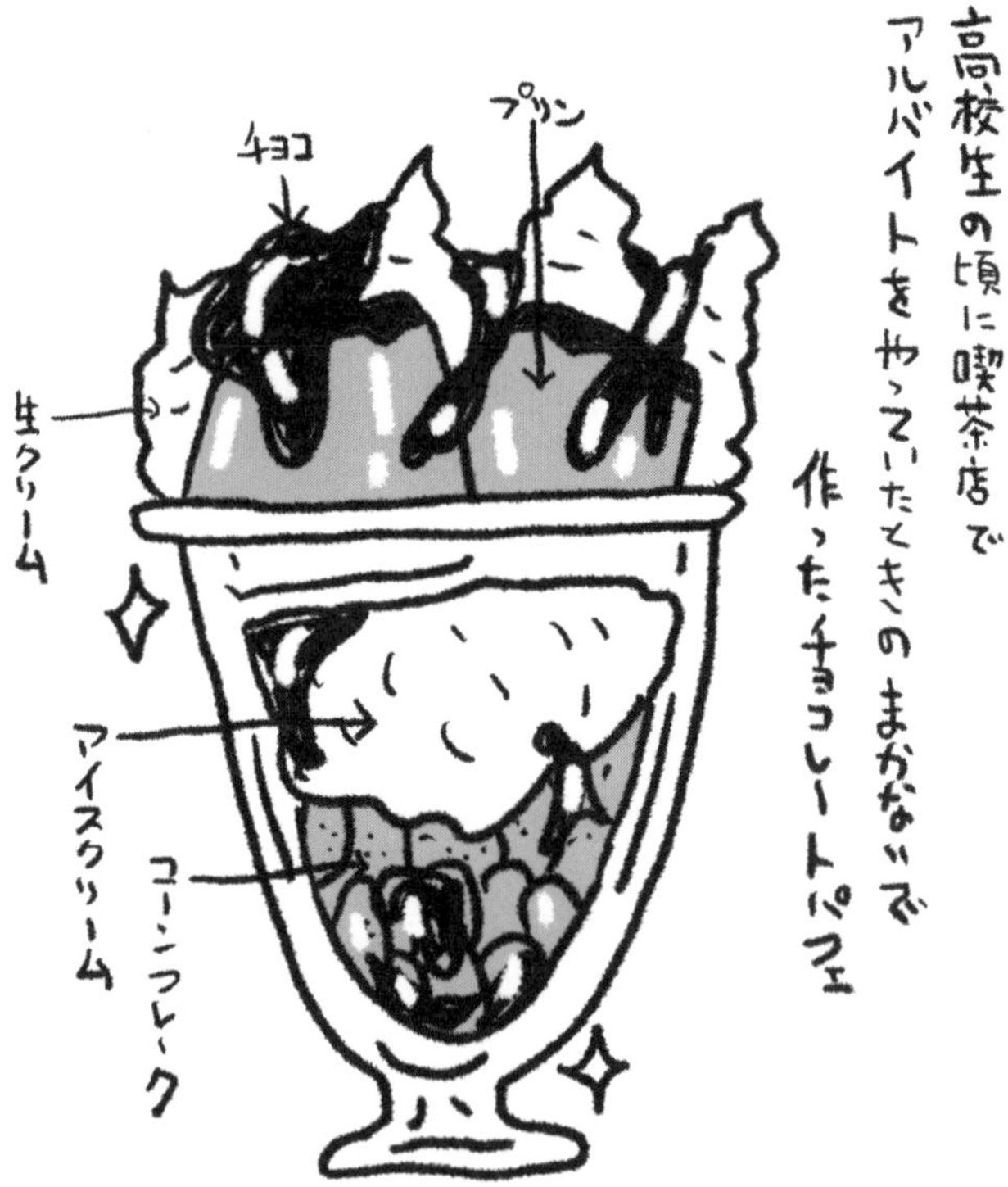
高校生の頃に喫茶店で
アルバイトをやっていたときのまかないで
作ったチョコレートパフェ
チョコ
プリン
生クリーム
アイスクリーム
コーンフレーク

買うと一気食いしていた。高校生の頃に、喫茶店でアルバイトをしていたときのまかないで、自分で作ったチョコレートパフェもおいしかったな。

なんだ！「酒飲みだから甘いものは食べない」とか、しらばっくれていたが、甘いものが大好きなんだ！

今頃、気がついた。

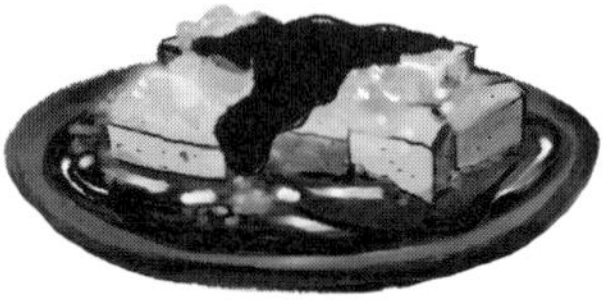

船橋屋のくず餅が好きだ。

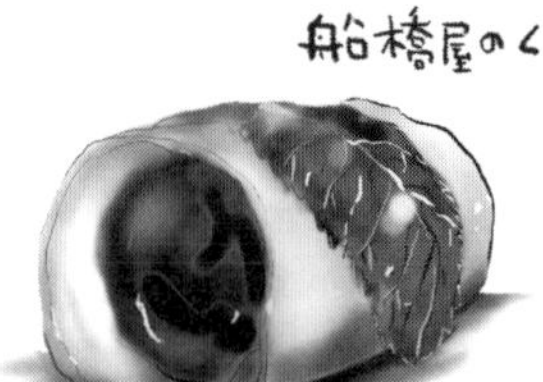

長命寺の桜餅が好きだ。

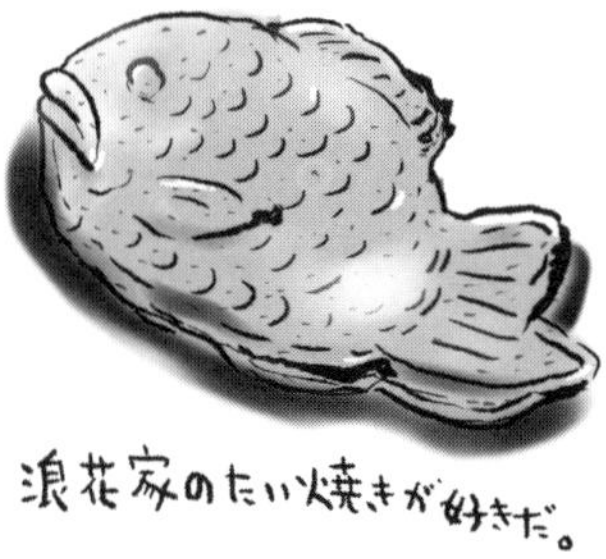

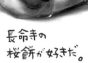

浪花家のたい焼きが好きだ。

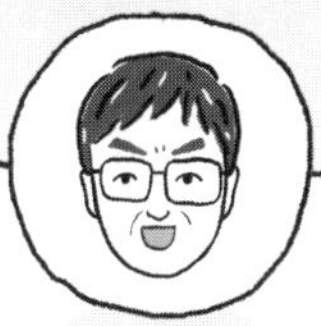

Dr白澤'sアドバイス

甘いもの、ごはんにも依存性あり 気がつかないうちに陥る糖質中毒

私がマイルドドラッグとして最初に注目したのが砂糖でした。最初は、甘いお菓子やドリンクがやめられない砂糖中毒が大問題だと思っていましたが、その後、毎日食べている白米にも依存性があることに気がつきました。そこで、それらをまとめて**糖質中毒**と呼んでいます。**糖質とは、血糖値を上げる、甘いもの（糖を含むもの）やごはん、パン、めん（炭水化物を多く含むもの）などのこと**です。

中毒に陥るメカニズムは小麦と同じですが、糖質は小麦ほど強い依存性はありません。ただ、口にする量が多いので中毒に陥りやすいのです。特に、栄養が豊富なぬかをとり除いた白米は、「おいしい」「毎日食べたい」と思わせる、マイルドドラッグの代表といえます。日本人が精米された白米を食べ始めたのは江戸時代なのですが、それによってビタミンB_1不足に陥り脚気《かっけ》（疲れやすい、食欲不振、手足に力が入りにくい、心不全などが起こる）を発症する人が増えたことはよく知られています。

メタボで病院通い
主治医もメタボなのは腑《ふ》に落ちない

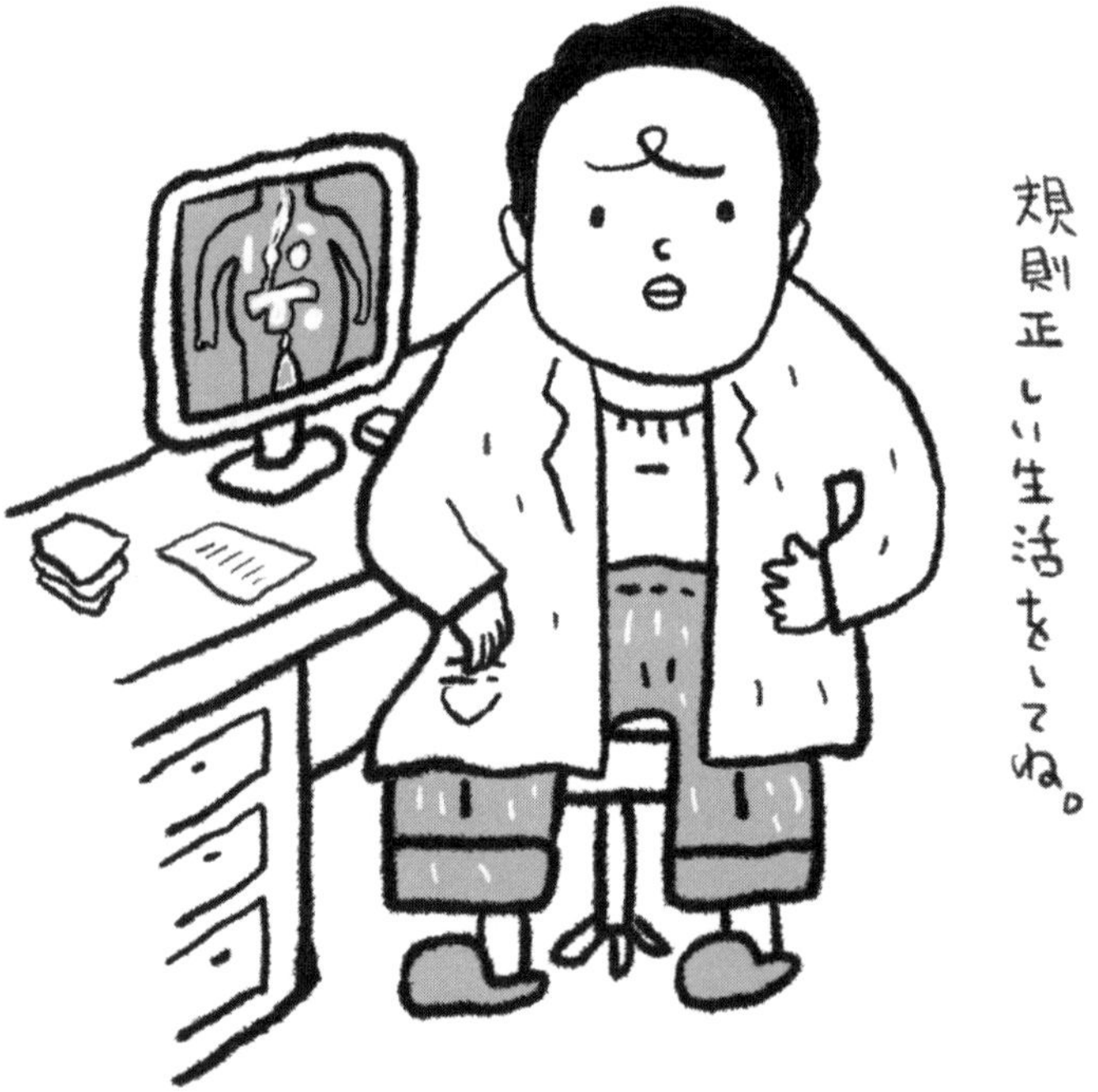

　めまいで救急車で病院に運ばれてから、近所の病院に通っていた。

　通院は3カ月に1回だ。最初は血圧の薬を処方されていただけだったが、そのうちに肝臓の数値や血糖値、中性脂肪の数値を指摘されるようになった。そして薬も処方された。

　このときの主治医は、少しだけ年上の小太りな男性だった。見かけは私と同類のメタボな医者だ。

　それなのに、受診するたびに検査の数値で怒られるようになった。

　自分の数値が悪いのだから、怒られ

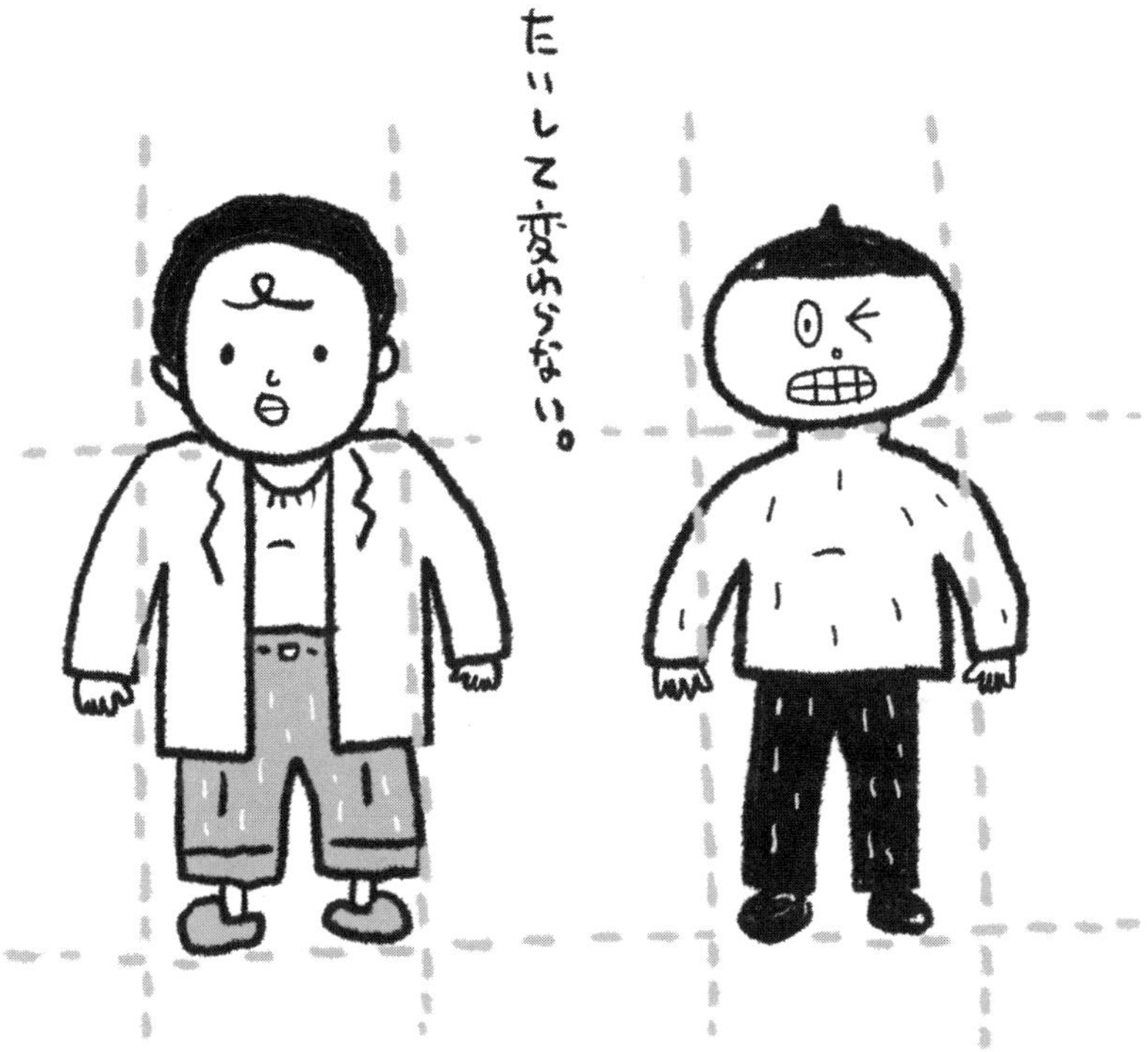

てもしょうがない。でも、なんとなく納得いかないのは、主治医の体形がほぼ私と同じことだ。先生の血糖値や中性脂肪はどうなんだろう？　健康なのだろうか？

そこは腑に落ちない。ただ、検査の数値が悪くて怒られると、しばらくは食事に気をつけて運動するなどして節制した。すると、3カ月後の検査の数値は多少よくなっている。

すると先生にほめられる。そこで安心した私は、また暴飲暴食をして、3カ月後の数値が再び悪化するのだった。

そんなイタチごっこを10年は続けただろうか。

ある日、主治医から「あなたの年も

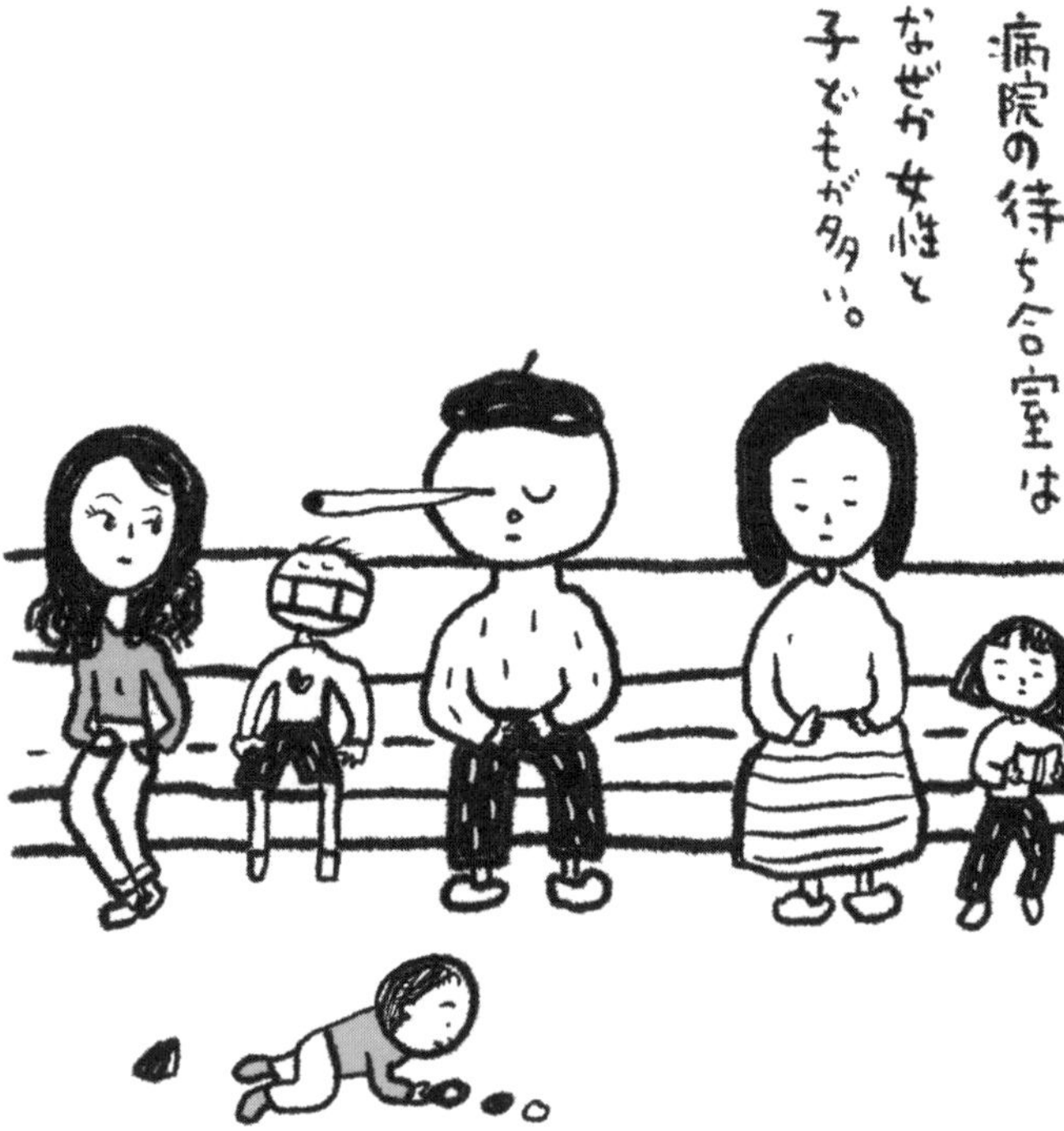
病院の待ち合室は
なぜか女性と
子どもが多い。

年だし、検査数値をちゃんと管理したほうがいいです。総合病院の糖尿病科に紹介状を書きますね」と言われた。

私の本音は「病院を変えるのはめんどくさい」「できればこのまま通いたい」と思っていたので、「総合病院に行かないとだめですか？」と質問してみた。

すると、先生は「うちは小児科だからさぁ。大人も診られるんだけどね。子どもと一緒じゃイヤでしょ？」と言われたのだ。

私は、そのとき初めて、高血圧と糖尿病の管理を、小児科でしてもらっていたことを知ったのだった。

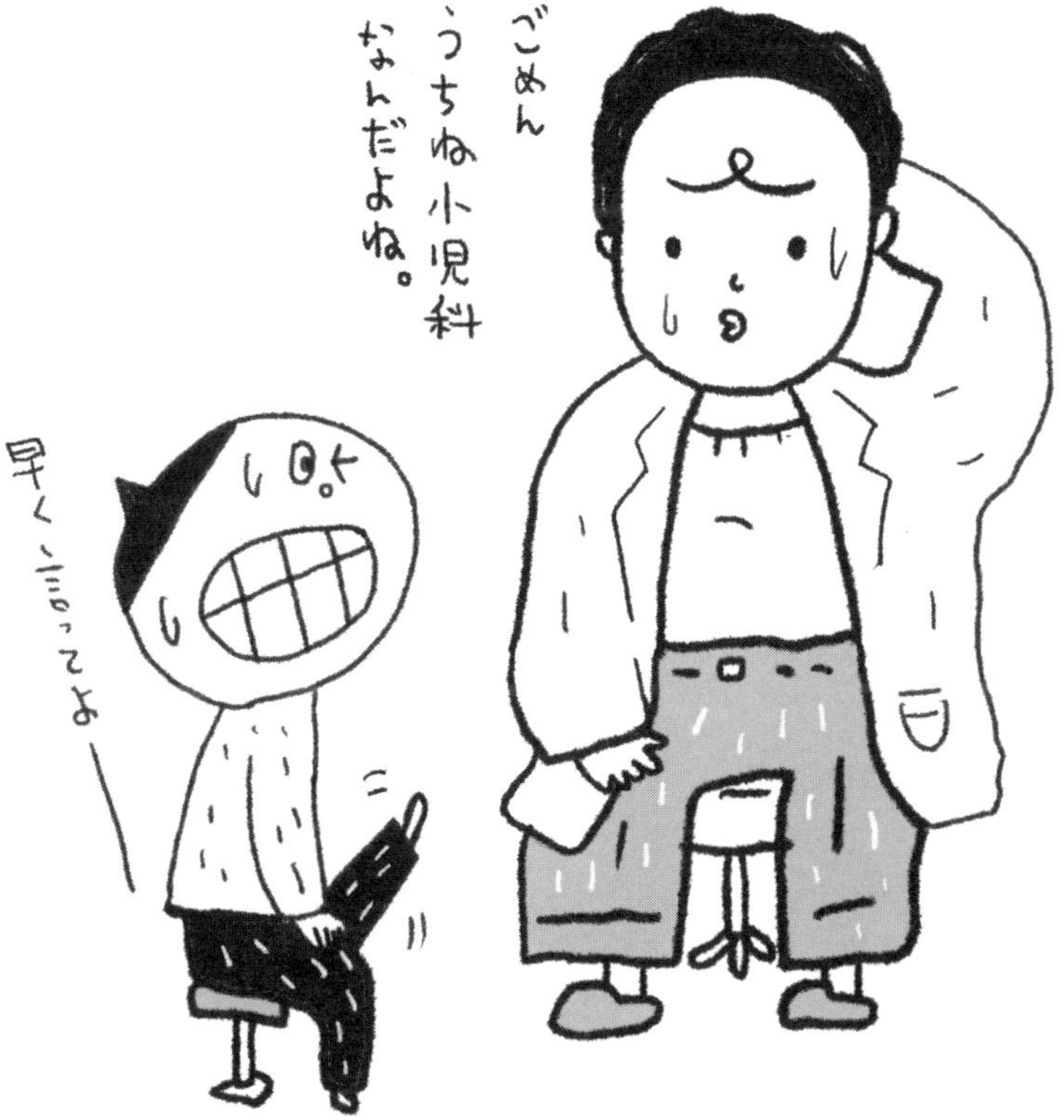
ごめん
うちね小児科
なんだよね。
早く言ってよー

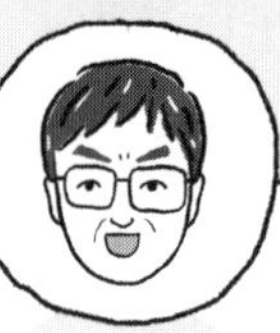

Dr白澤's
アドバイス

医者選びは大事
専門医にかかったほうがいい

病気になったとき、近くにある病院に行くことは、私はおすすめしません。それは病気にはそれぞれ専門があり、すぐ近くにある病院が自分の病気の専門医であるとは限らないからです。塚本さんの場合も、最初の主治医の専門は小児科でした。

もちろん、専門以外の病気を診てはいけないということはありません。実際、医者が一人しかいない個人病院では、複数の診療分野を掲げているところが少なくありません。これは患者さんをたくさん呼び込むためで、自分の得意分野ということではないのです。一人の医者の得意分野は多くても3つくらいまででしょう。

医者を選ぶときには、自分の病気に合った専門分野であるかどうかをチェックすることをおすすめします。最近はインターネットで情報を集めやすくなりましたし、ホームページなどがなくても掲げている看板に専門分野が紹介されています。

塚本さんのように糖尿病や高血圧などがある場合は、循環《じゅんかん》器《き》内科《ないか》、内分泌《ないぶんぴ》内科《ないか》を受診するといいでしょう。

塚本さんが総合病院を紹介されたということは、病気が進行して自分の手に負えなくなってきたということです。そうなる前にもっと適切な治療（もしくは生活習慣の指導）を受けていれば、もしかしたらもっと早い段階での生活習慣の見直しにつながった可能性があります。参考までに、病気や症状別の専門分野を紹介しておきます。

【病気や症状別・おすすめの専門分野】

- 糖尿病、脂質異常症、高血圧　↓内分泌内科、循環器内科
- 腹痛、嘔吐《おうと》、下痢《げり》や便秘　↓消化器内科
- 呼吸が苦しい、セキやタンが出る　↓呼吸器内科
- めまい、頭痛、手足のしびれ、もの忘れ　↓脳神経内科
- 鼻やのどの異常、耳の異常、めまい　↓耳鼻咽喉科
- 目の異常、視力の異常　↓眼科
- 尿の異常、むくみ　↓腎臓内科、泌尿器科
- 骨折、ねんざ、関節の痛み、腰痛、軽い外傷　↓整形外科
- 皮膚の異常、爪の異常　↓皮膚科、アレルギー科
- 不眠、不安感、うつ状態　↓心療内科

Dr白澤's 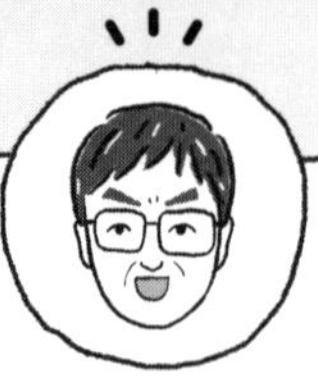 アドバイス

2章のまとめ

- ふだんの食事に潜んでいる依存性のある食べ物に注意しよう
- 小麦、砂糖、ごはん、アルコールなど依存性のある食べ物は意外と多い
- 検査数値に異常があったときは、通いやすい近くの専門医を探そう

第3章

教育入院と緊急入院。規則正しい生活の大切さを知る

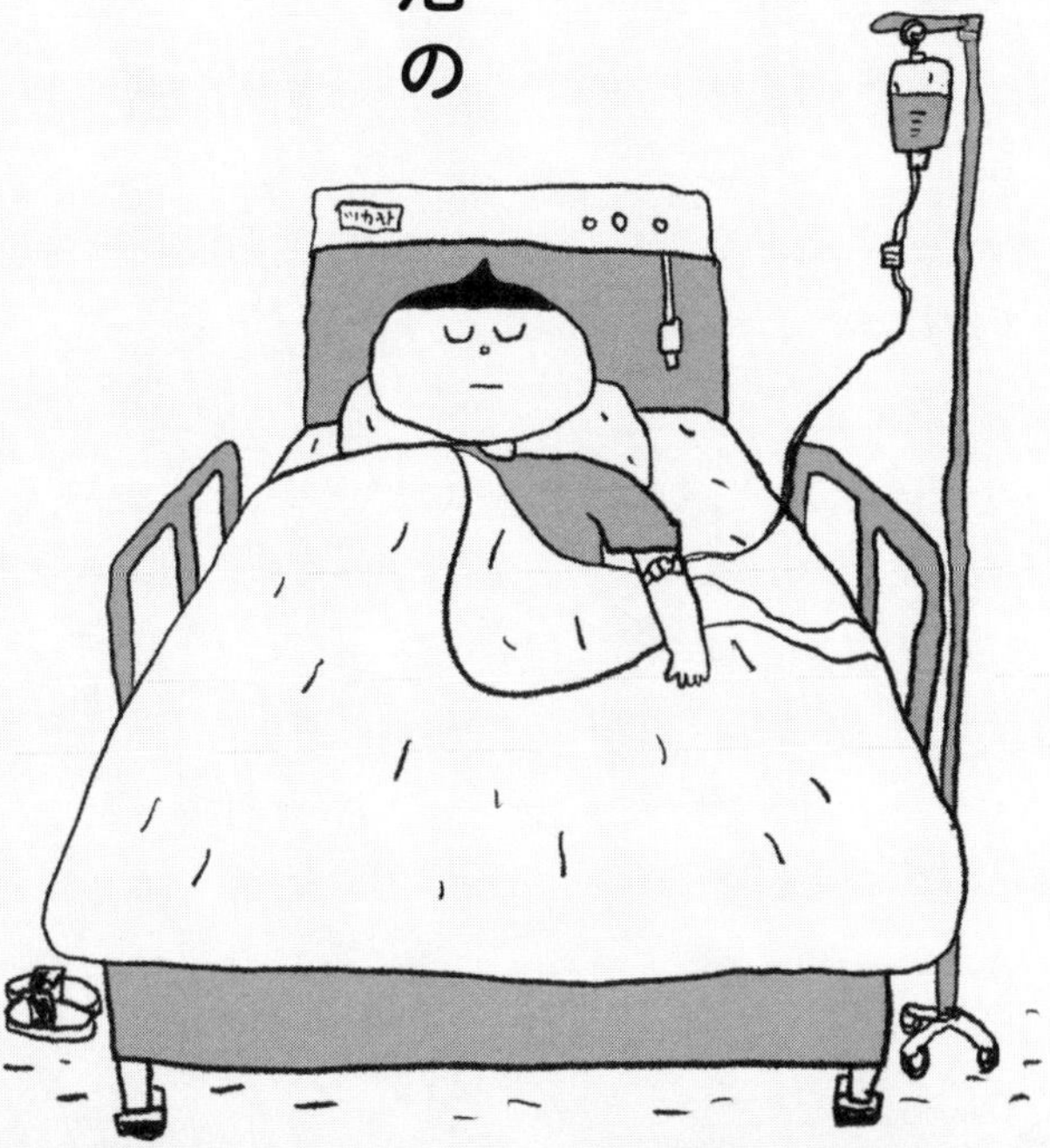

総合病院の通院が始まる　3カ月に1回の検査はイヤだ

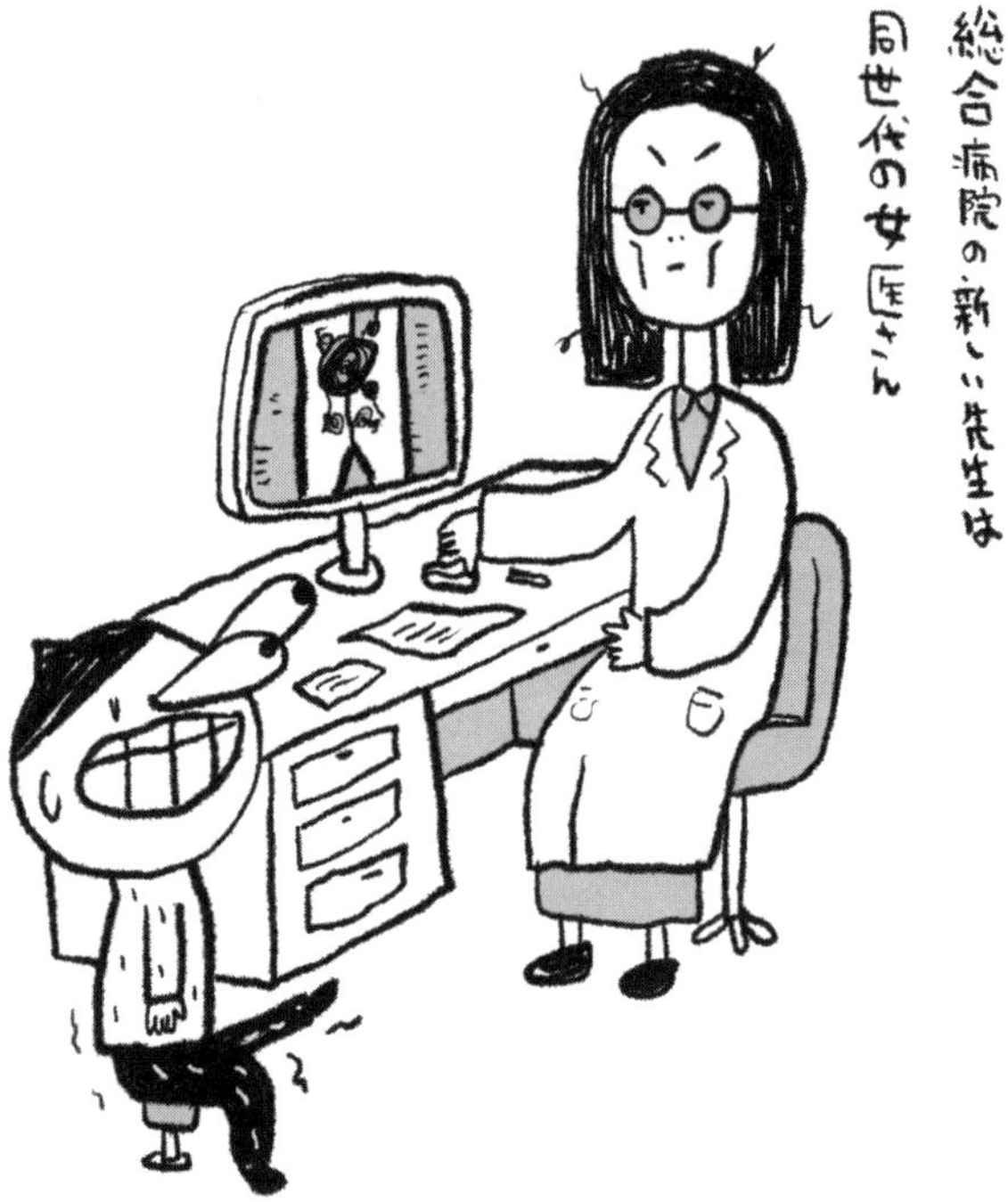
総合病院の新しい先生は
同世代の女医さん
こ・え――っ

紹介された総合病院を受診した。

私の担当（主治医）になったのは、同世代の女医さんだった。

すごく怖い先生で、「お酒はダメ」「ラーメンもダメ」「それもダメ」「あれもダメ」「これもダメ」「みんなダメ」と、とにかく怒られた。

特に「お酒は絶対にダメですよ」と念押しされた。

「毎日、お酒をどれくらい飲んでいますか？」と聞かれて、「はい、毎日焼酎やウイスキーをボトル1本くらい飲んでます」と正直に答えたからかもし

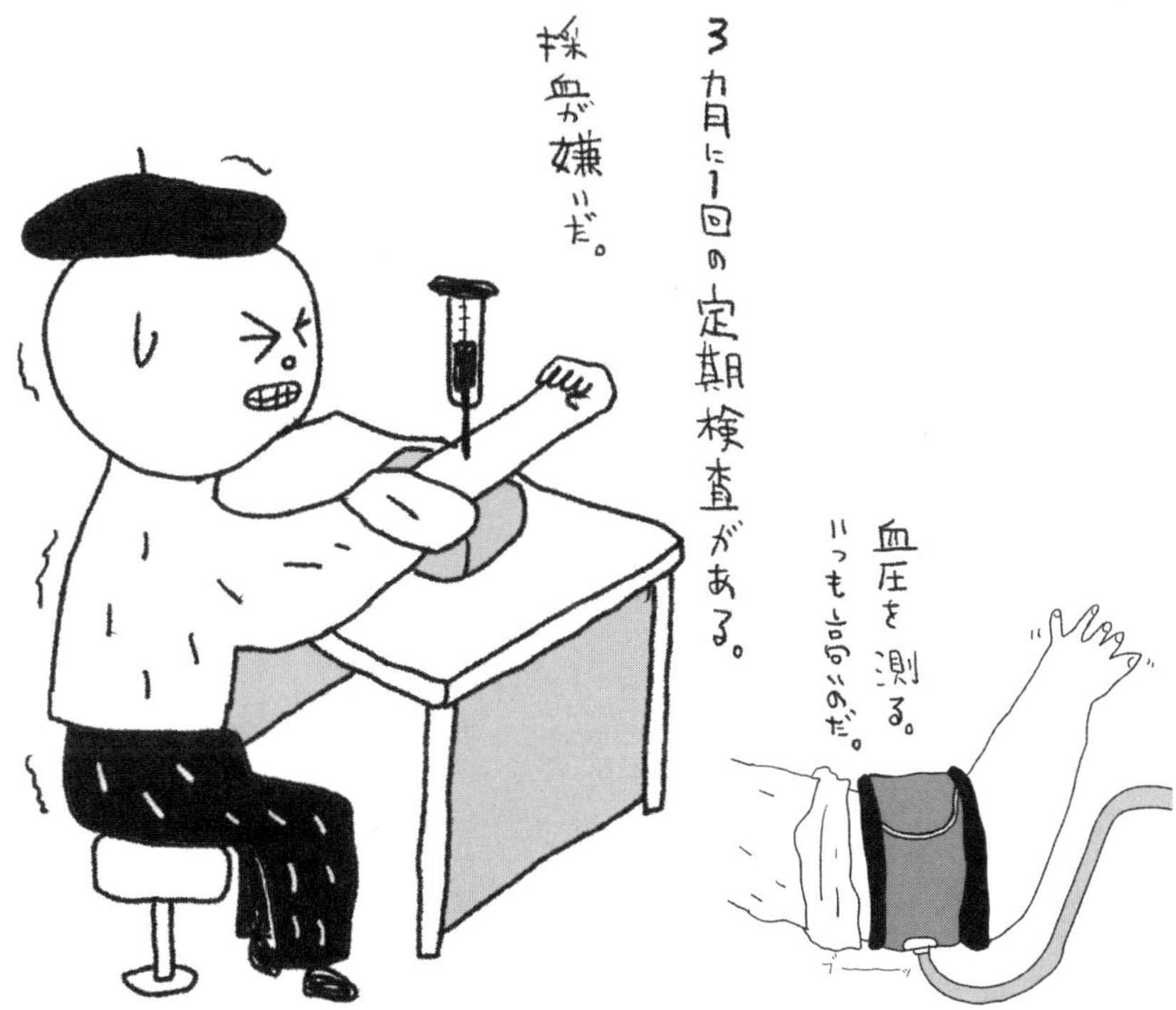
3カ月に1回の定期検査がある。
採血が嫌いだ。
血圧を測る。
いつも高いのだ。

れない。

総合病院に変わっても、やることはそれまで通っていた近所の小児科病院と変わらない。

3カ月に1回受診して、定期検査を受ける。血液と尿を検査して、体の状態をチェックするのだ。この検査は、もう25年近く続いている。

血圧も測る。いつも高めなのだが、しばらくお酒を飲まないで測ると下がっていた。お酒は血圧を下げるなんて話を聞いたことがあるが、そんなこともないらしい。今では数日お酒を飲まなければ、血圧は正常値になるとわかっている。飲みすぎが問題なのかもしれない。

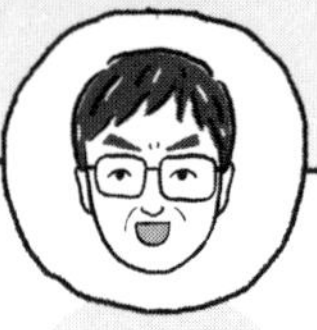

Dr白澤's
アドバイス

糖尿病が怖いのは自覚しにくいこと
症状がないので病気と思わない

医療用語に「病識《びょうしき》」という言葉があります。病識とは、自分が病的な状態であることを認めているという意味があります。自分が病気であることを自覚している人は「病識がある」、逆に自覚していない状態は「病識がない」といいます。

糖尿病の患者さんは、病識がないかたがほかの病気に比べて多く、それが主治医の悩みになっているケースが少なくありません。これは、**糖尿病という病気が痛みなどの自覚症状がない**ことが関係しているのでしょう。

塚本さんが、検査数値が悪くても暴飲暴食がやめられなかったのは、自分が病気であることが自覚できていなかった（病識がなかった）のだと思います。こうした患者さんはたくさんいらっしゃいます。糖尿病そのものは命に関わりませんが、**そのまま放置していると認知症、がん、腎不全による人工透析、失明、手足の切断など深刻な合併症を招きます**。適切な治療を受け、生活習慣を見直すことが大切です。

コワイ女医さんから教育入院を勧められる

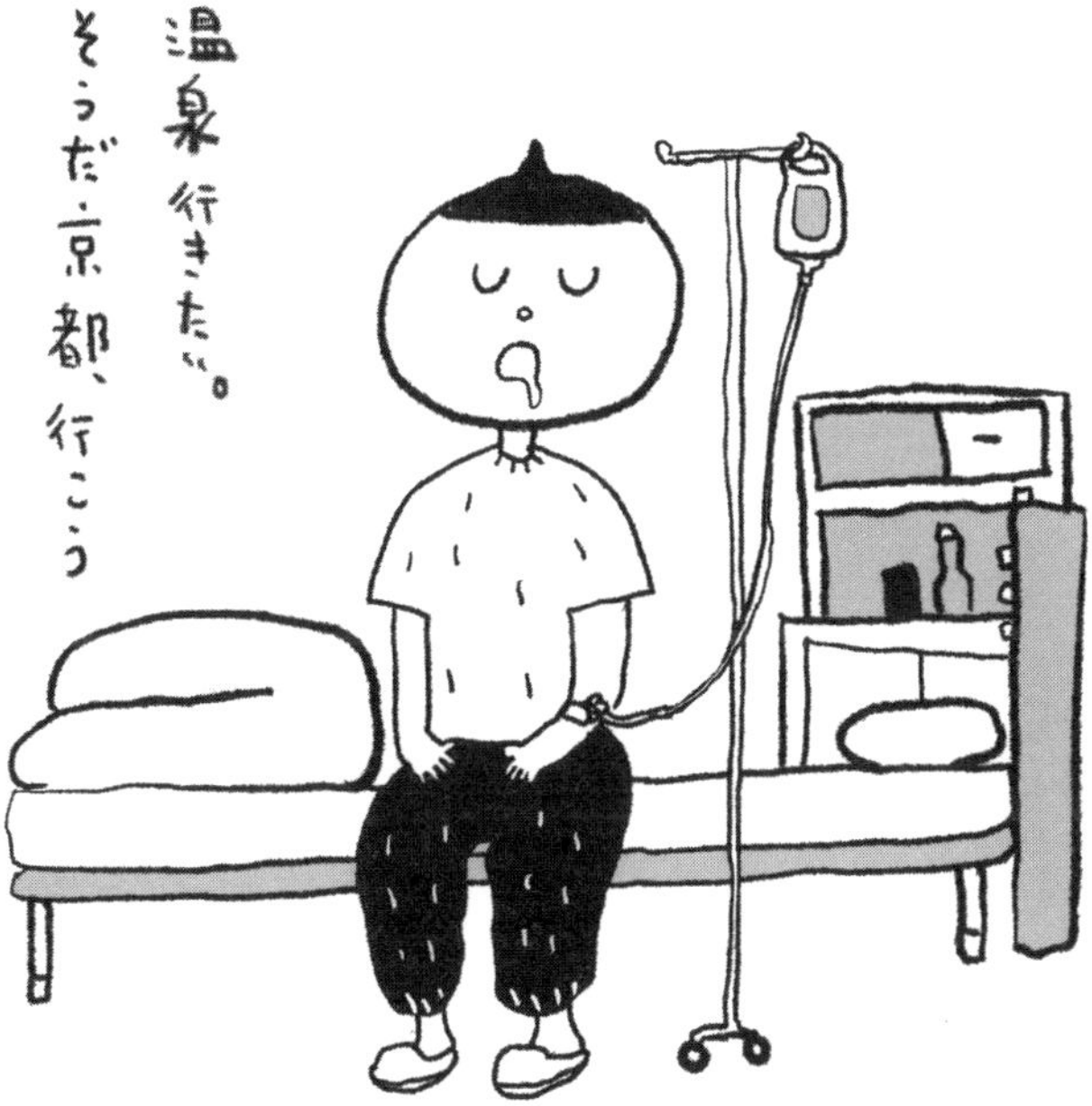
温泉行きたい。
そうだ京都、行こう

総合病院に変わってからも、それまでと同じように、検査の結果が悪いと少し反省して節制し、逆に検査の結果がいいと安心して暴飲暴食する生活を続けていた。

そうすると数値も悪くなる。

ある日、定期検査に行くと、主治医から「血糖値が高いので教育入院しましょう」と言われた。

入院には少し興味があったので、素直に入院することにした。

以前、救急車で運ばれたときは、異常なしですぐに帰宅したので、（自転

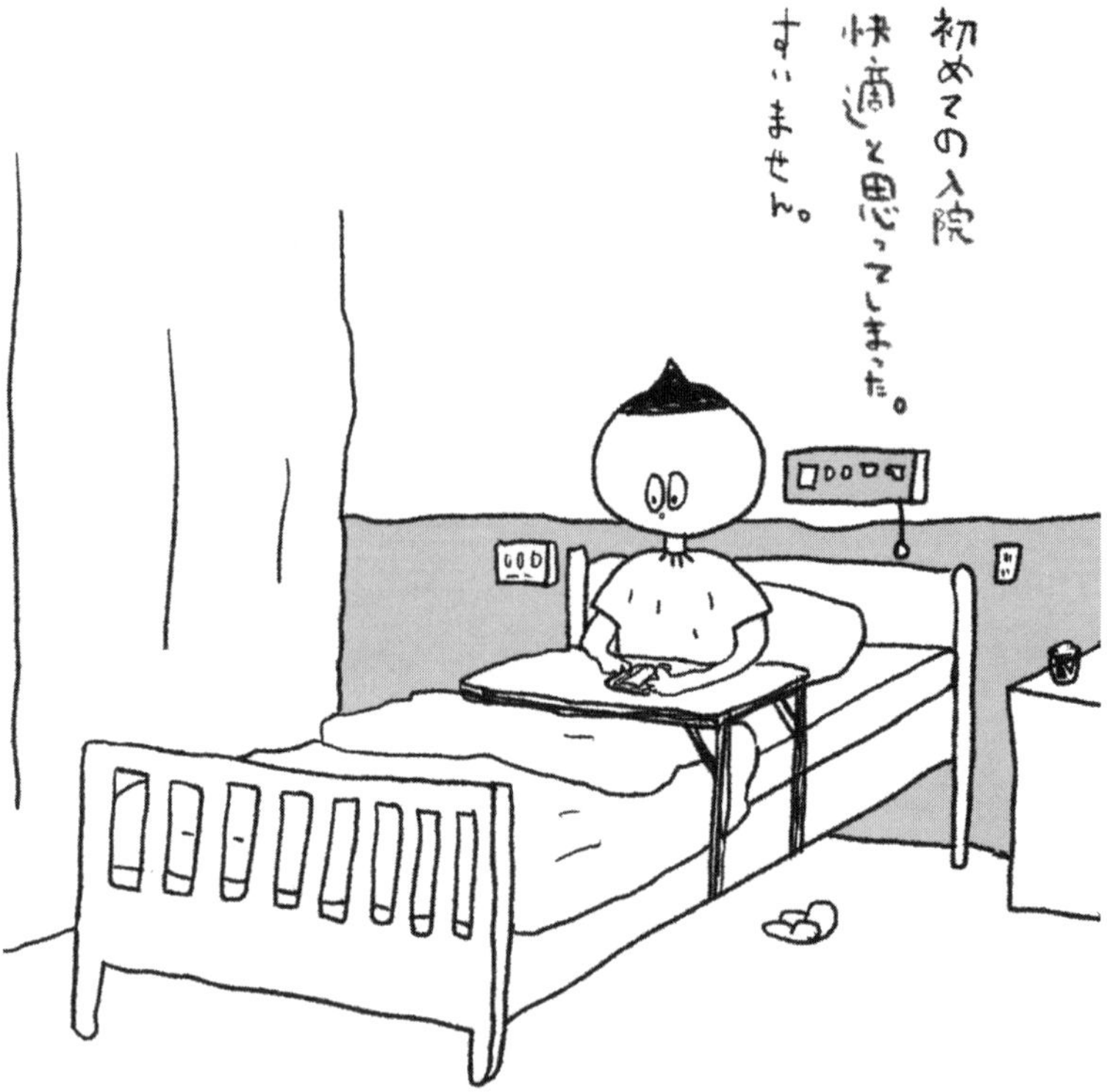
初めての入院
快適と思ってしまった。
すいません。

車事故での入院をカウントしなければ）人生初めての入院だ。不謹慎《ふきんしん》かもしれないが、私はちょっとした温泉旅行に行くような気分になっていた。少しウキウキもしていた。実際、入院したらとても快適と思ってしまった。すみません。

入院の準備をしないとと思い、主治医にパソコンなど必要な物をとりに、家に帰りたいと言ったが「ダメ」なのだそうだ。措置《そち》入院だから、らしい。

しかたなく妻に持ってきてもらった。今考えると、この教育入院で、ちゃんと節制した生活にすればよかった。

ただ、まだまだ若く、真剣でもなく、まるで人ごとのような感覚だった。

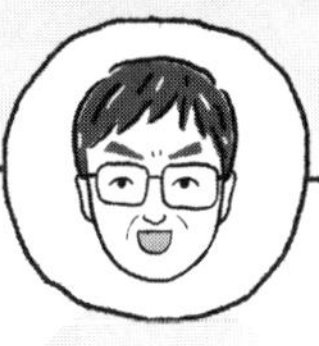

Dr白澤's
アドバイス

糖尿病の教育入院の目的は生活習慣の重要性を理解する

病識のない患者さんの意識を変えるために活用されるのが、教育入院というシステムです。一般的に、**教育入院の主な目的は、「糖尿病がどのような病気なのかを知る」ことと「糖尿病とどうつきあえばいいのか、どのような生活習慣を送ればいいのか知って実践に役立てる」こと**です。もちろん治療や合併症の検査なども行います。

糖尿病と診断されたかたは誰でも受けられます。そして、通常は急な入院ではなく、ある程度、計画して行われます。

塚本さんの場合は、定期検査の日に「数値が悪い」とのことで、帰宅もゆるされませんでした。また、主治医から「措置入院」と説明されているので、緊急性が高かったのかもしれません。措置入院は教育入院よりも強制力があり、緊急退避的な意味合いがあります。おそらく、主治医からかなり危険な状態だと判断されての措置だったのでしょうが、患者さんにはなかなか伝わりにくいようです。

快適な入院生活 10日間で5kgやせた

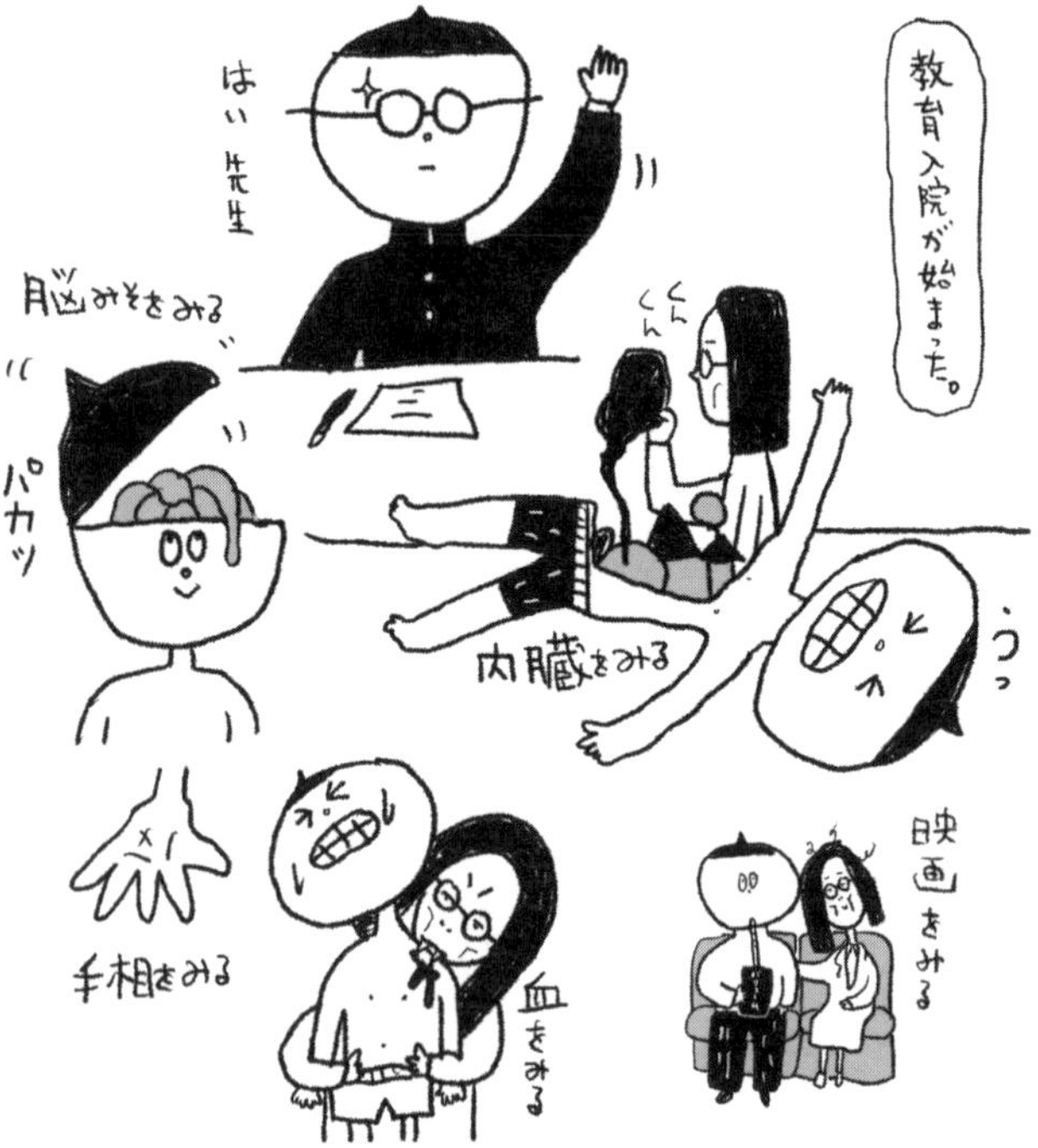
教育入院が始まった。
はい 先生
くんくん
脳みそをみる
パカッ
内臓をみる
うっ
手相をみる
血をみる
映画をみる

教育入院が始まった。

朝起きると検査が続く。けっこう忙しい。血液だけでなく、脳や内臓のすみずみまで調べられた。

正直、入院生活は快適だった。忙しい仕事から解放されたし、お風呂に入って、清潔なベッドに寝転がっているだけだ。これで晩酌ができれば最高なのだが、そんな冗談を言えば怒られるに決まっている。

入院中は毎日おしっこの量を量る。トイレに置いてある、大きいビーカーのようなものにおしっこをためるのだ

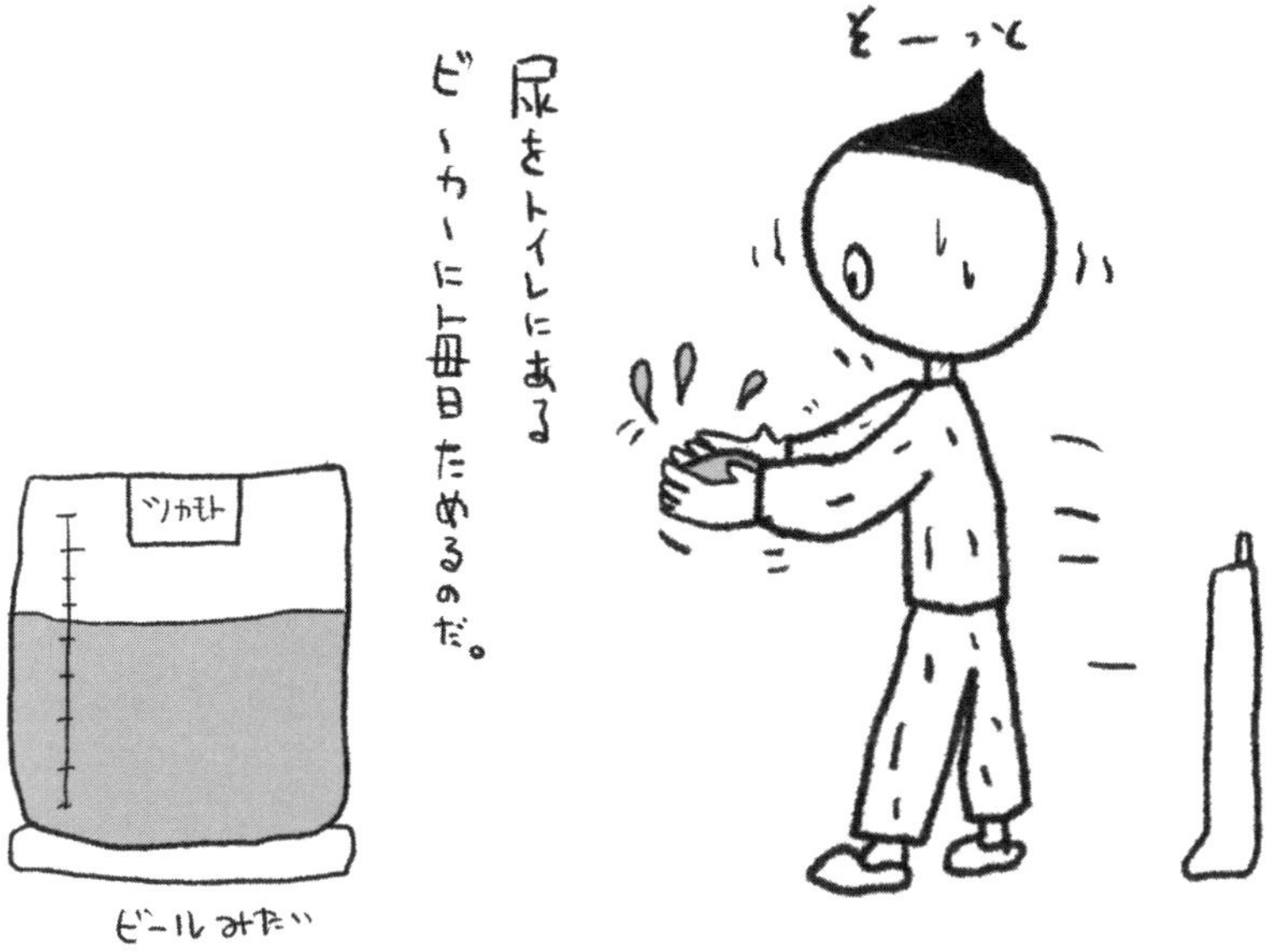
そーっと
尿をトイレにあるビーカーに毎日ためるのだ。
ビールみたい

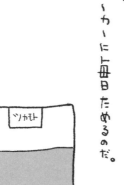

が、そのビーカーがビールの大ジョッキに見えてきた。

入院して数日すると、飽きてくる。体調もよく、検査ラッシュも落ち着いたのでヒマなのだ。

不謹慎かもしれないが、健康的な食事をして、パソコンでネット情報を見て、本を読んでいるんだから、とても快適だ。でも飽きる。

体は元気なので、病院の敷地を散歩した。入院4日目には、自宅に帰るとごまかして（本当はいけないのだが）、外出許可をもらって入院患者識別バンドをつけたまま、新しい事務所候補の物件を見に行ったりした。

これでは入院の意味がない。

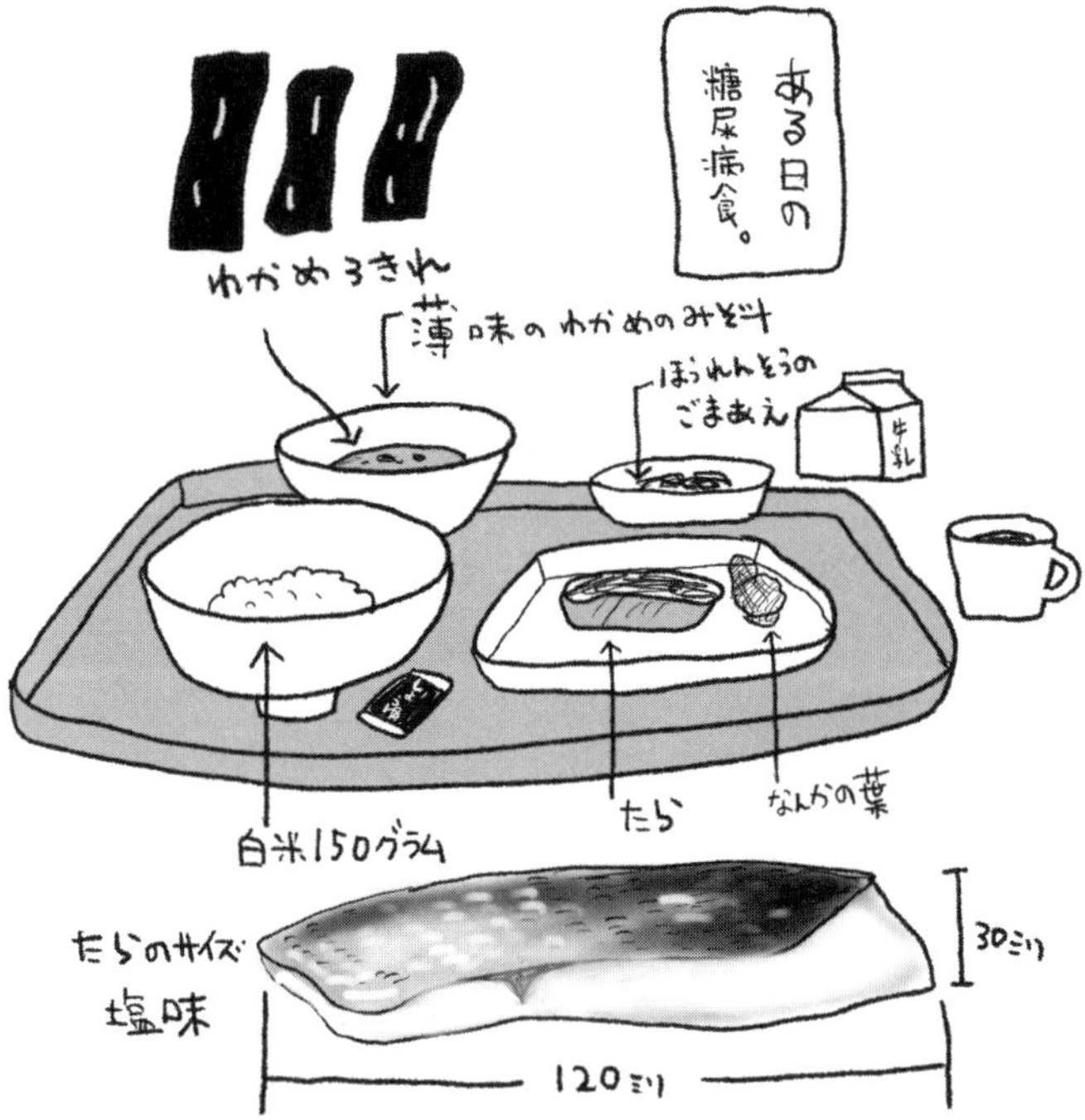
ある日の糖尿病食。
わかめ3きれ
薄味のわかめのみそ汁
ほうれんそうのごまあえ
牛乳
白米150グラム
たら
なんかの葉
たらのサイズ
塩味
30ミリ
120ミリ

それでも、入院している間、特に運動もしていないのに、体重は毎日減っていった。病院食は、正しい分量で栄養バランスがとれた食事なので、自然とやせるのだろう。

病院食はまずいと聞くが、私にはおいしかった。分量は少なかったが、あのあっけない分量が刺激的だった。みそ汁の具の少なさや、魚の切り身のサイズにびっくりしたものだ。

最初は、拷問《ごうもん》かいじめかとも感じたが、しばらくすると慣れた。今では、机の前に病院食の写真を貼って眺めている。あの質素な感じにあこがれる。

娘のようなナースも可愛くて、一生

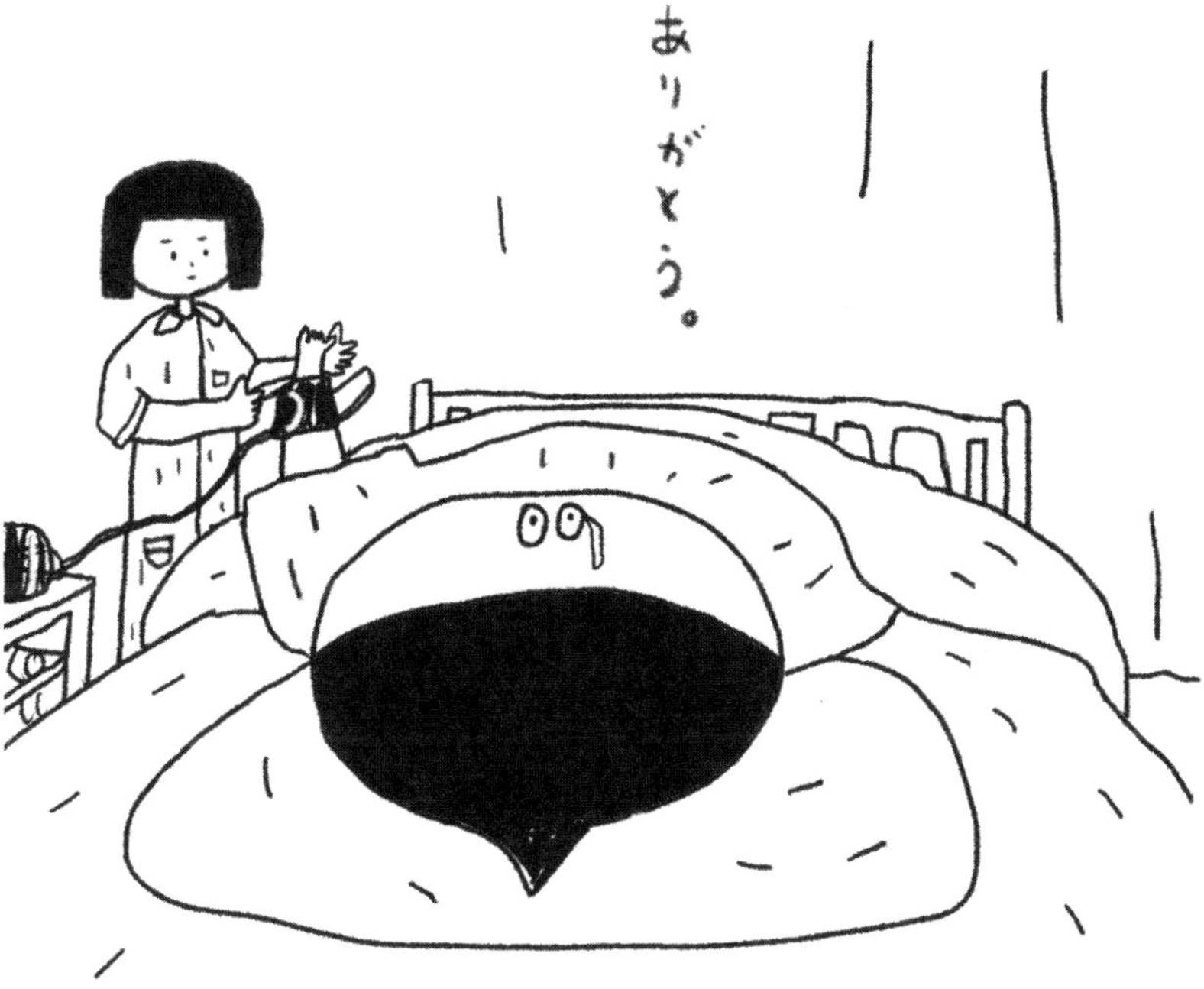

懸命ケアしてくれることに感謝しつつからかうのも楽しかった。

10日ほどで退院した。

検査はあったが、基本的には病院食を食べて、寝ている毎日だった。それなのに、体重は5kgも減っていた。

血糖値も正常だ。さわやかな心地だった。やはり、健康は睡眠と食事と運動だと、改めて感じた（今回、運動はしていないのだが）。

ただ、退院すると気が緩む。その足ですし屋に行き、1.5人前のにぎりずしを食べた。でも、退院してしばらくは、規則正しい生活を送っていた。禁酒禁煙だ。ラーメン禁止。これを続けよう。

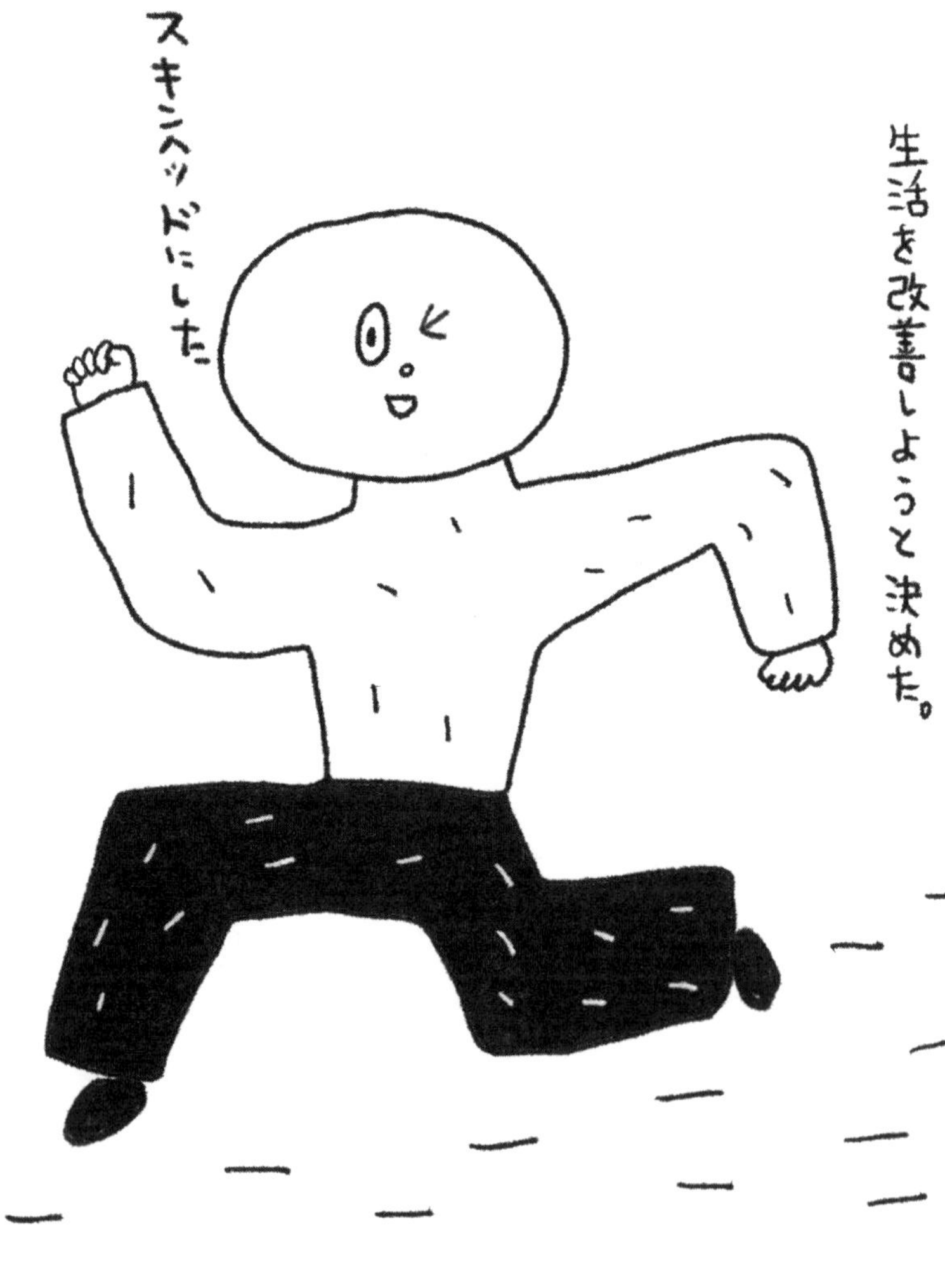
生活を改善しようと決めた。
スキンヘッドにした

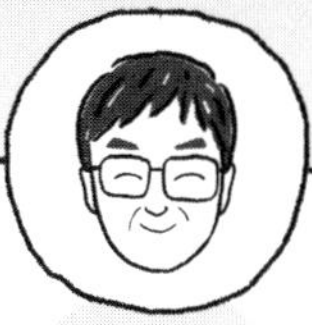

Dr白澤'sアドバイス

入院中の生活で依存症から抜けた ただし継続しないと元どおり

10日間の入院で5kgやせているので、教育入院の効果がかなり出ています。入院生活のいいところは食生活が管理される点です。適切な内容と分量の食事を10日間続けただけで、5kgも減っているのですから、ふだんの食生活がかなり乱れていたことがよくわかります。

また、ラーメンなど中毒に陥っているものを食べられないことも、かなりいい影響が出ているでしょう。**マイルドドラッグの中毒から抜け出す近道は、中毒となっている食べ物を摂《と》らないこと**です。1週間程度食べずにいれば、自然と中毒状態から抜け出すことができます。退院するときにさわやかな心地だったのは、小麦中毒から脱却できていた影響もあると考えられます。

とはいえ、これは入院していたからできたことで、自分の意志でやめたわけではありません。このケースだと退院するとまた元どおりになる可能性が高いです。

生活を改善しようと決めたけど続かない……

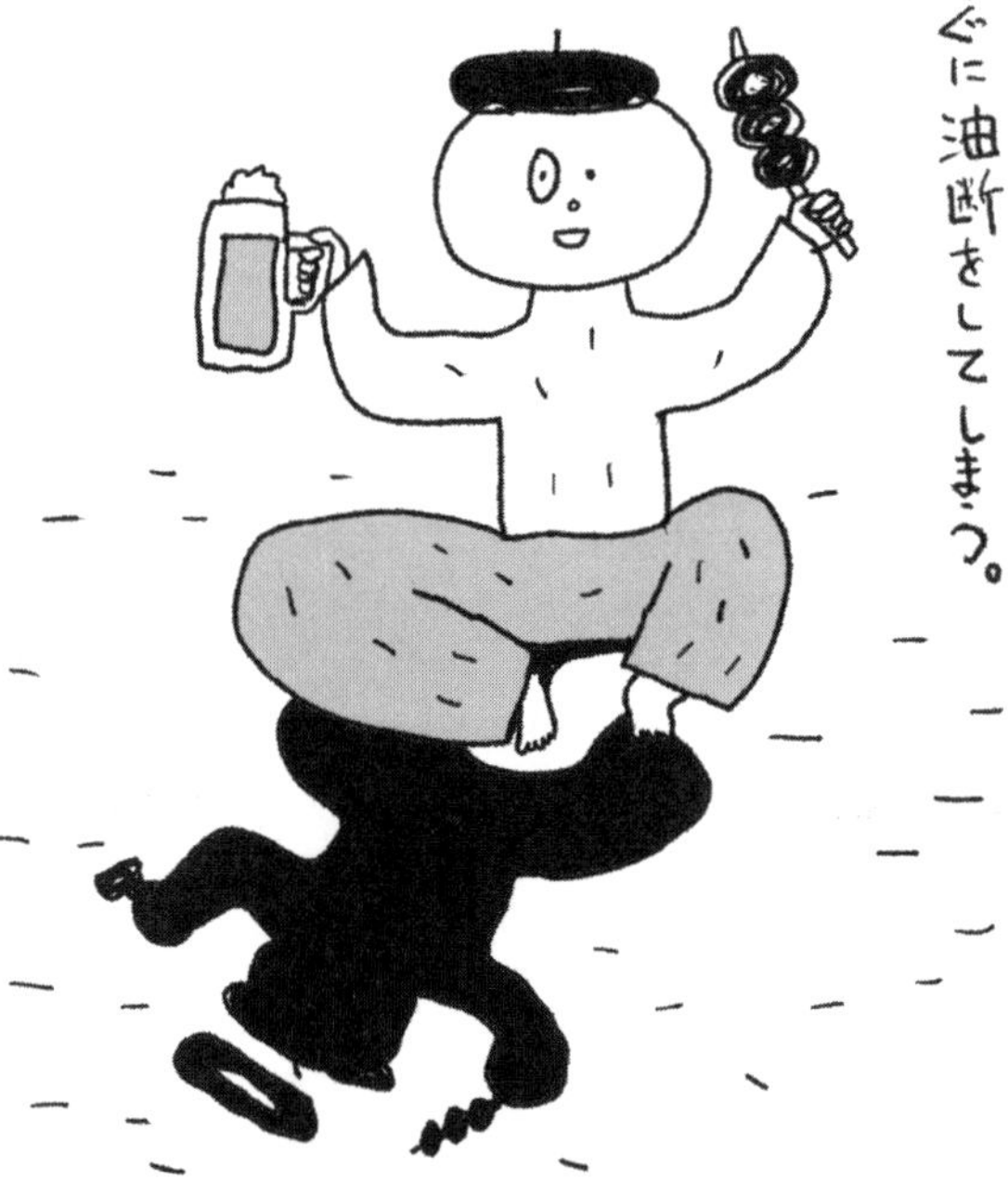
すぐに油断をしてしまう。

教育入院で、生活習慣が大事なことをあらためて実感したのだけれど、すぐに油断をしてしまう。

しばらくはお酒を控え、大好きなラーメンをがまんして、規則正しい生活を送っているのであるが、どうしてもがまんできなくて食べてしまう。

定食屋に行くとごはんは大盛りにするし、ラーメンだって大盛りだ。お酒もやめられない。一人で、ビールの大びんのケース（20本入り）を、一晩で飲み干してしまったこともある。

そして検査の結果が悪いと主治医に

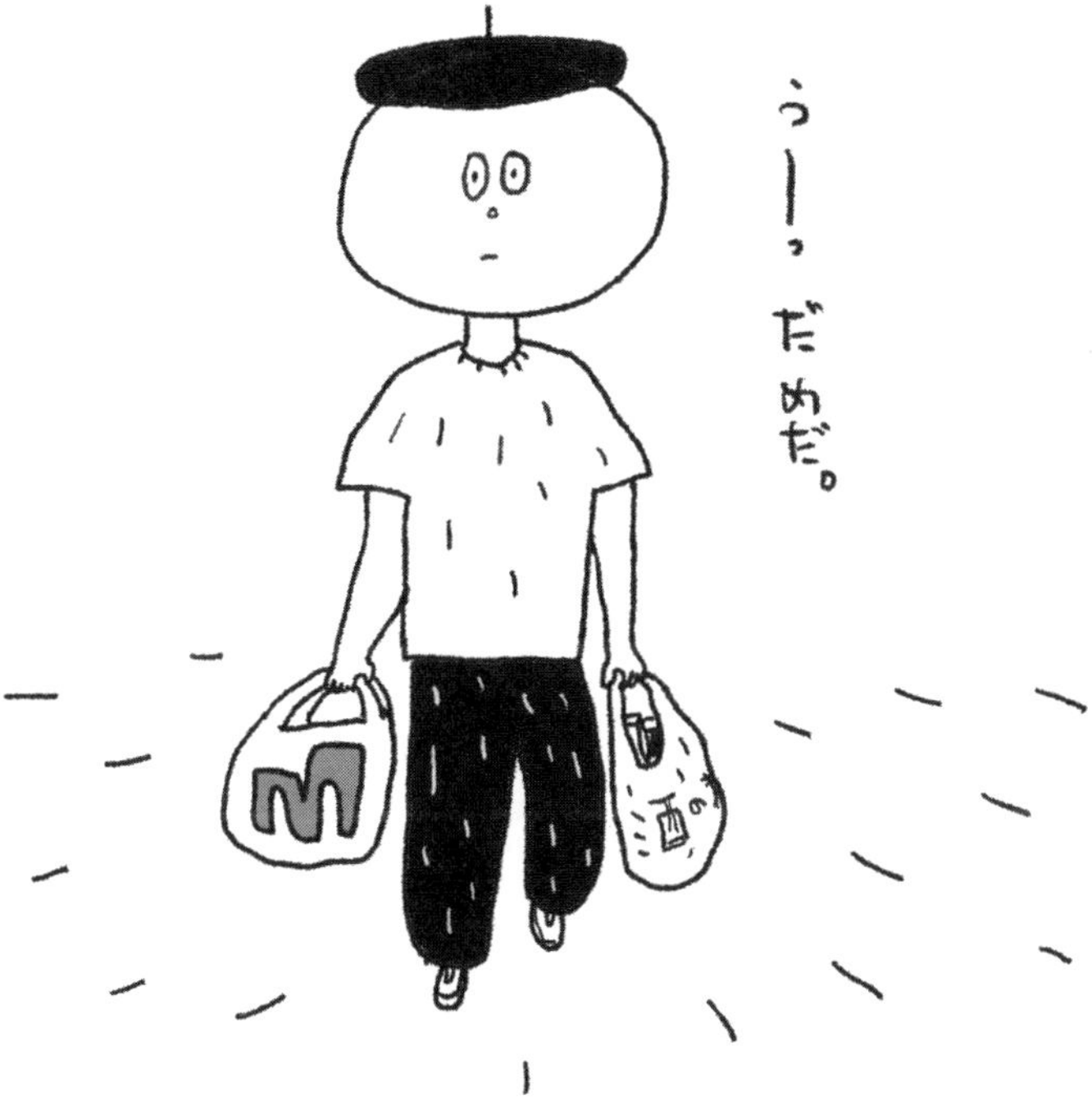

怒られ、また節制する。

そんなことの繰り返しである。

体調がいいとどうしても油断をしてしまうのだ。糖尿病を患っている患者さんには、そういう人が多いんじゃないかと思う。

これが、つらい痛みがあったり、死を意識する大病だったりしたら、節制も続けられるような気がする。不謹慎だが、この頃はまだ病気についての知識も真剣に覚えなかった。

血糖値が高い状態も、本当は危険なことなんだが、この頃は数値が悪くても痛みがないから気楽に考えていた。まだまだ「自分が病気なんだ」という認識ができてなかったのだ。

タンメンを食べたらめまいが……そのまま緊急入院に

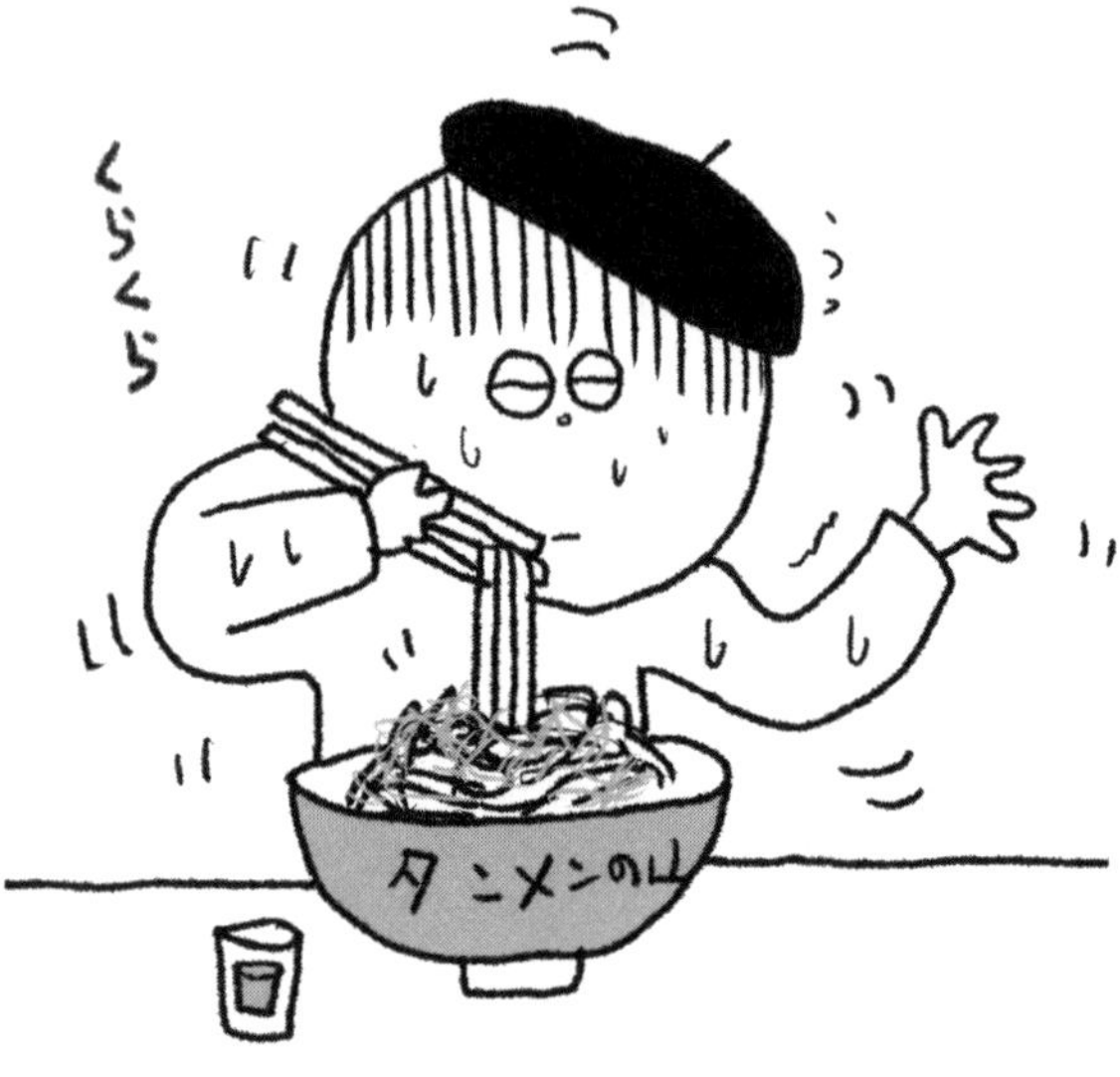

そんな生活を続けていた、ある夏の暑い日。バイクでタンメンを食べに行った。めんをすすっていると、軽くめまいがした。体もだるくフラフラする。私は、怖くなって箸を止めた。落ち着こうと水を飲んでいると、さらにだるさが襲ってきた。

これは危険だ。すぐにバイクで病院へ行った。受付で症状を話したら、主治医がすぐに診てくれた。

点滴を打ってもらいながら言われたのは「緊急入院です」のひと言。

どうやら血糖値がものすごく高かっ

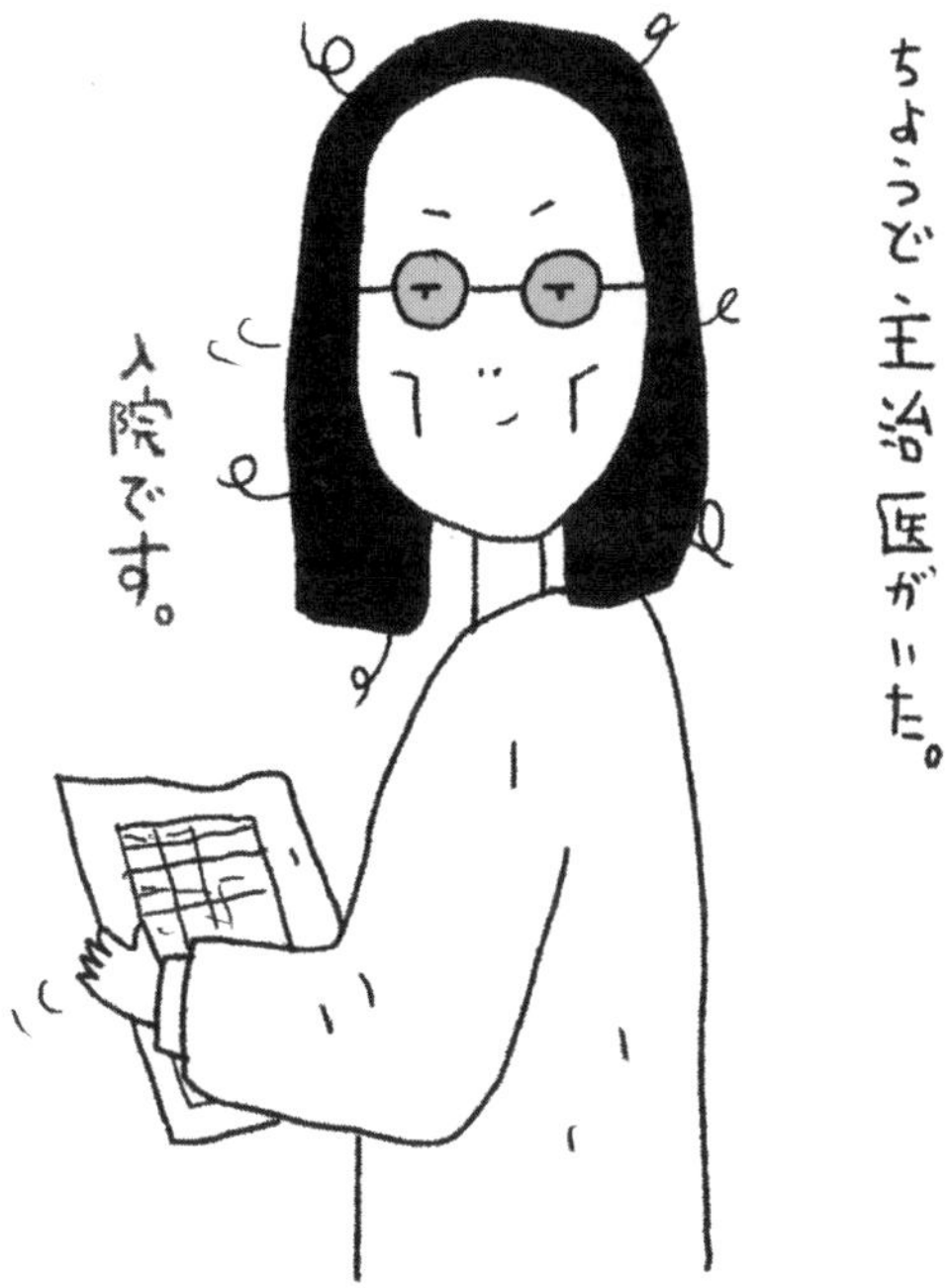
ちょうど主治医がいた。
入院です。

たらしい。そのまま入院した。

妻に連絡して、仕事で必要なパソコンやらスケッチブックやらを持ってきてもらった。体調が悪いのに仕事のことを考える私はえらいのだ。妻は半分あきれた顔をしている。自業自得だが、内心では心配で、夜、布団の中で一人泣いているに違いない…と思いたい。

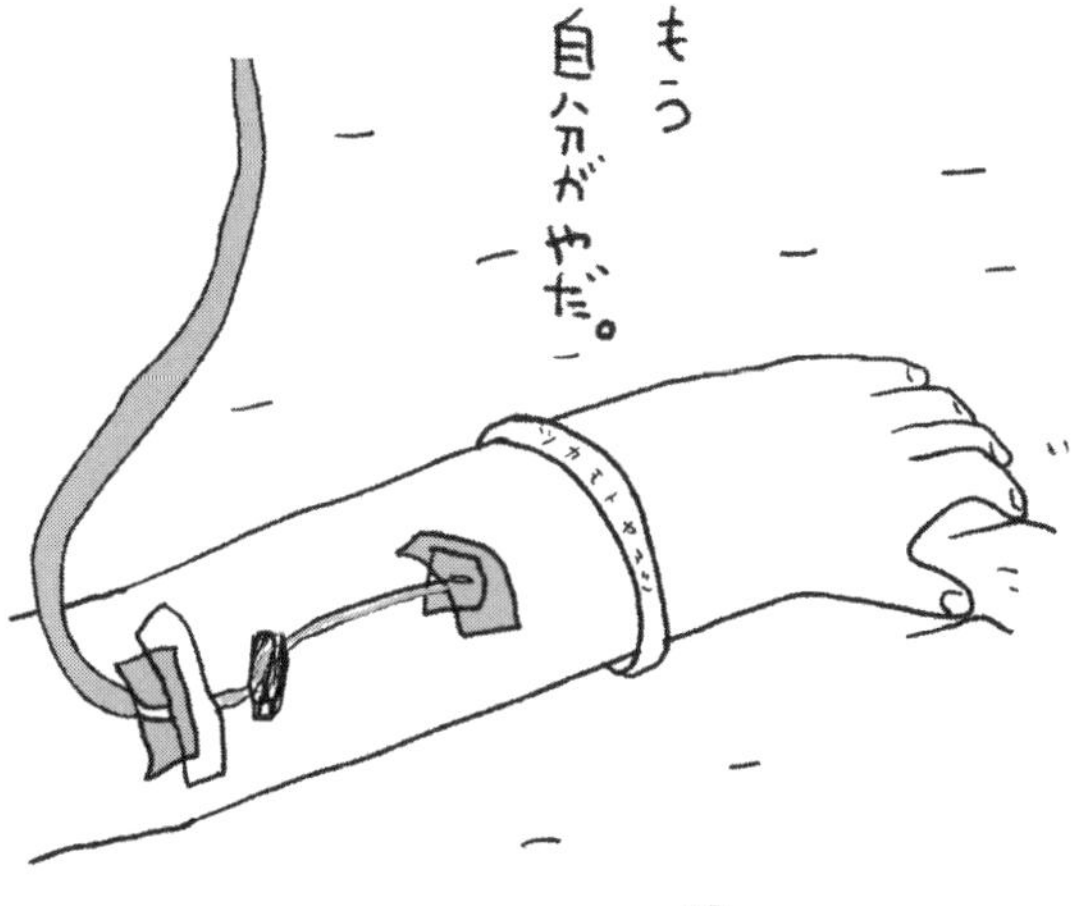
もう
自分がやだ。

入院3日目で血糖値は安定 その後は快適に過ごす

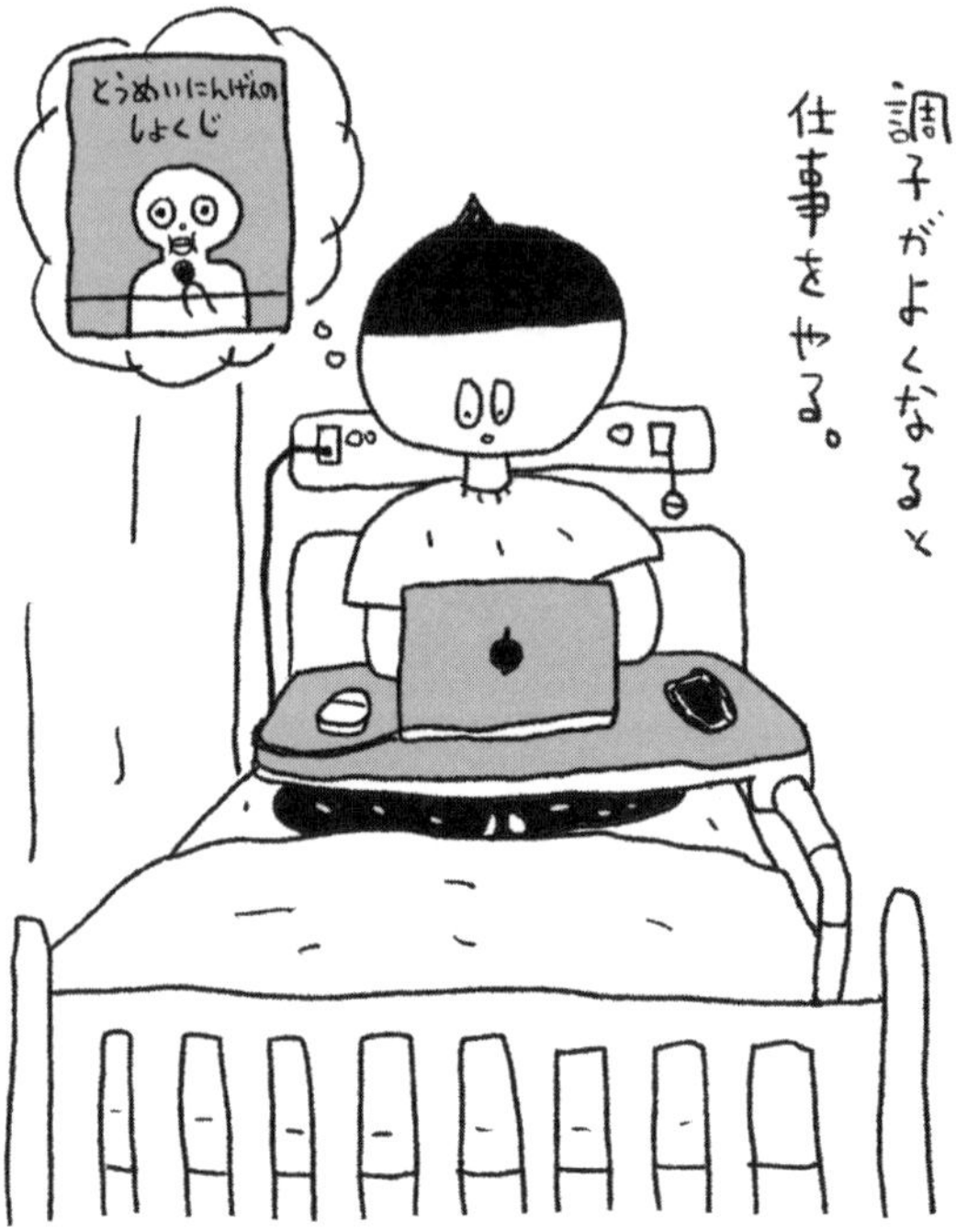
調子がよくなると
仕事をやる。
とうめいにんげんの
しょくじ

病院食と禁酒と点滴のおかげで、日に日に血糖値は下がっていく。

また、その年の夏はひどく暑かったのだが、病室は快適な温度と湿度が保たれているので、とても快適だ。

2〜3日すると、体調も数値も正常になったので、病室でパソコンを広げて仕事を始めた。

まずはメールチェックだ。緊急入院したこと、原稿が遅れることなどを連絡し、空いた時間は新作絵本のアイデアを書き込むなどしていた。

まだ入院をしている身なのに、お気

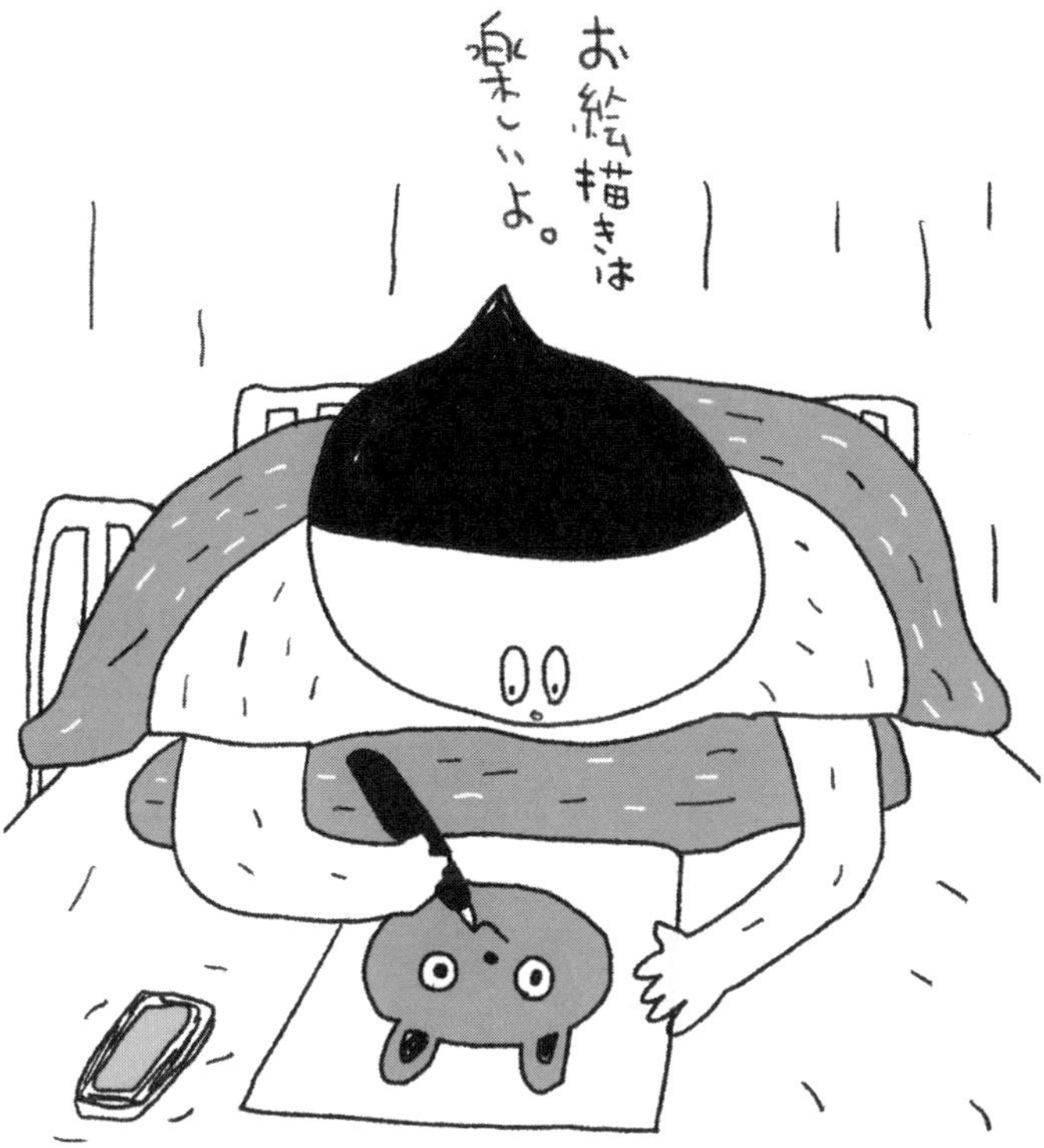

楽に仕事をしているのは、同室のかたから見たら迷惑だったかもしれない。その節はすいません。反省してます。
要するに、まだ自分自身この病気をなめていたのだ。

10日ほど入院していたら、血糖値や血圧が落ち着いたので退院した。体重も落ちている。酒も飲んでいないので体調もスッキリしている。

やはり、栄養バランスがよく、きちんとカロリー計算された食事をしていれば、特に運動をしなくてもやせていく。またしてもこれを学んだ。

なので、自宅でも毎日、病院と同じような食事を続ければ、やせることが

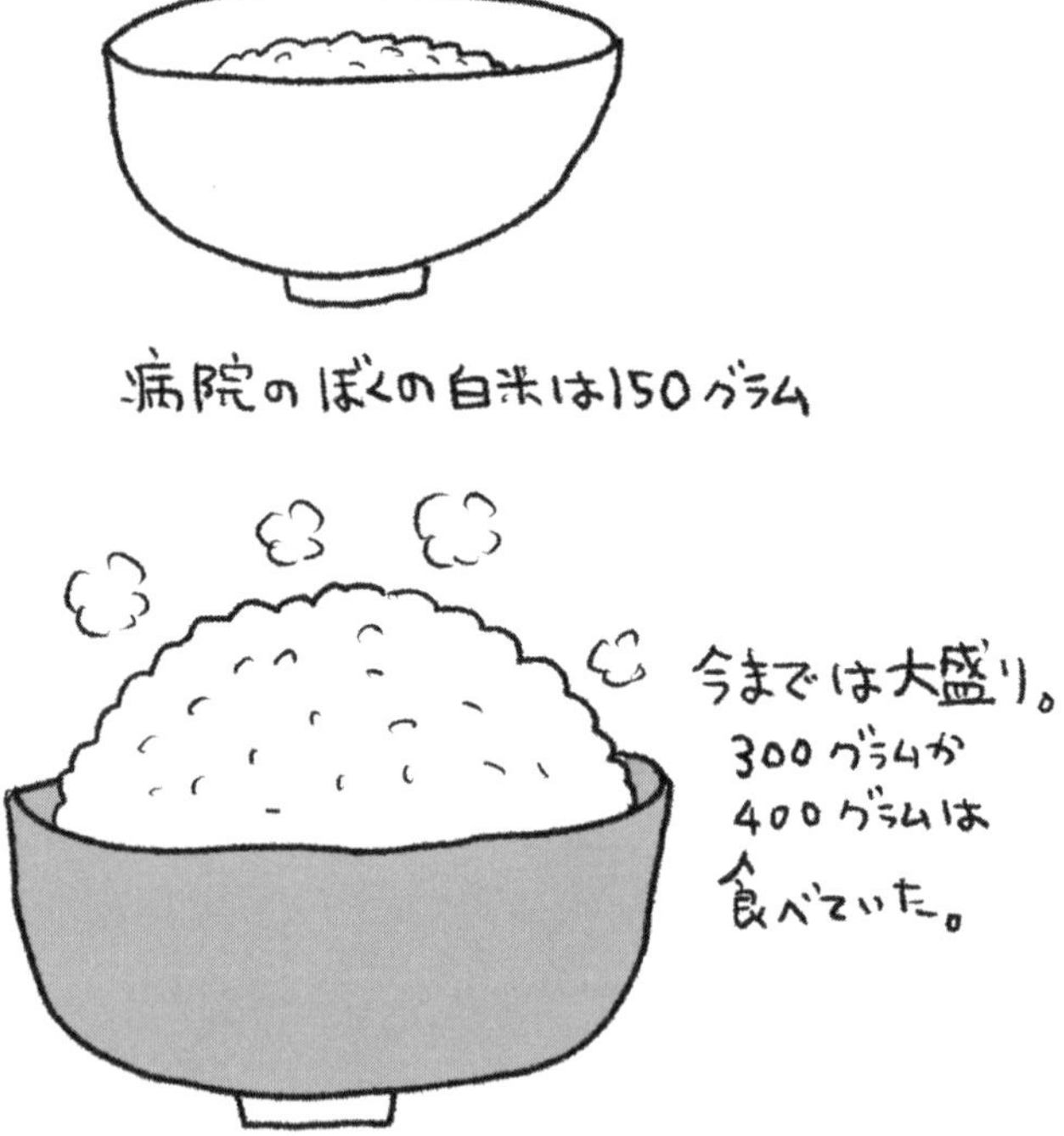
病院のぼくの白米は150グラム
今までは大盛り。300グラムか400グラムは食べていた。

できるのだろう。病院食ダイエットだ。ただ、そう簡単にはいかないということもわかっている。

ネットの通販で売っている、冷凍の健康弁当みたいなものがあるが、それには手を出したことはない。

なぜかというと、家では無理だと思っているからだ。健康弁当を食べたとしても、あとで冷蔵庫を開けて食べ物を物色することになるからだ。

あるいは、サッポロ一番塩ラーメンを買ってきて自分で作り、バターとゆで卵をのせて食べるだろう、ということが予想できるからだ。

即席めんは子どもの頃からよく食べた。若い頃は寒い冬の朝、3時のおや

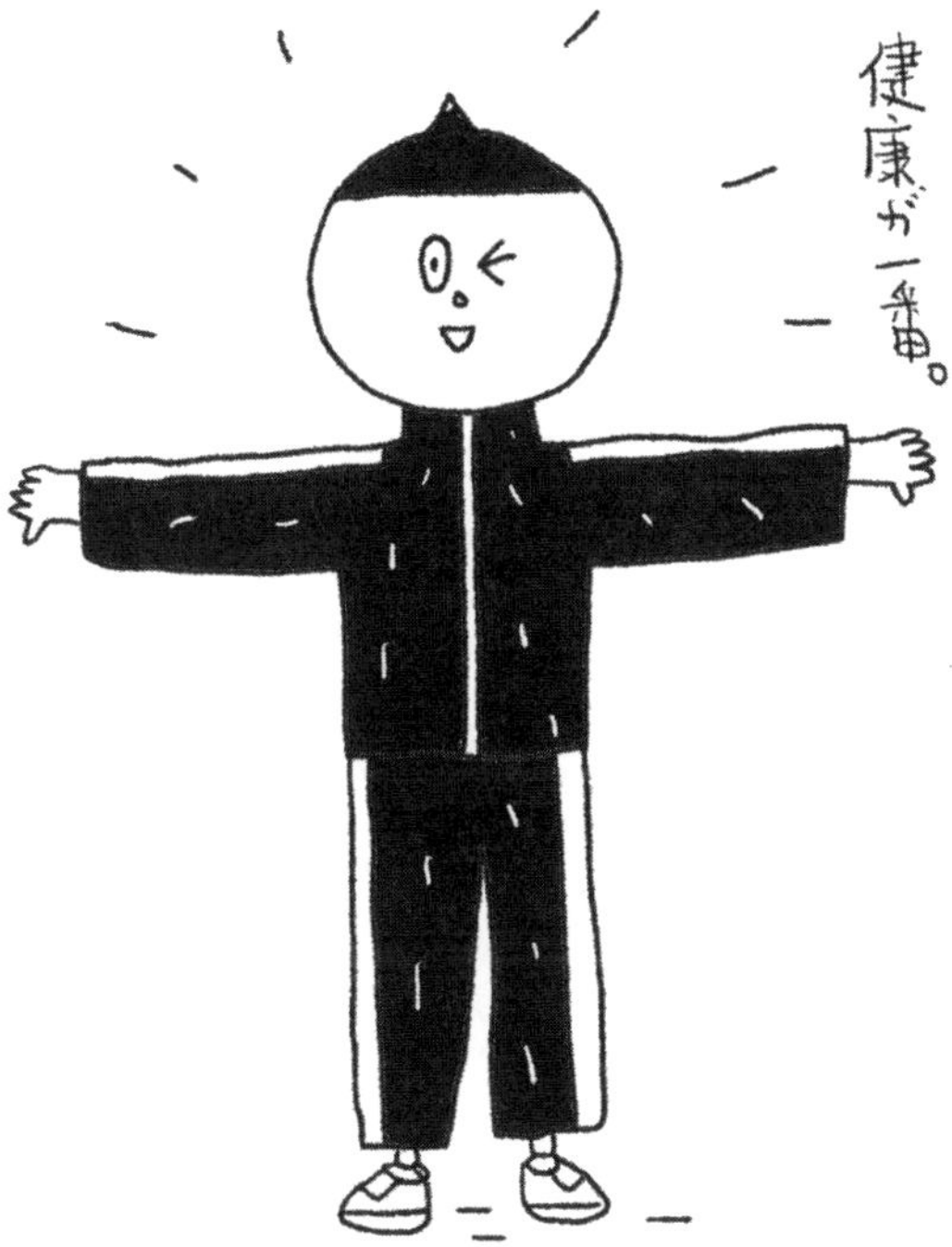

つ、夜食と、ほぼ毎日食べていたような気がする。年間150食、食べたとして、8歳から食べているから、50年間で約7500食だ。こうして数字にすると、それほど食べてないような気もする。

話がそれてしまった。何が言いたいかというと、節制した食事というのは隔離された病院だからできる、ということだ。自力ではとうてい無理なのだ。

それでも、もう入院するのはイヤだから、「退院したら今度こそ規則正しい生活を送ろう」と誓った。

お気楽なことを書いたがやはり入院なんてしないほうがいいに決まっている。やはり健康が一番なんだ。

それでもやめられない暴飲暴食3カ月ごとにやってくる

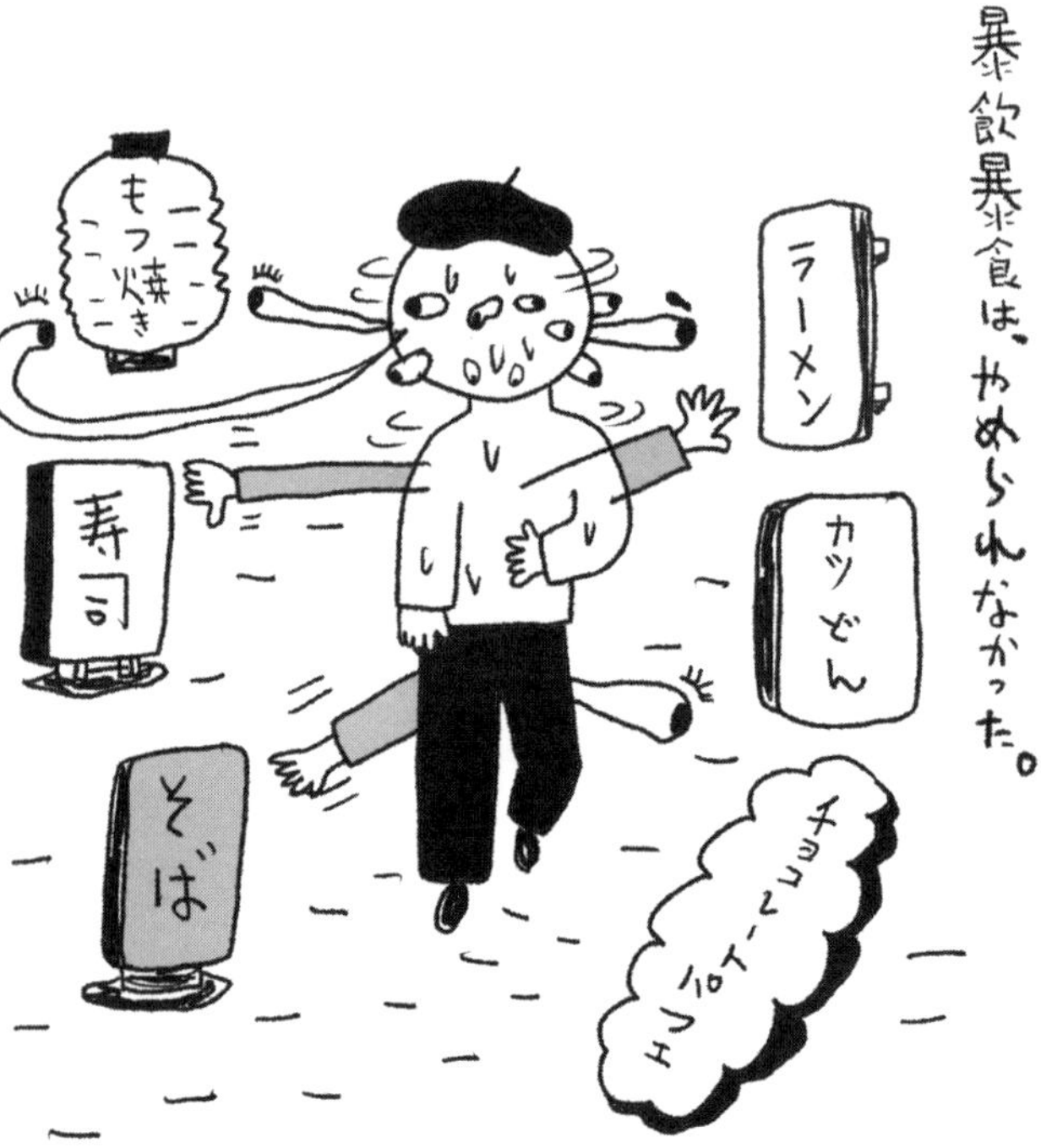

教育入院、緊急入院と2回も入院して、そのたびに「規則正しい生活を送ろう」と反省するのだが、その気持ちがどうしても続かない。

40代にもなると、粗食というか和食をおいしく感じるようになった。和食は健康食といわれているが、おいしいのでつい食べすぎてしまう。それでは意味がない。

外を歩いていると、おいしそうな店の看板が目に入り、ついフラフラと入ってしまう。どうしても、暴飲暴食がやめられないのだ。

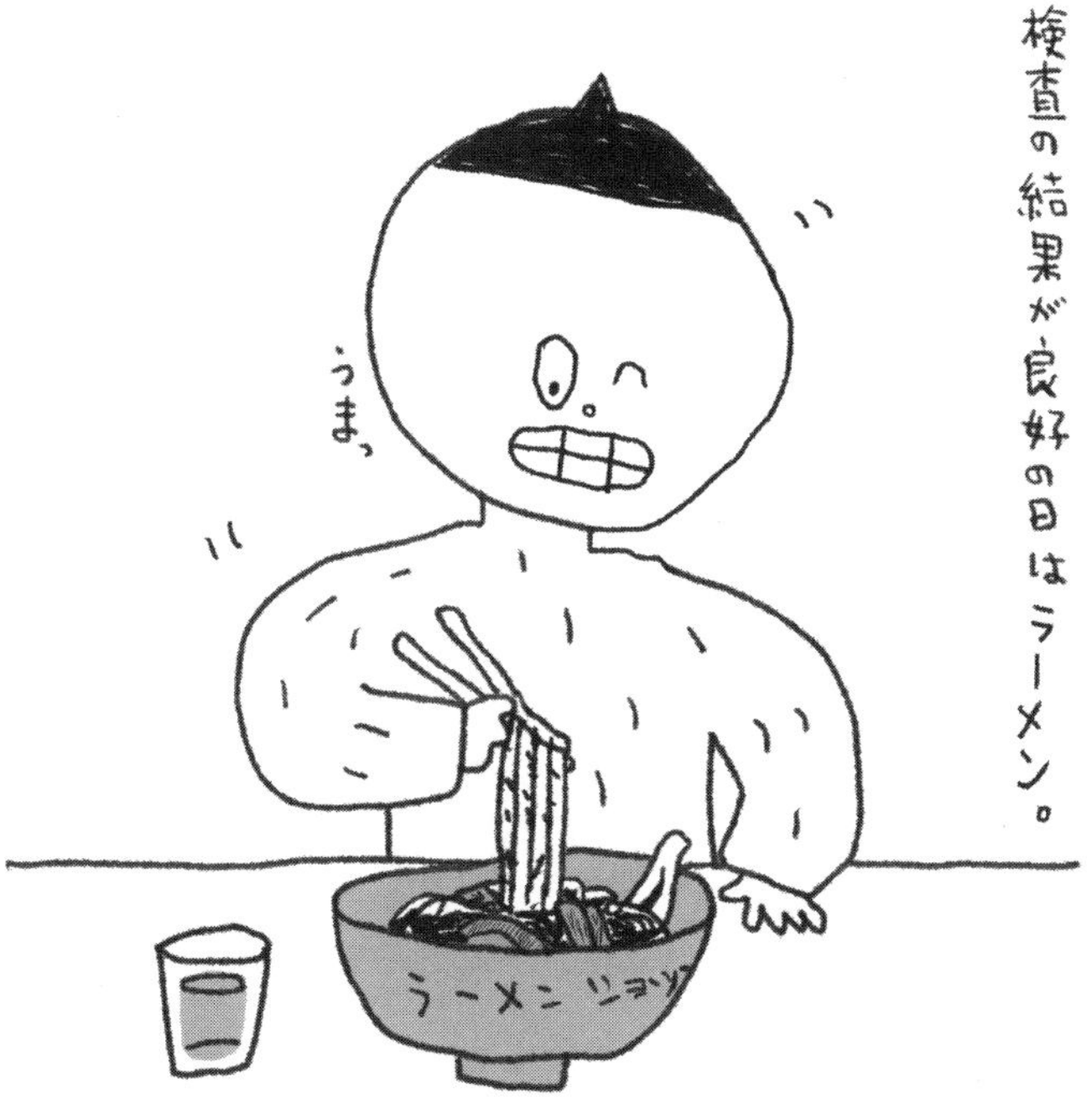
検査の結果が良好の日はラーメン。
うまっ
ラーメン ショップ

だいたい、健康的な生活を3カ月くらい送り、がまんできず不摂生な生活に戻り、また3カ月過ごす、というのがルーティンになっていた。

3カ月サイクルなのは、ちょうど病院の定期検査が3カ月に1回なので、そのせいだと思う。医者に怒られて健康的な生活を送り、ほめられたら不摂生な生活に戻る。まさしくイタチごっこである。

健康的な生活を送るということは、食生活が制限されるということだ。好きなものを食べられない。私にとっては苦行の日々である。

好きなものも食べられず、なんのために生まれてきたんだろう、などと落

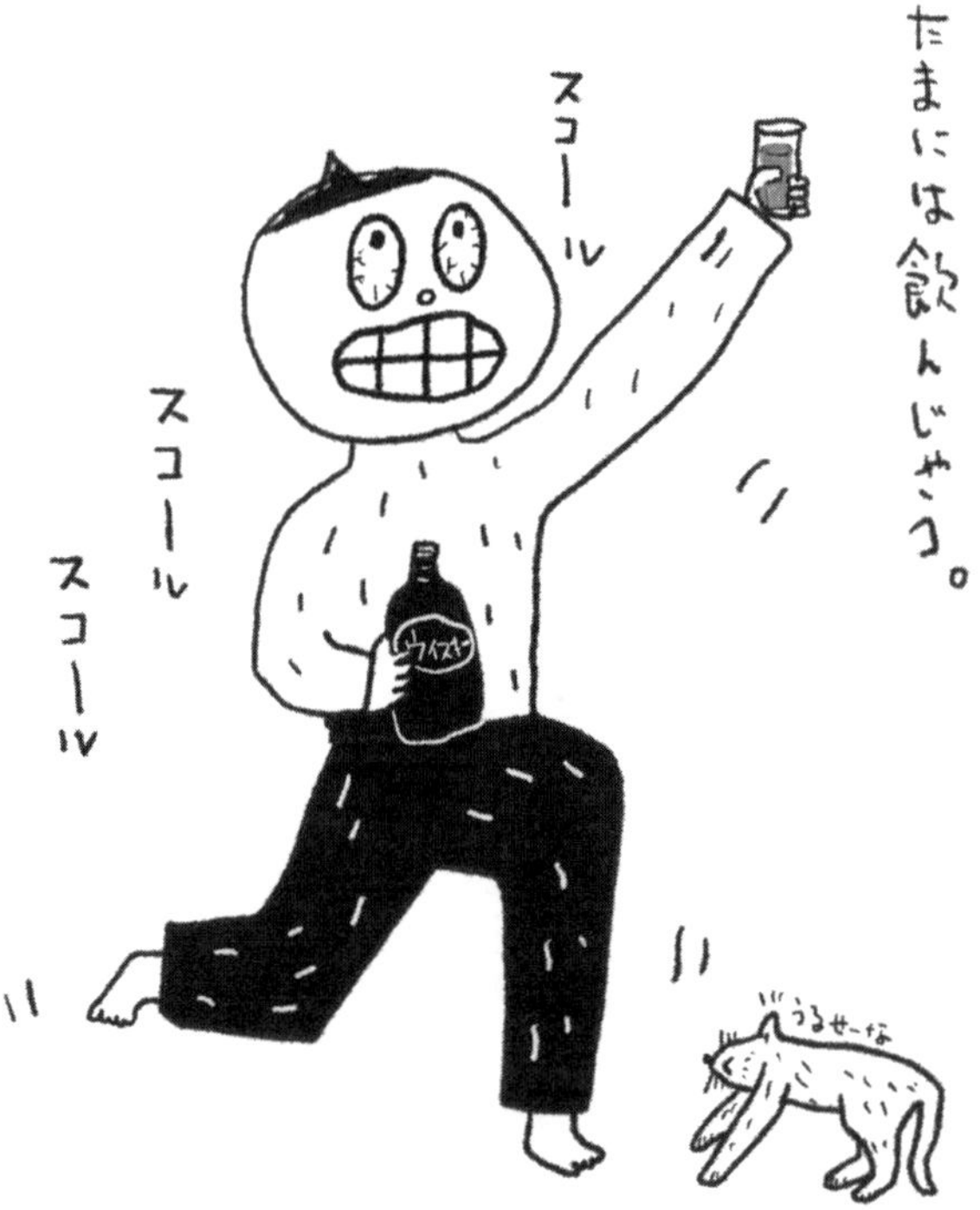
たまには飲んじゃう。
スコール
スコール
スコール
ウイスキー
うるせーな

ち込むこともあった。

50代になると、少し落ち着いてきたのだが、暴飲暴食は相変わらず続いていた。イベントの仕事で、地方に行くことが増えたのだが、各地で夕飯をご馳走になる。

地方の食べ物は、珍しいうえにおいしいものばかりだ。お酒もおいしいし、とても楽しい時間を過ごす。

これが禁酒をしている期間にあたると、お酒は飲まないで炭酸水を飲むようにしていた。その量も半端ない。30本くらい飲むのだ。ある店の主人には「最高記録」または「変人！」と言われた。今考えると素直にお酒を飲んでいればと思う。

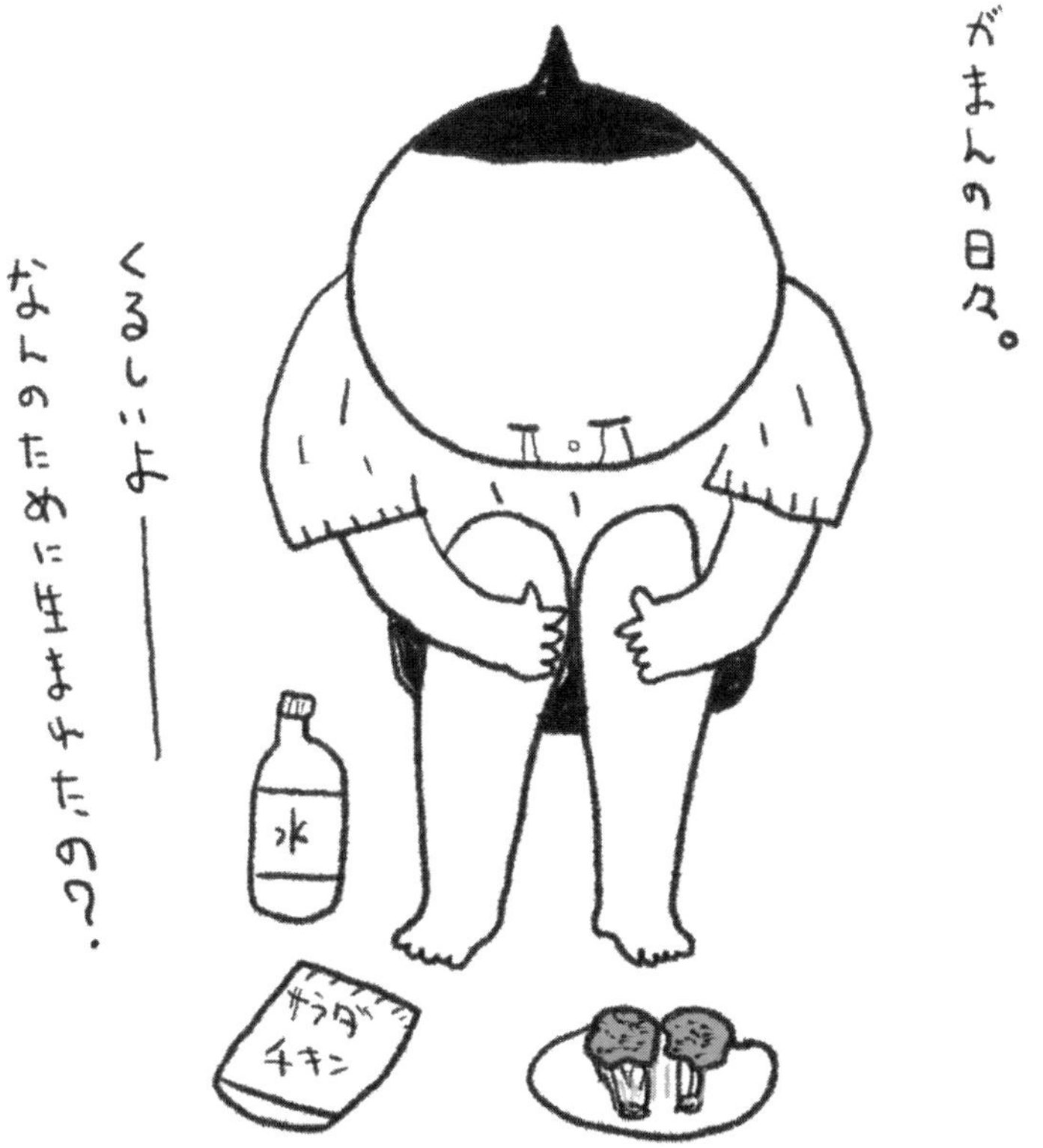
がまんの日々。
くるしいよ――
なんのために生まれたの??
水
サラダチキン

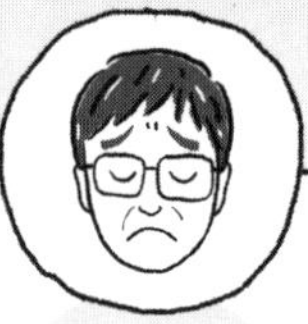

Dr白澤's
アドバイス

いったん中毒に陥ると意志の力で克服するのは難しい

マイルドドラッグがやっかいなのは、それらがもたらす快感を脳が経験してしまうと、その後は同じくらいの刺激がないと満足できなくなる点です。

だから、**よくないとわかっていても、マイルドドラッグによる快感を求めて「食べたい」という欲求をがまんできなくなってしまう**のです。これは**麻薬などのドラッグによる禁断症状と同じ**です。

いったんこのサイクルに陥ると、意志の力で克服するのは難しくなります。

塚本さんの場合は、検査数値が悪化すると節制できていたので、かなり意志の力が強いと思われます。それでも、数値がよくなるとまた食べてしまっているので、マイルドドラッグの影響、**特に小麦中毒はすさまじい……**。あらためてそう感じます。

私の意見としては、**マイルドドラッグの中毒から抜け出すには、原因をキッパリと断ったほうがいい、**そう考えます。なかなか難しいのかもしれませんが。

大食いだし早食いだ 油断するとすぐ太る

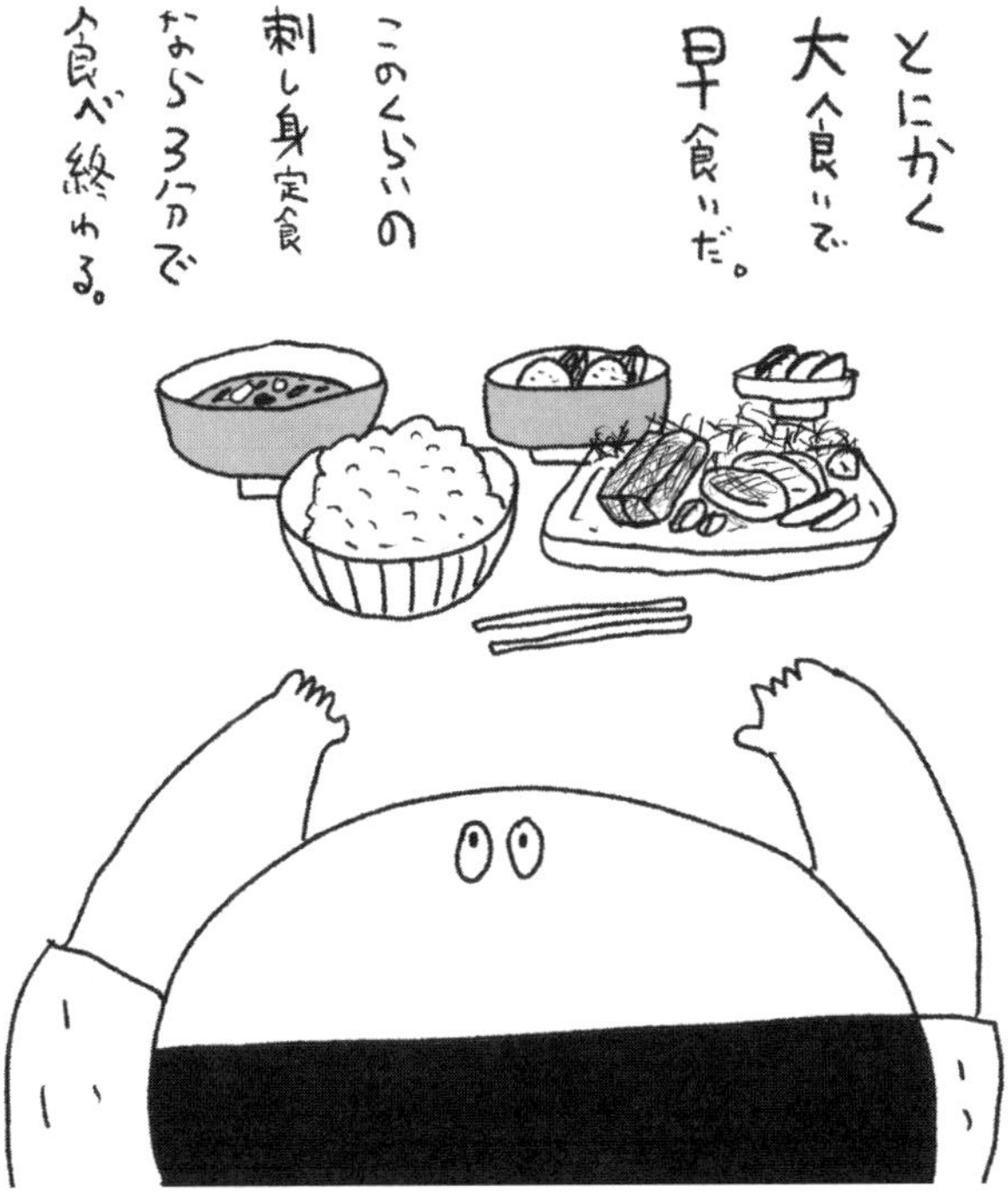
とにかく大食いで早食いだ。
このくらいの刺し身定食なら3分で食べ終わる。

食べることに対しては、とにかく貪欲だ。朝ごはんを食べ終わると、昼ごはんのことを考え、しばらくしたらおやつのことを考え、夕食のことを考える。この時間がとても好きだ。

そして、超早食いでもある。卵かけごはんなら8秒で食べるし、ふつうの刺し身定食なら3分で食べ終わる。

こんな食べ方をしているから、体重はどんどん増えていく。

病院での定期検査で怒られたり、自分でもさすがにまずいと思ったりする

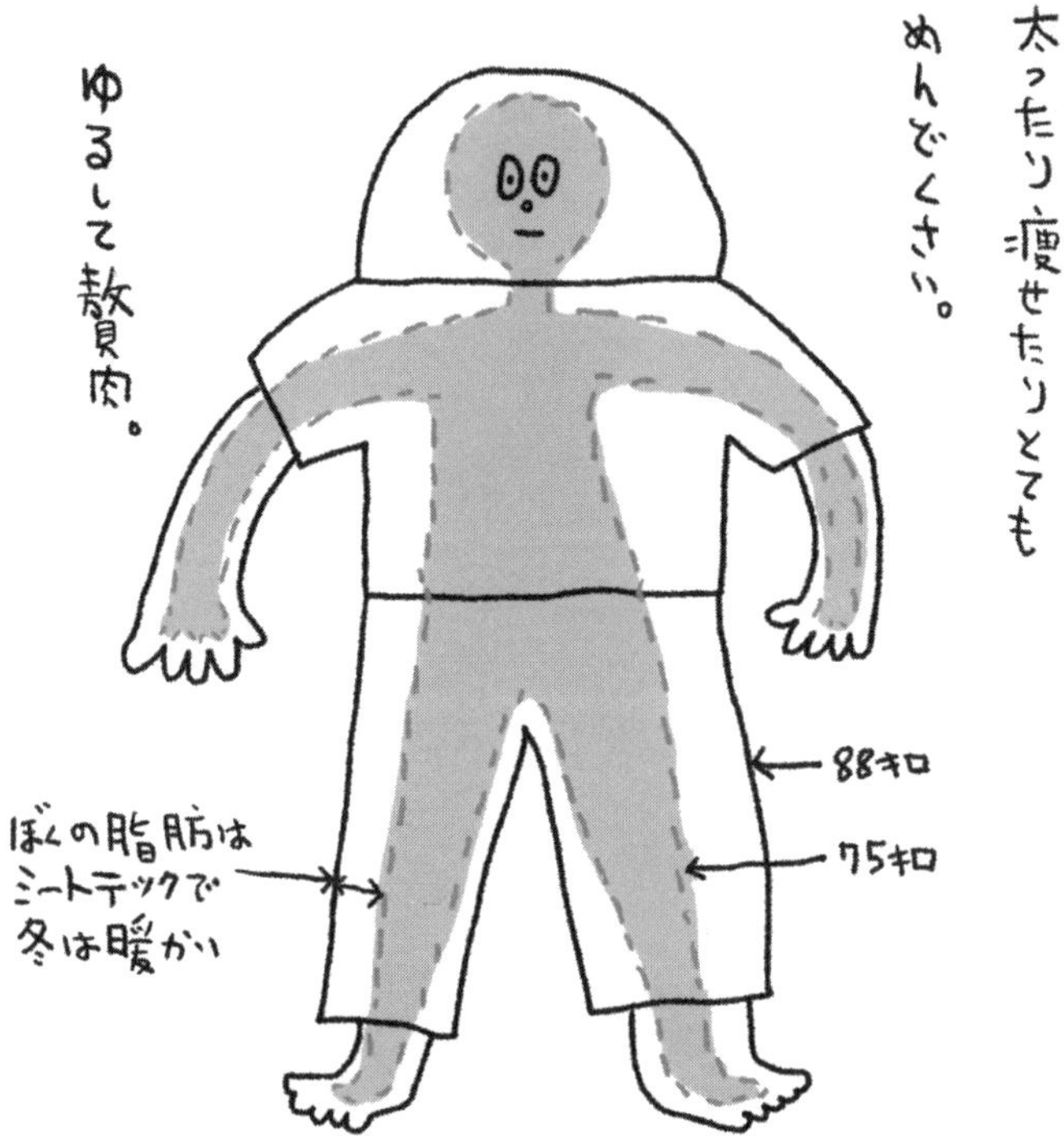
太ったり痩せたりとてもめんどくさい。
ゆるして贅肉。
88キロ
75キロ
ぼくの脂肪はミートテックで冬は暖かい

と、流行りのダイエットを試す。すると、体重は面白いように落ちる。

一番太っていた頃は88kgだが、ダイエットすると75kgくらいまではすぐに落ちていた。やせたり、太ったり、自由自在だ。脂肪の着ぐるみを脱いだり、着たりしている感じだ。いっそ全部脱ぎ捨てたい。でも、冬は〝ぜい肉のミートテック〟が暖かいからいいやと思ったりしたこともある（やせると寒く感じる）。

すぐにやせていいなと思われるかもしれないが、やせたり太ったりを繰り返すのは、正直、めんどくさい。

あと、人に会うと「やせた？」とか「太ったでしょう？」などと聞かれる

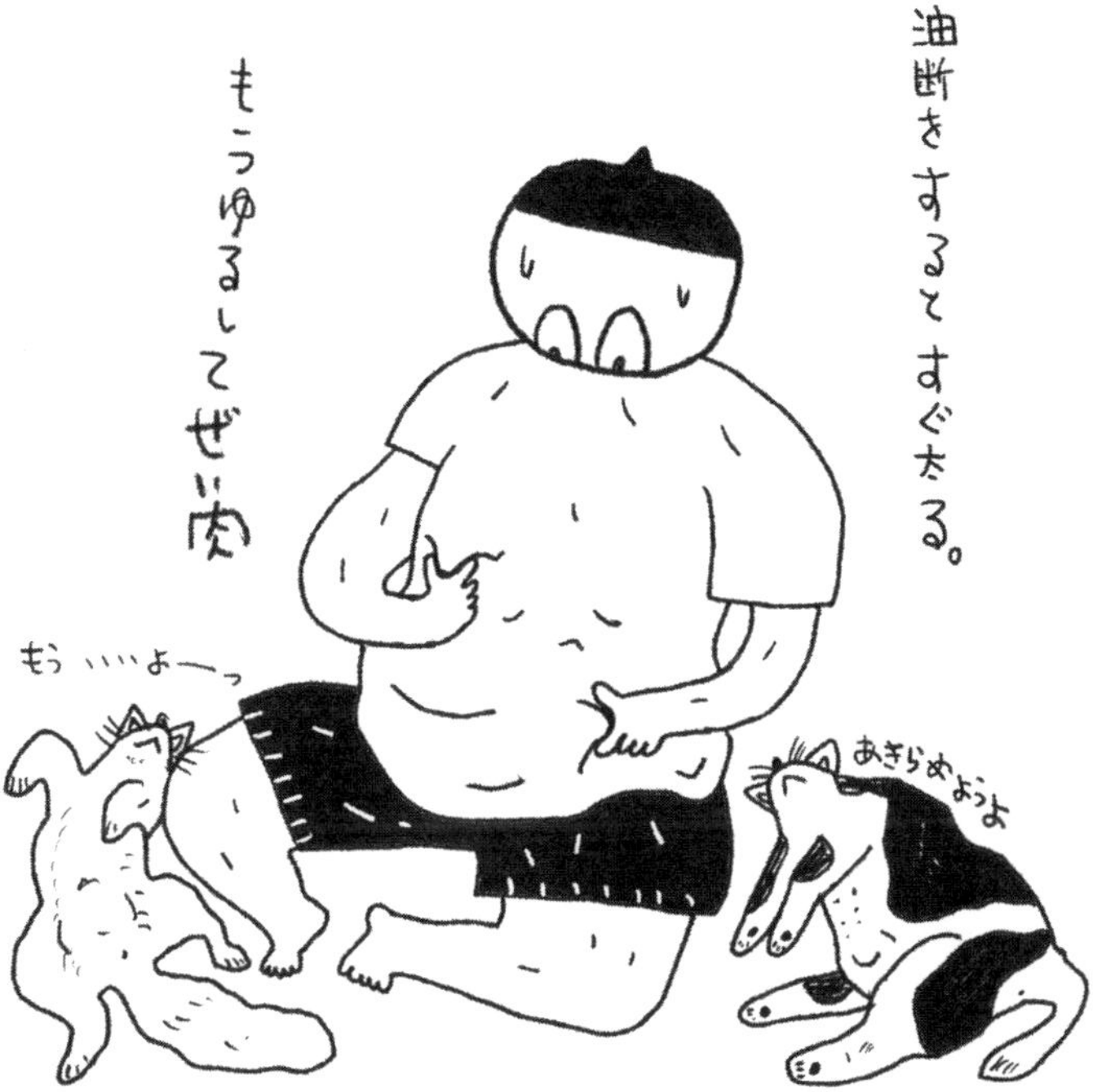
油断をするとすぐ太る。
もうゆるしてぜい肉
もういいよーっ
あきらめようよ

のだが、これもやりとりが多いのでめんどくさくなる。

こんな生活が25年ぐらい続いた。

すぐにやせるなら、その生活を続ければいいと思われるかもしれない。

でも、それが難しいのだ。

規則正しい生活というものを、ずっとは続けられなかった。油断するとすぐに元の生活に戻ってしまう。

また、50代になると、体重がなかなか落ちなくなってきてしまった。誰か100g20円くらいで、ぜい肉買ってくれないかな、とか思ったりしたこともある。

なんならタダであげてもいい。

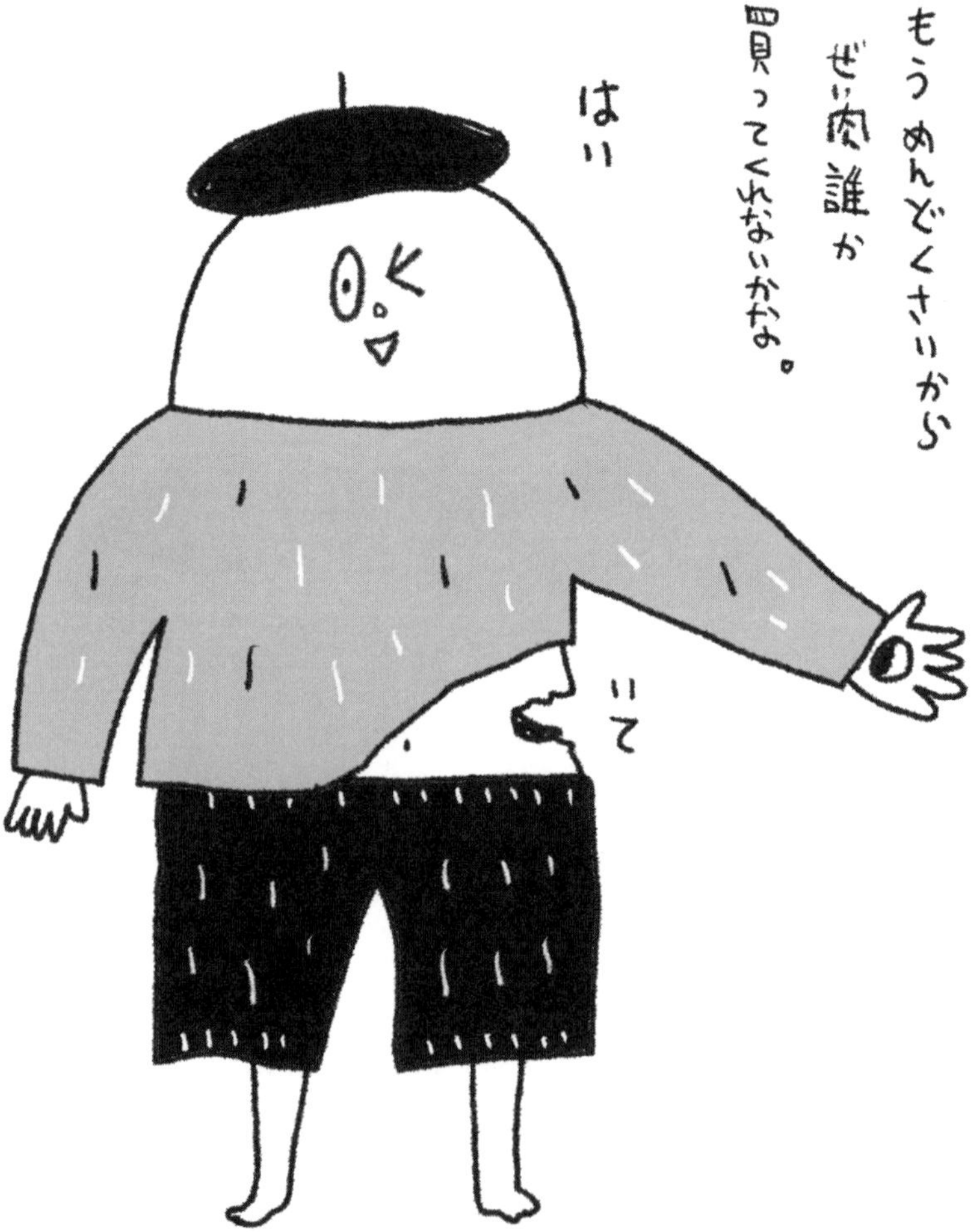
もうめんどくさいから
ぜい肉誰か
買ってくれないかな。
はい
いて

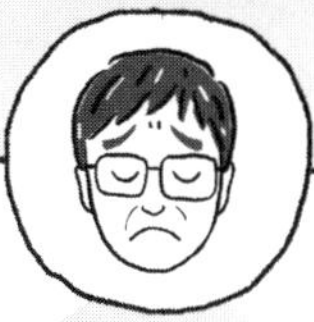

Dr白澤'sアドバイス

早食いだから大食いになる 血糖値の急上昇を招くよくない食べ方

イラスト日記を読んでいて、卵かけごはんを8秒、刺し身定食を3分で食べ終わると書いてあって驚きました。これは早食いにもほどがある数字です。噛んで食べるというよりも、飲み込んでいると言ったほうがいいかもしれません。

この**噛まずに飲み込む、という食べ方も大食い、肥満を招く大きな要因**になっています。よく噛んで食べていると、必然的にゆっくり食べることになります。すると、食べている間に血糖値が上昇し、脳はおなかがいっぱいになったというシグナルを受けとるので、必要以上に食べすぎないようになっています。

早食いだと満腹になったシグナルが脳に届く前に、必要以上に食べてしまうことになります。**一気に食べてしまった結果、食後の血糖値が急激に上昇する**ことに……。

白米、ラーメン、ドーナツなどマイルドドラッグ食は、やわらかくて食べやすいものが多いので、それも中毒を招く要因となっているのでしょう。

流行りのダイエットは ひととおり試してみた

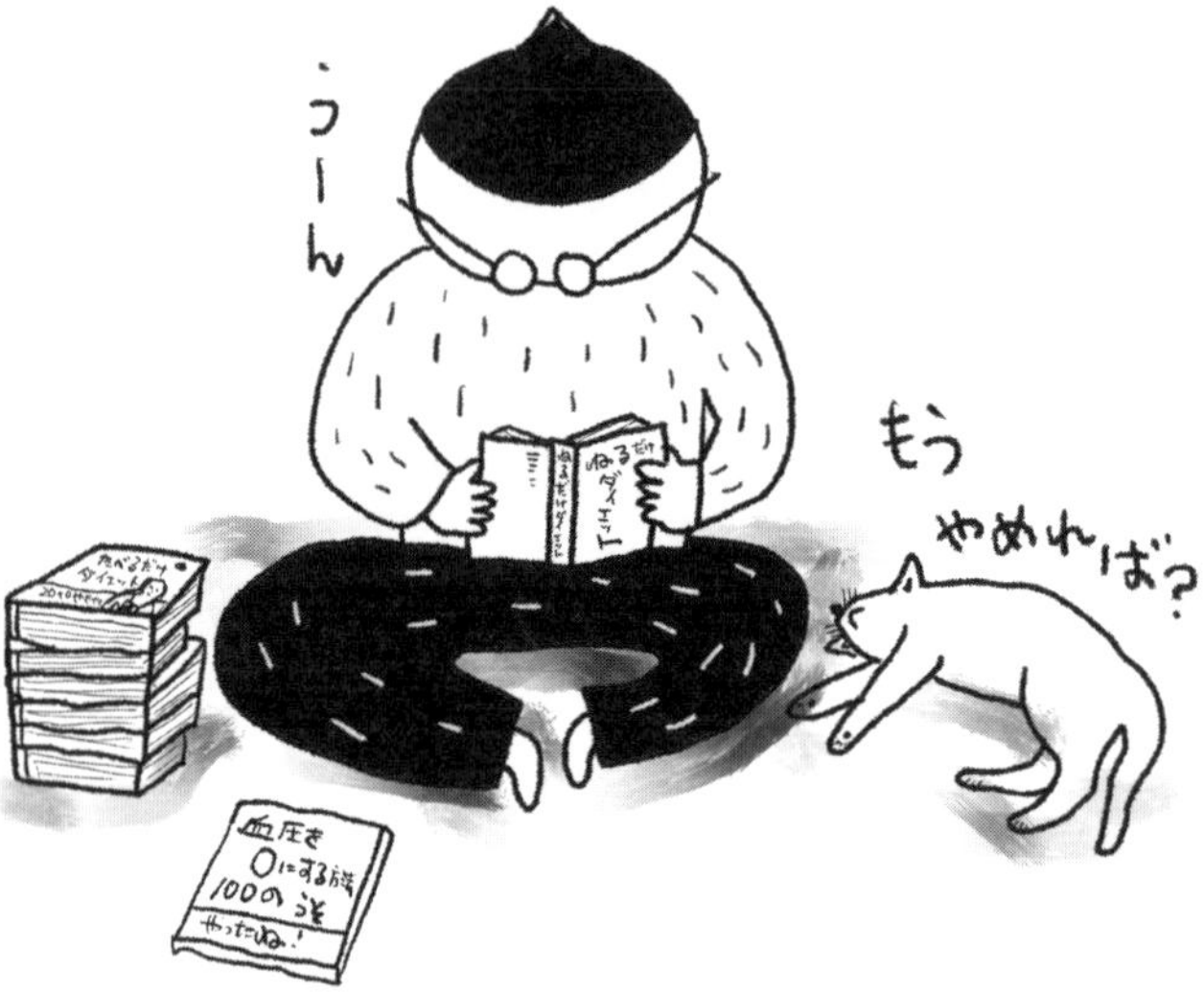

健康本の装丁をやったり、健康雑誌にイラストを描いたりしていたので、掲載誌が毎月送られてくる。そこに紹介されているダイエット情報なんかを読んでいた。

健康オタクなので、それ以外にも、新刊が出れば本屋でチェックするし、Ａｍａｚｏｎで人気の本はレビューをチェックする。気になった健康本があれば買いあさり、むさぼるように読む。

さらに、これぞと思ったものは実践する。だが、どれも三日坊主に終わってしまうのだ。

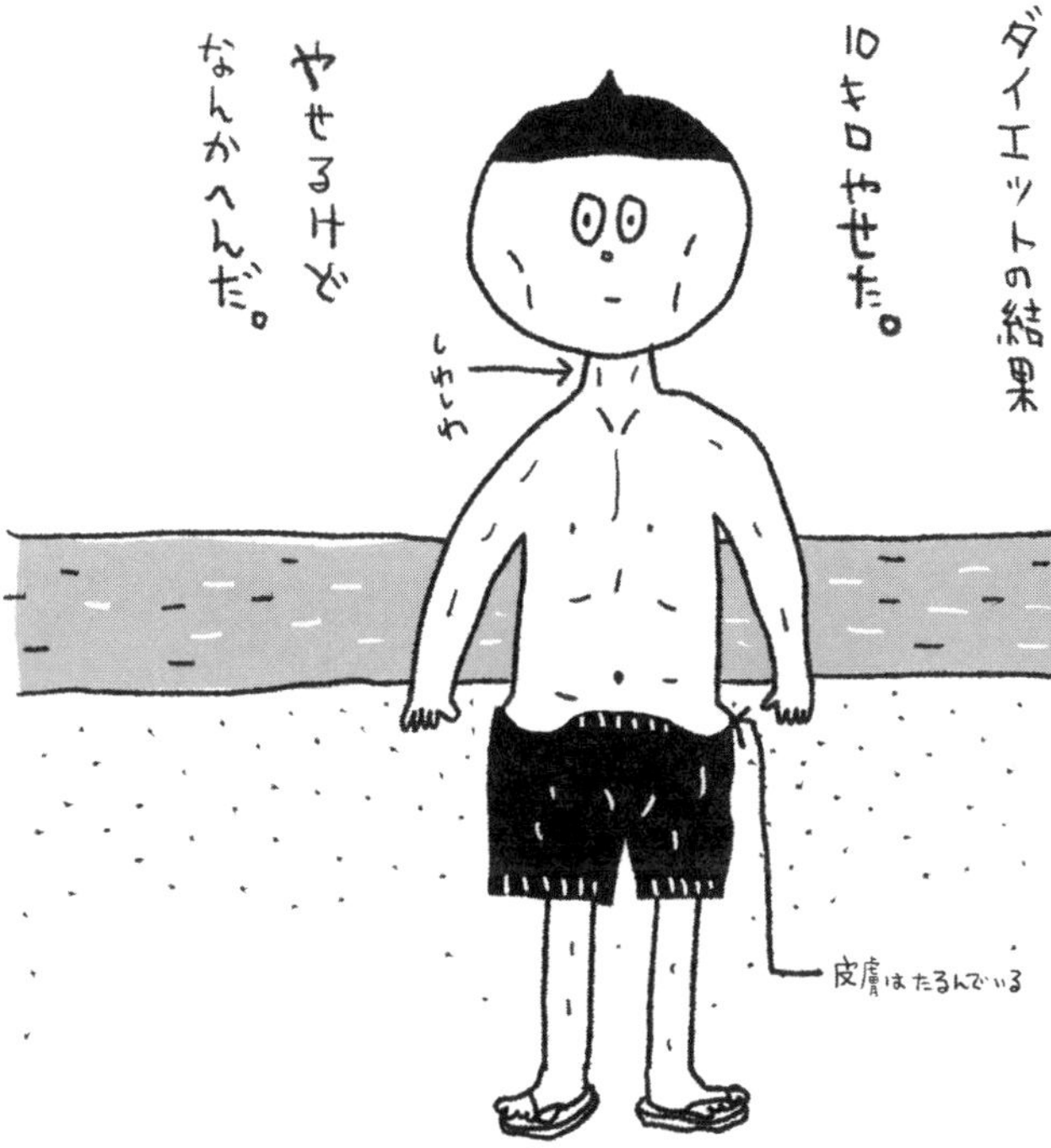
ダイエットの結果
10キロやせた。
やせるけど
なんかへんだ。
しわしわ
皮膚はたるんでいる

ただ、流行りのダイエットはひととおり試したし、実際にやせられたものもたくさんあった。

なかには、一気に10kgもやせたものもあったが、皮膚がたるんでシワシワになってしまった。やせてるけど健康的とはいえず、なんか変だなと思った。このときは、元気がなくなって、うつっぽくなったりした。

極端なダイエットはやらないほうがいいと思う。試したなかで、特に覚えているダイエットを挙げておく。

【断食】 甲田式の本を読み、自己流で断食に挑戦したが半日で挫折。

【メック食】 肉とチーズと卵を食べる

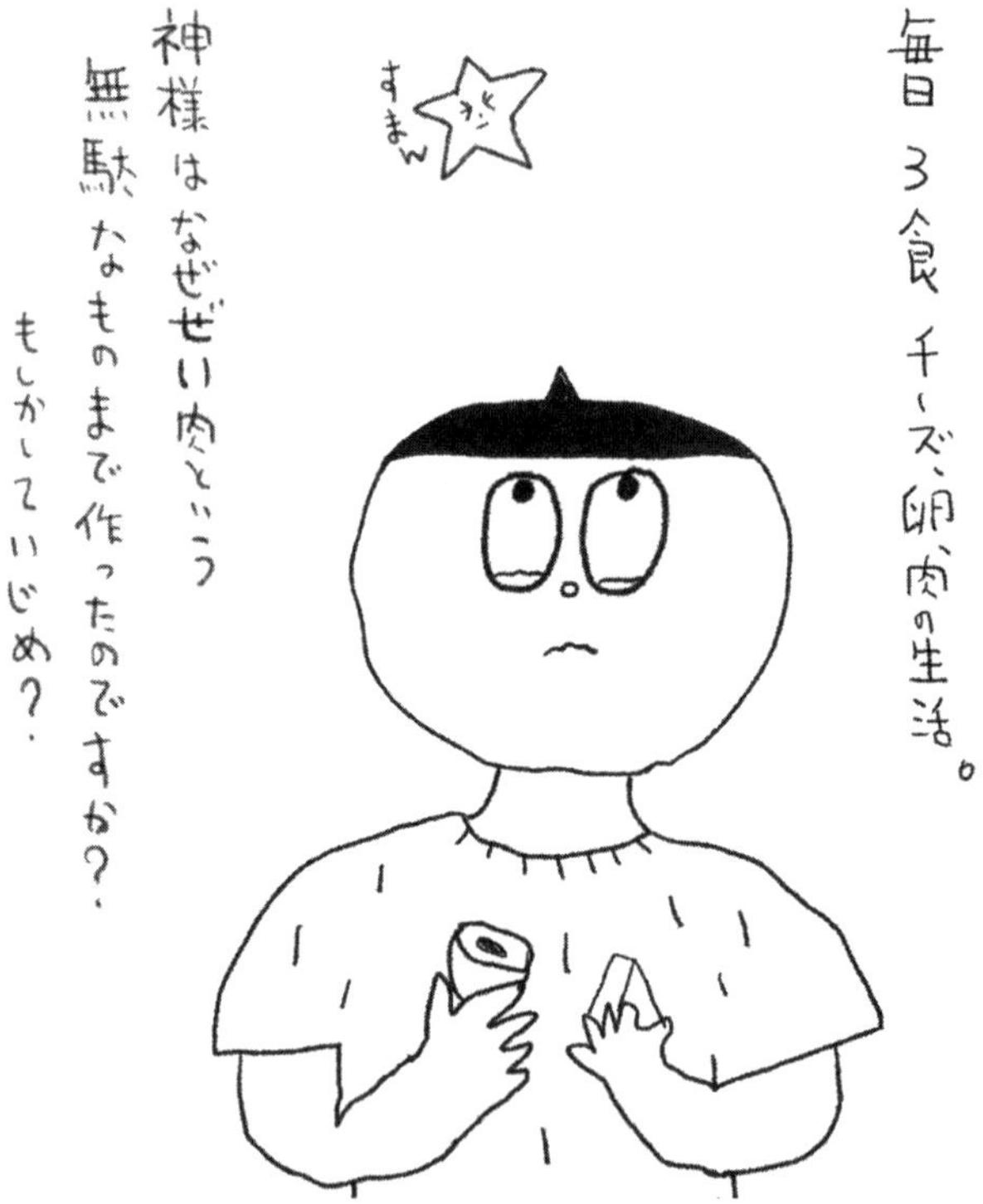
毎日3食 チーズ、卵、肉の生活。
すまん
神様はなぜぜい肉という
無駄なものまで作ったのですか？
もしかしていじめ？

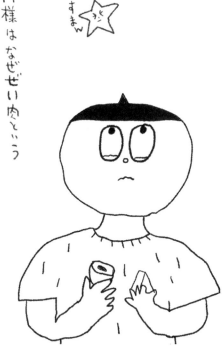

というダイエット法。もちろん野菜も大丈夫だ。お酒も焼酎やウイスキーであれば、多少は大丈夫ということだったので、わりとラクに実践ができた。体の調子もいいし、体重も減るが、しばらくすると飽きる。2週間ほどは続けられた。なので、即効性を求めるときにはいいと思う。

【糖質制限】ごはんやパン、めん、甘いものなど糖質を含むものを食べないというダイエット法。体重は減るし、血糖値の数値もよくなる。即効性があるので、確実にやせたい人には向いている。ただ、しばらくすると糖質たっぷりのものが食べたくなる。自分は1カ月くらい続けられた。

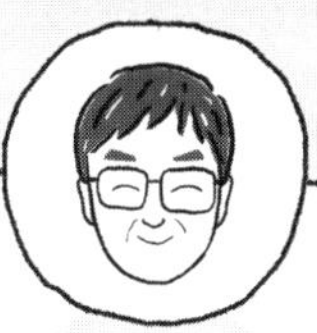

Dr白澤's
アドバイス

万人に合うダイエット法はない
自分に合うものを探そう

テレビ、雑誌、インターネットなど、巷ではダイエットの情報がたくさん紹介されています。たくさんありすぎて何を信じていいのかわからない、というかたもいらっしゃるでしょう。塚本さんが紹介している、断食、メック食、糖質制限はどれも、適切に実践すれば健康的にやせられるダイエット法です。

ただし、自己流だと難しいものもあります。一気に10kgやせたけど、健康的ではなかったというときは、少し無茶なやり方をしてしまったのでしょう。

塚本さんも言っているように、**極端なダイエットは続きません**。断食もメック食も糖質制限も、理論的には間違っていません。けれど、やせ型の人が極端な断食をすると危険ですし、中性脂肪やコレステロールが高い人がメック食を続けるのも動脈硬化のリスクが高まります。糖質制限もがまんできなくて続けられず、リバウンドで大食いしてしまうのでは本末転倒です。自分に合うダイエット法を探し実践しましょう。

Dr白澤's 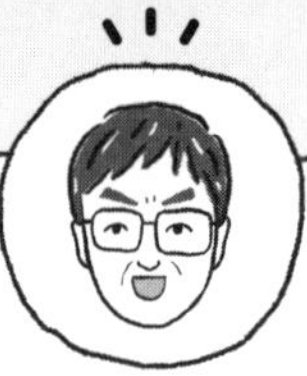 アドバイス

3章のまとめ

- 教育入院の主な目的は生活習慣の重要性を理解すること
- 依存症や中毒から抜け出すのは根気が必要
- 食べ方は習慣にすることが大切
- 自分に合うダイエット法を探そう

第4章

定期検査で新しい主治医に怒られて一念発起

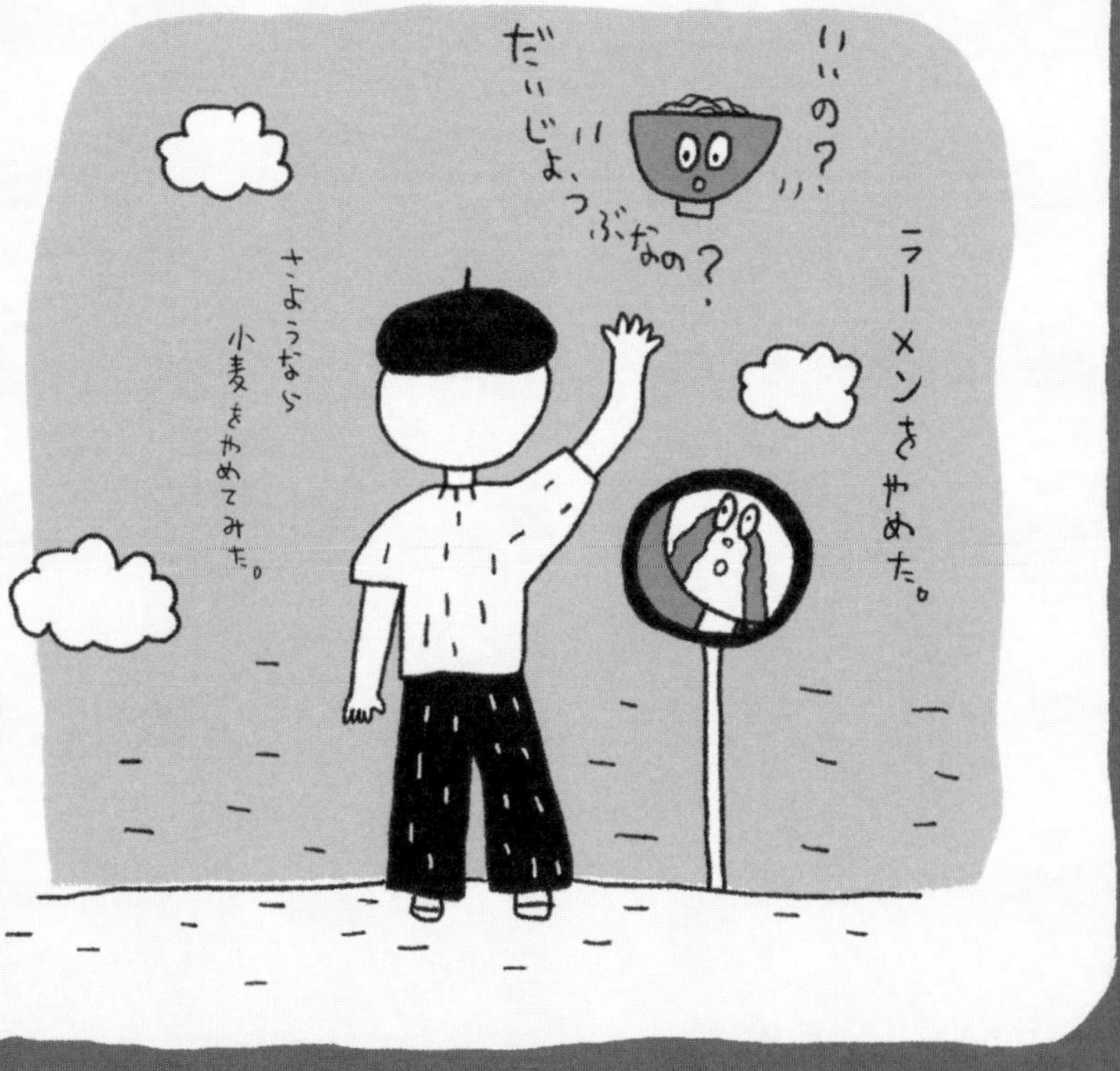
ラーメンをやめた。
いいの？
だいじょうぶなの？
さようなら
小麦をやめてみた。

「このままだと死んじゃうよ！」新しい主治医にいきなり怒られる

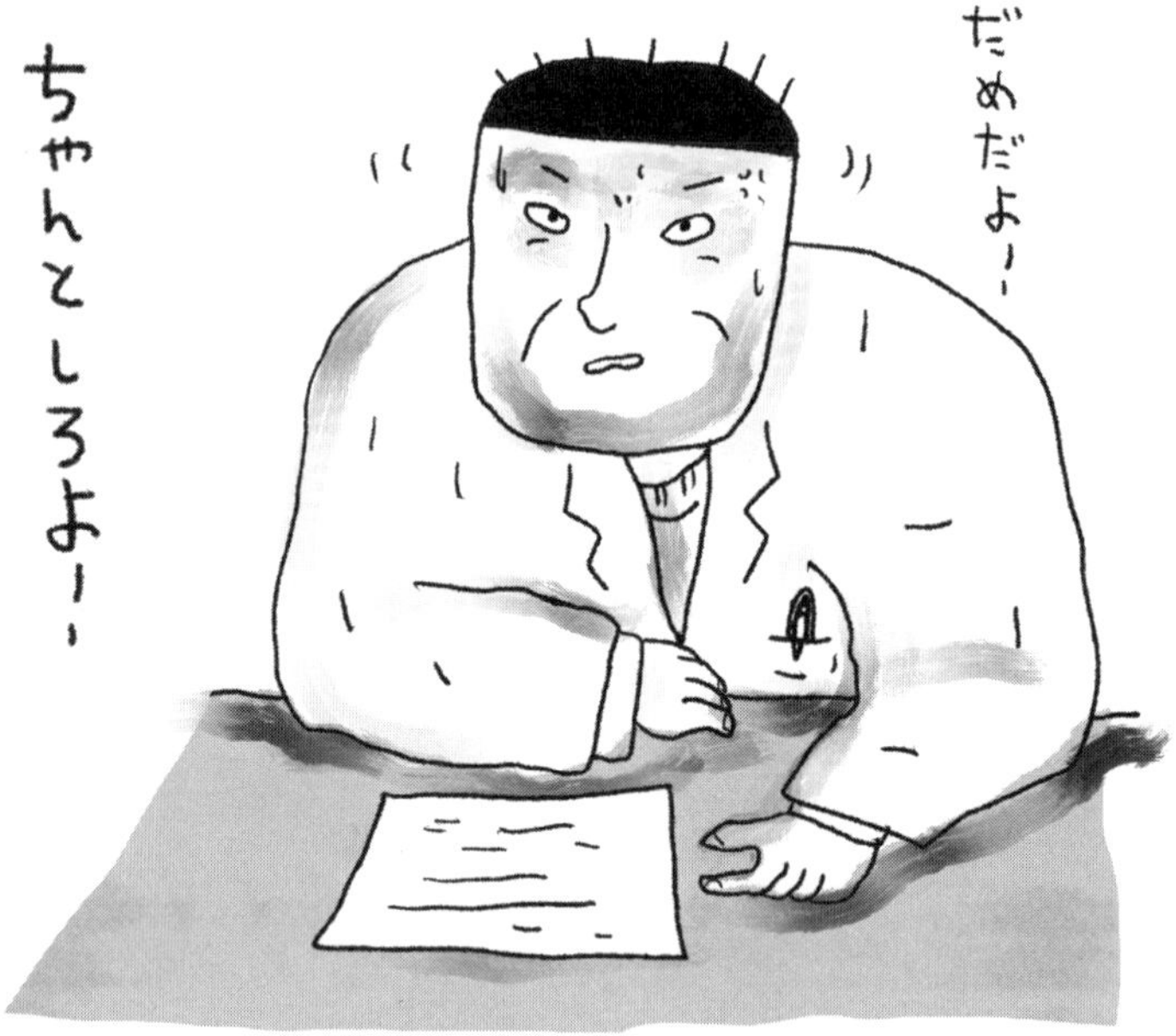

節制と暴飲暴食を繰り返し、やせたり太ったりを繰り返しながら、3カ月に1回、定期検査に通っていた。

そんなある日、定期検査で病院に行くと主治医がかわっている。

検査表を見る先生が「なんだか偉そうだな」と思って見ていたら、いきなり怒り始めた。「おい！　真面目に節制をしないとダメじゃないか！　このままだと死んじゃうよ。いつ脳卒中で倒れてもおかしくない数値だ！」

こんな勢いで怒られたのは小学生の頃にイタズラをし、先生に怒られたと

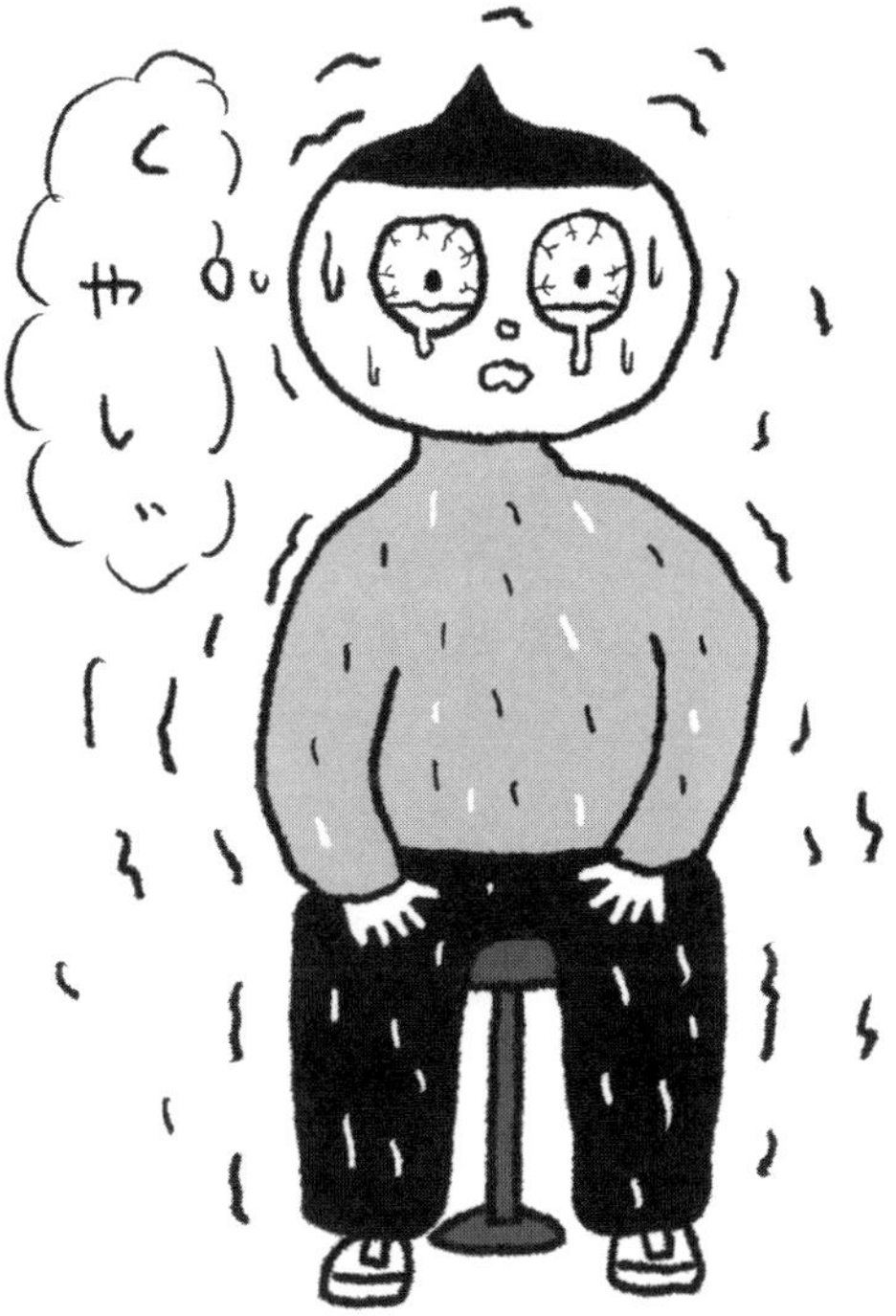

き以来だ。久しぶりすぎてびっくりして目に涙がたまった。思わず「わかりました。やってみます」とオドオド言うと「やってみますじゃないんだよ！やるんだよ！」とさらに怒られる。

さすがに私も怒りがわくが、「そこまで言うならやるよ！やってやるよ！」と思った。そして「はい。やります」と小さく弱い声で先生に返事をした。それと同時に「この先生を見返してやろう」と心の中で誓ったのだ。

それくらい怒られたインパクトがすごかった。この年になってあんな勢いで怒られるとは思わなかった。

これ以外で、あんな怒られ方をするのはケンカをしたときの妻だけである。

今度こそ生活を改める あの先生を見返してやる！

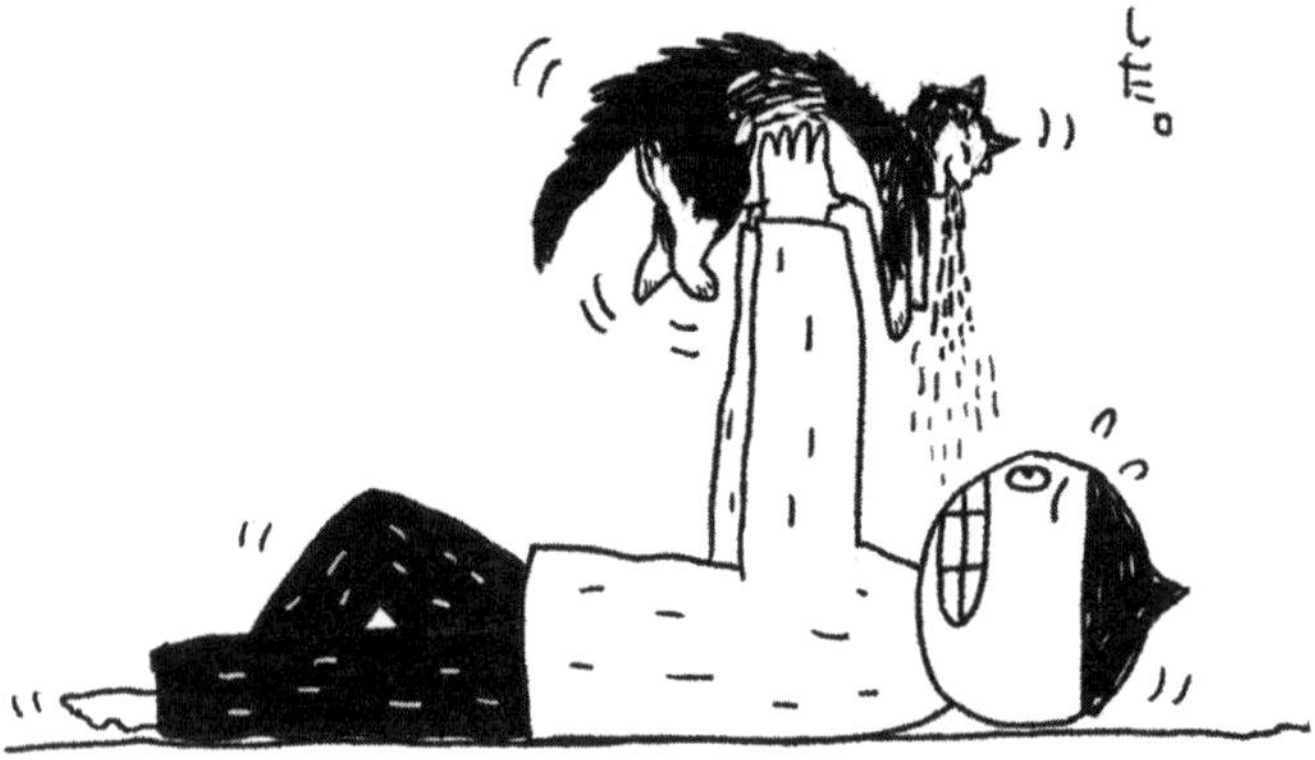

病院の主治医はよくかわるのだが、これほど怒られたことはなかった。
当時はその医者の偉そうな態度に怒りしか感じなかった。でも冷静になると、これまで繰り返してきた節制と暴飲暴食の日々を思い出し、反省もした。
50代になって、簡単にやせられなくなってきた。体の不調も感じている。確かに、このまま同じような生活をしているとまずいことになりそうだ。
子どもはもう独立し、子育ては終わったが、孫のことなどまだまだ楽しみがある。元気なじいさんになるために

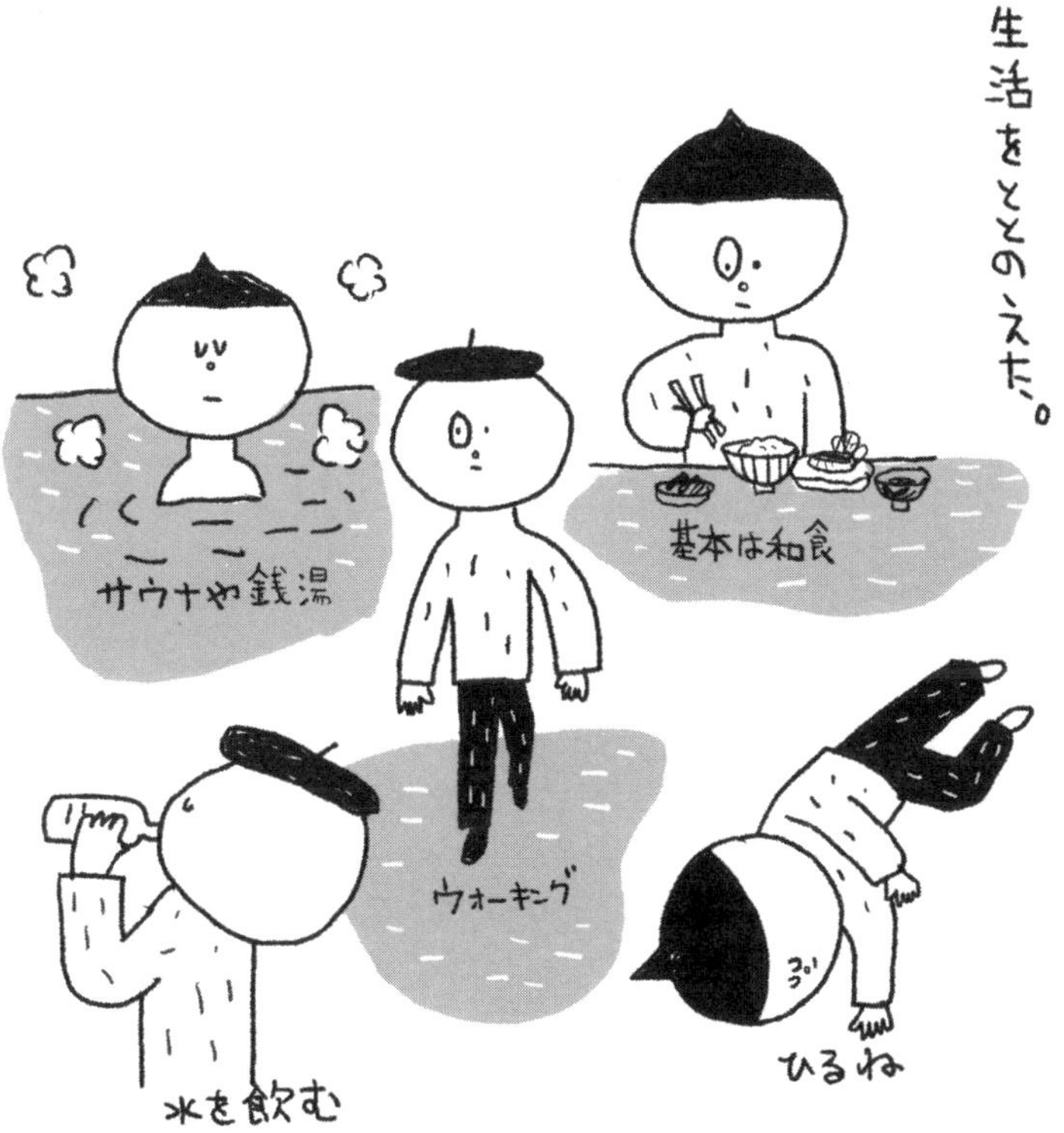
生活をととのえた。
サウナや銭湯
基本は和食
ウォーキング
水を飲む
ひるね
ゴッ

は、ここでどうにかしないと……。

それに、あの偉そうな先生を見返してやりたい。その日から、私は生活を整えた。それまでの経験から、何をすればいいのかはわかっている。あれをまたやればいいんだ！

食事は和食。日中はウォーキングして水分をしっかり摂る。疲れたら昼寝する。夕方はサウナや銭湯に通って汗を流し、自宅に帰って晩酌をして寝る（晩酌か！と突っこまれるかもだが、これはやめられない）。

文字にすると簡単なのだが、続けるのは難しい。でも、「次の検査であの先生をあっと言わせたい」という気持ちがモチベーションになった。

三浦雄一郎さんを見習い 重りをつけてウォーキング

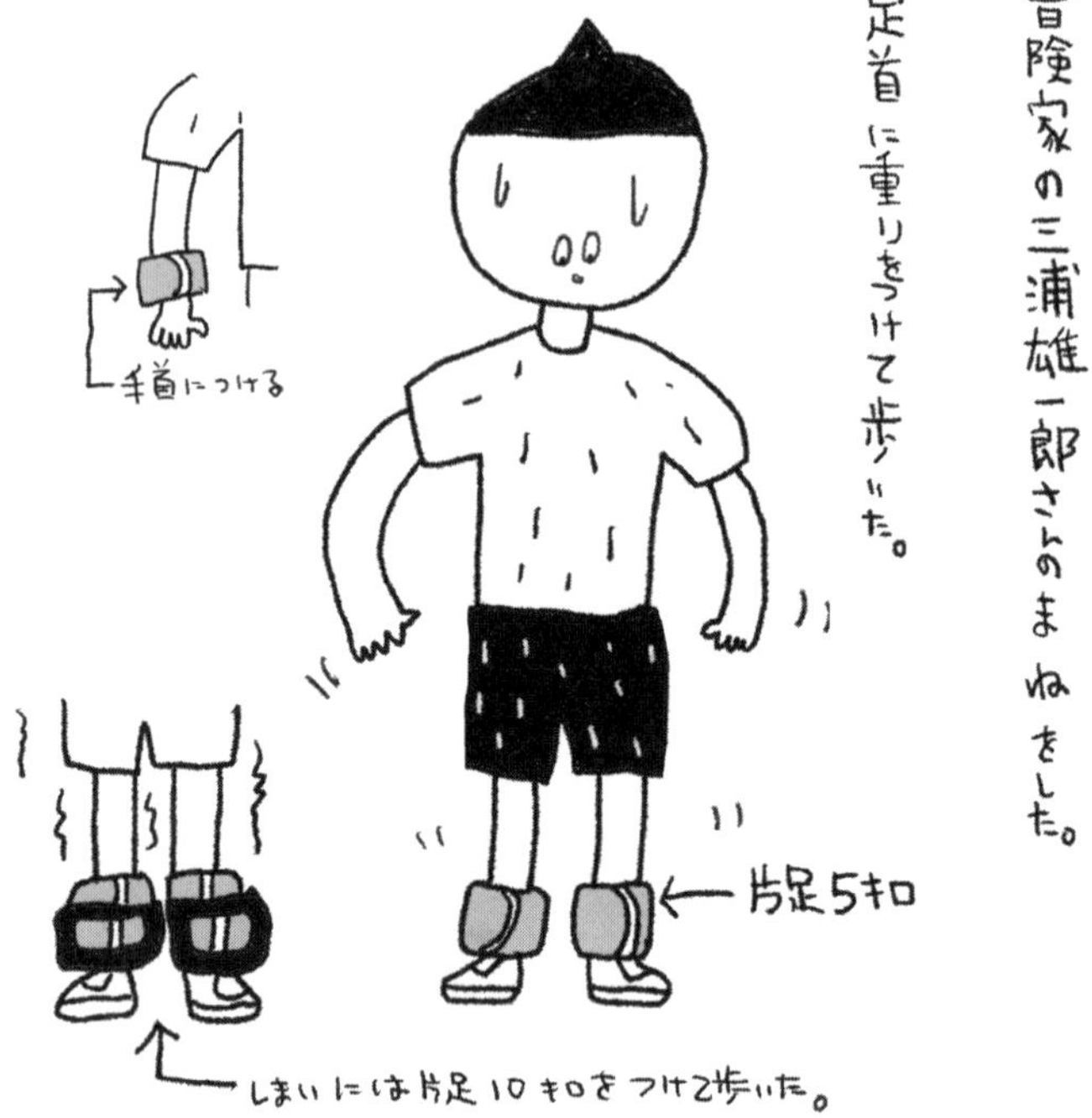

冒険家の三浦雄一郎さんのまねをした。
足首に重りをつけて歩いた。
手首につける
片足5キロ
しまいには片足10キロをつけて歩いた。

まず、ウォーキングを再開した。

50代だったが、冒険家・三浦雄一郎さんの『65歳から始める健康法』（致知出版社）を読む。

さっそく、三浦雄一郎さんのまねをして、足に重りをつけて歩いた。片足5kgの重りをつけて歩くのだ。

最初は、歩き方がわからず、動きがぎこちなくなって危なかった。

ただし、これをつけて歩くと、短い距離でも効果があるそうだ。毎朝歩いた。毎日飽きるまで歩いた。こういうとき、犬を飼っていればと思ったこと

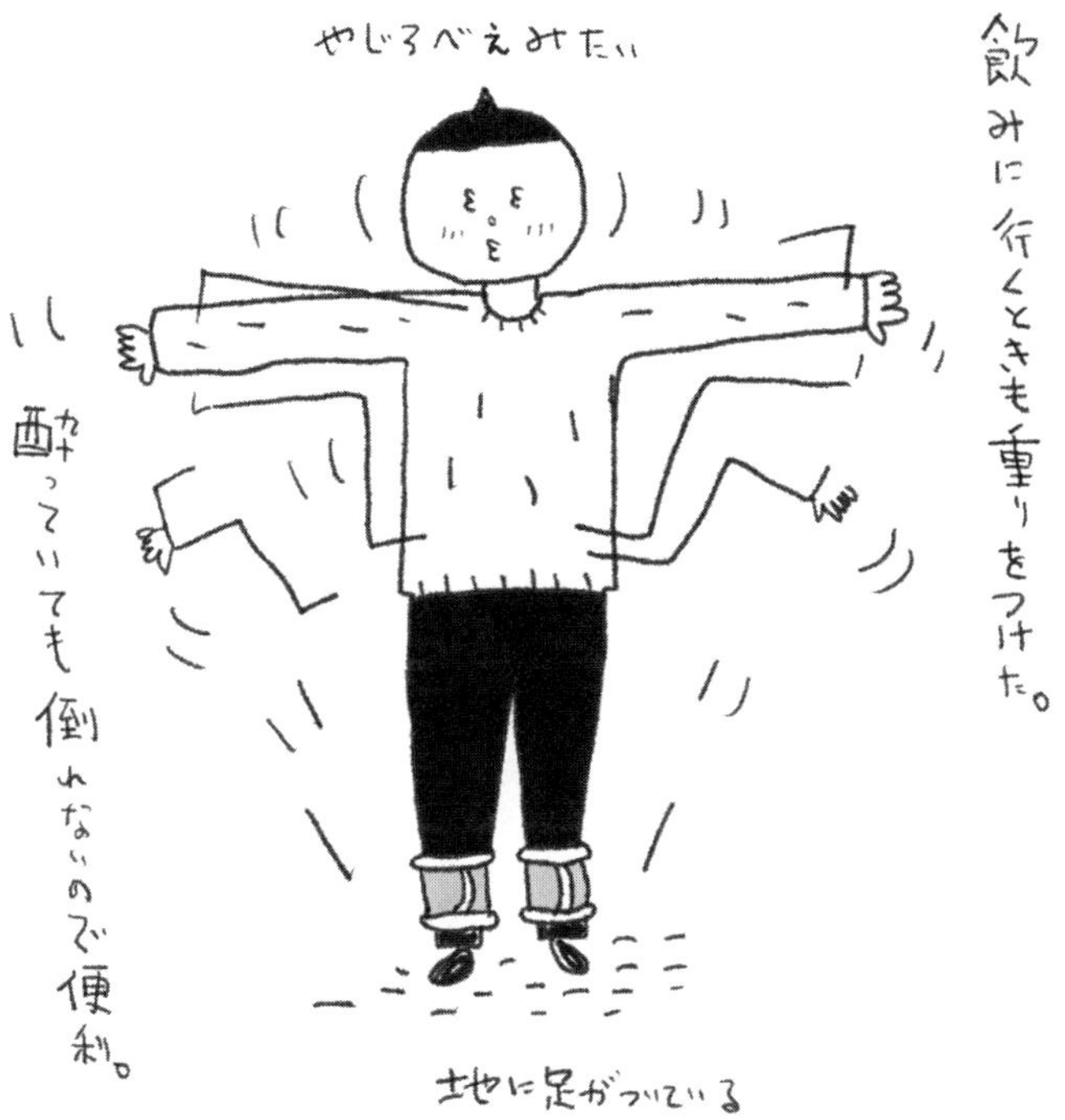
やじろべえみたい
飲みに行くときも重りをつけた。
酔っていても倒れないので便利。
地に足がついている

もある。犬の散歩は楽しそうだ。

重りをつけたまま電車に乗ったこともある。ホームに行く階段が、非常に疲れるし危険なのでエレベーターでホームまで行く。意味がない。

そういえば、飲みに行くときも重りをつけた。地に足がついている。やじろべえみたいだ。酔っていても倒れないので便利。でも、危ないからやらないほうがいいと思う。

鉄アレイを使った自己流の筋トレも始めた。ダイエットに筋トレが有効なのは知っている。5kgの鉄アレイを上げ下げするだけだが筋肉はつく。ムキムキにする必要はない。

サウナスーツも買ってみた。パーマ

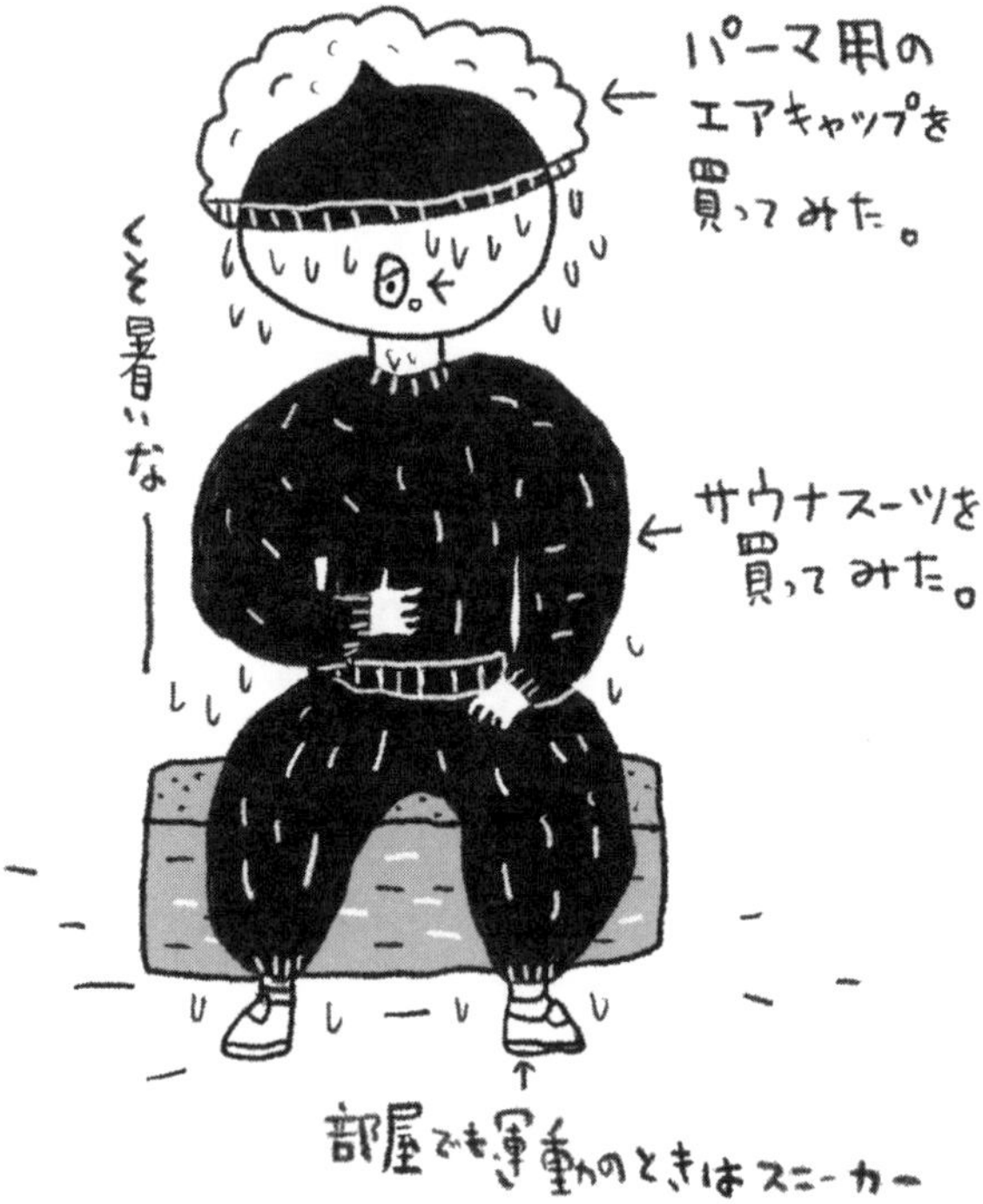
パーマ用のエアキャップを買ってみた。
くそ暑いな
サウナスーツを買ってみた。
部屋でも運動のときはスニーカー

用のエアキャップも買って、自宅でサウナ状態だ。とても暑い。汗がたくさん出るので、やせたような気がする。

エアロバイクを購入して仕事場に置いた。20分もこげば汗がしたたり落ちてくる。ひたすらこぐが、つまらないしヒマだ。なので、パソコンで映画を見ながらこいだ。これでも退屈だが、こいだあとにシャワーを浴びると、とても気持ちがいい。そしてアイスコーヒーを飲む。最高の時間だ。

ちなみに、現在、エアロバイクは洗濯物置き場になっている。鉄アレイやシックスパッドなど、ダイエットに使ったものは多い。それらも放置だ。ヨガポールだけは重宝している。

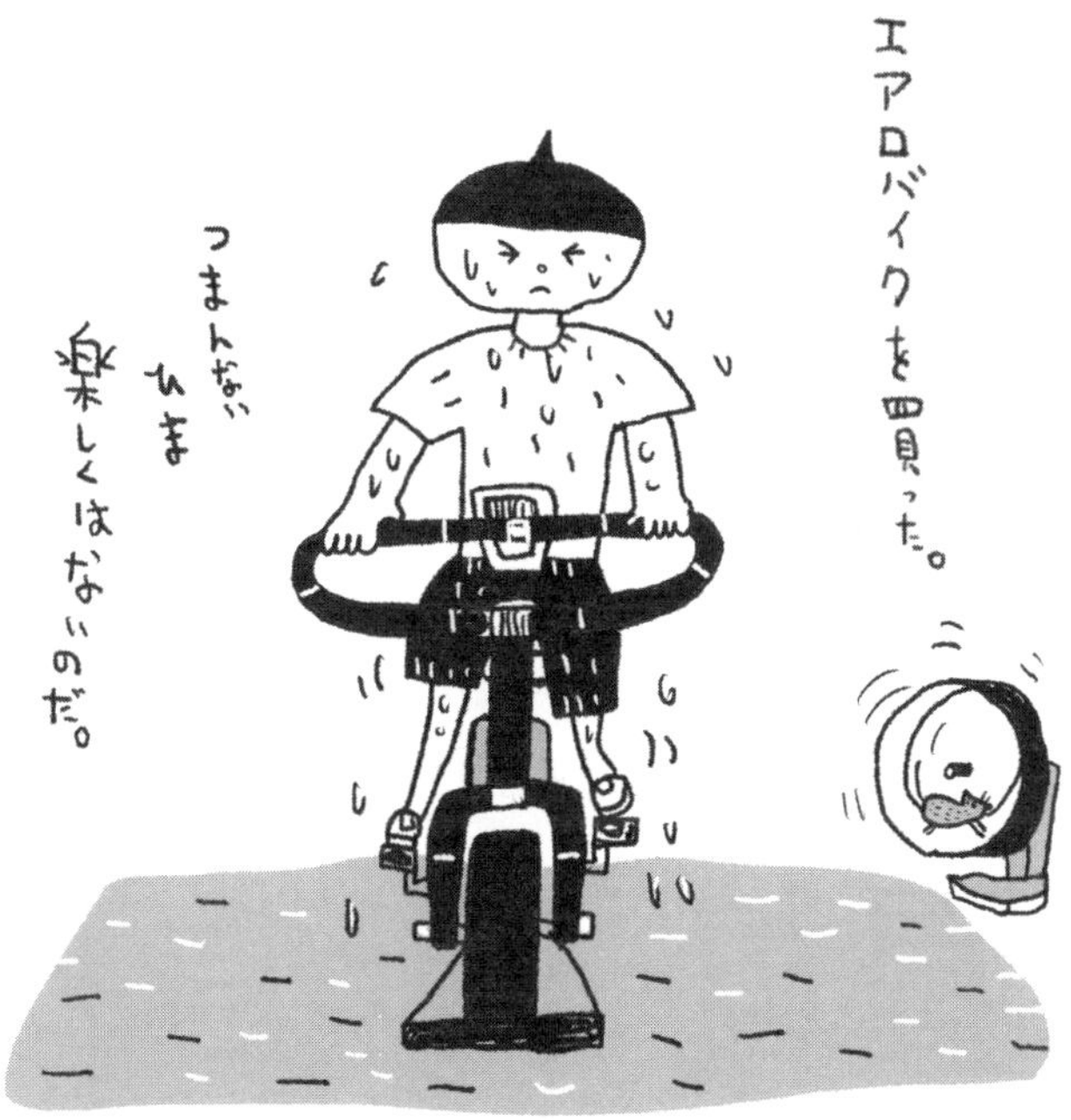
エアロバイクを買った。
つまんない
ひま
楽しくはないのだ。

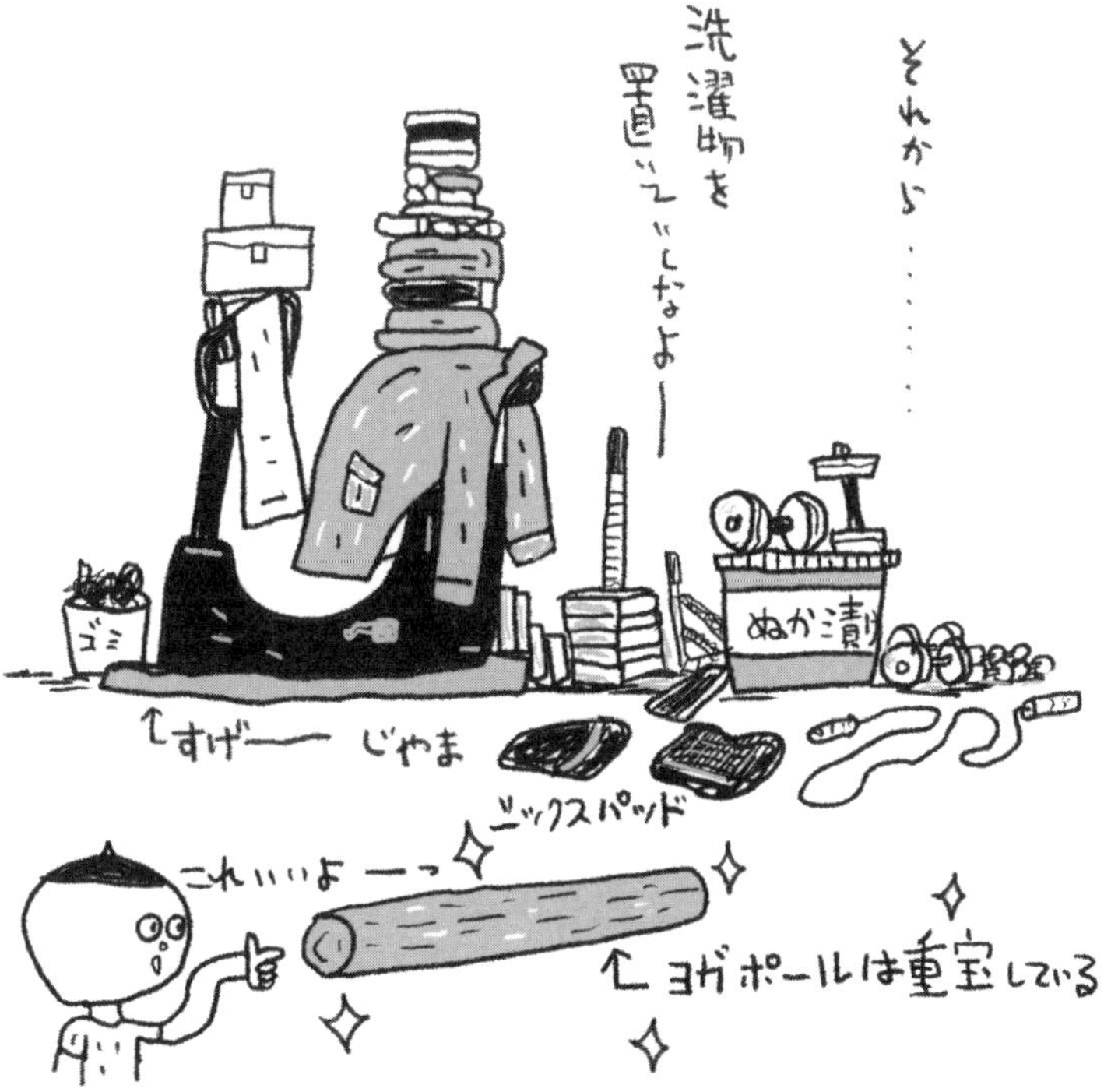
それから……
洗濯物を
置いていしなよー
↑すげー じゃま
ゴミ
ぬか漬
ニックスパッド
これいいよーっ
↑ヨガポールは重宝している

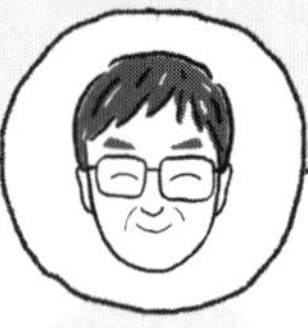

Dr白澤's
アドバイス

筋肉をつけると血糖値の状態がよくなる

三浦雄一郎さんとは、お父さまの敬三さん、お子さんの豪太さんと三世代にわたりおつきあいがあります。主治医として三浦雄一郎さんのエベレスト登頂をバックアップしたことは、私にとっても貴重な経験になりました。

重りをつけてのウォーキングは、かなりハードなものですが、効率よく筋肉をつけられるので血糖値の改善にはかなり効果があります。

実は、筋肉の量と血糖値には深い関係があります。まず、ウォーキング（運動）することで血液中の糖が消費されます。さらに、重りをつけて負荷が高まるので筋肉量がアップします。**筋肉には血糖値を調整する役割があり、筋肉の量が増えると血糖コントロールが改善される**ことが明らかになっています。

逆に、筋肉の量が減ると**血糖値は下がりにくくなります。血糖コントロールをよくするためには運動がとても重要な役割**を担っています。

ストレッチもジョギングもちょっとでもやることが大事

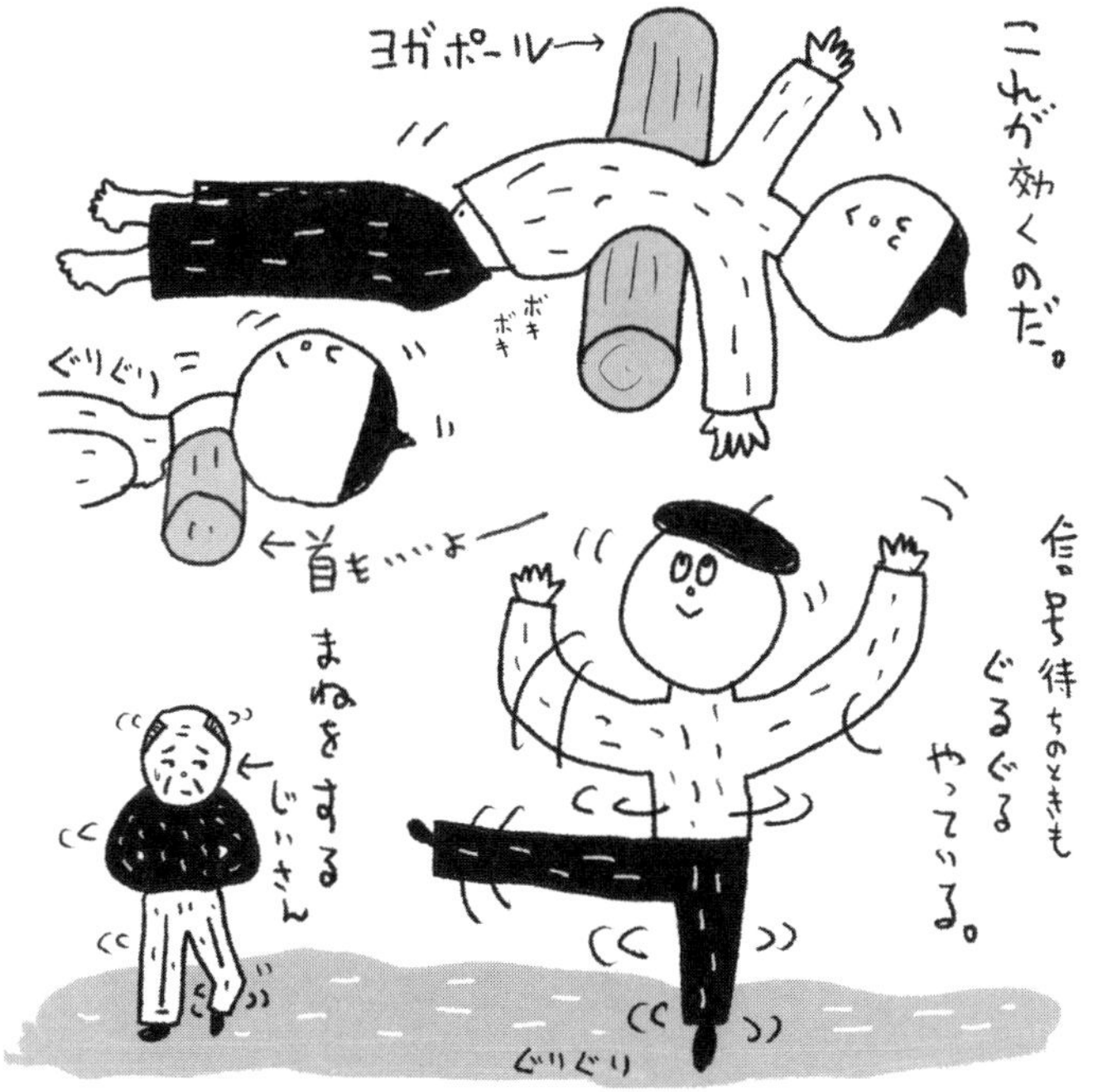
これが効くのだ。
ヨガポール→
ボキボキ
ぐりぐり
←首もいいよ
信号待ちのときもぐるぐるやっている。
まねをするじいさん
ぐりぐり

　ストレッチも自己流だが始めた。ヨガポールの上に乗ってゴロゴロしながら背筋を伸ばしたり首をぐりぐりしたり。これは気持ちがいい。

　信号待ちのときも、足首をぐるぐる回したり、腰をぐるぐる回したりして、常に体を動かしている。やりすぎて、シャドーボクシングをしてしまうときもある。

　その場でピョンピョンジャンプするのもおすすめだ。部屋で一人、踊るのだ。内臓を動かすイメージでやるといい。恥ずかしいかもしれないが、羞恥《しゅうち》

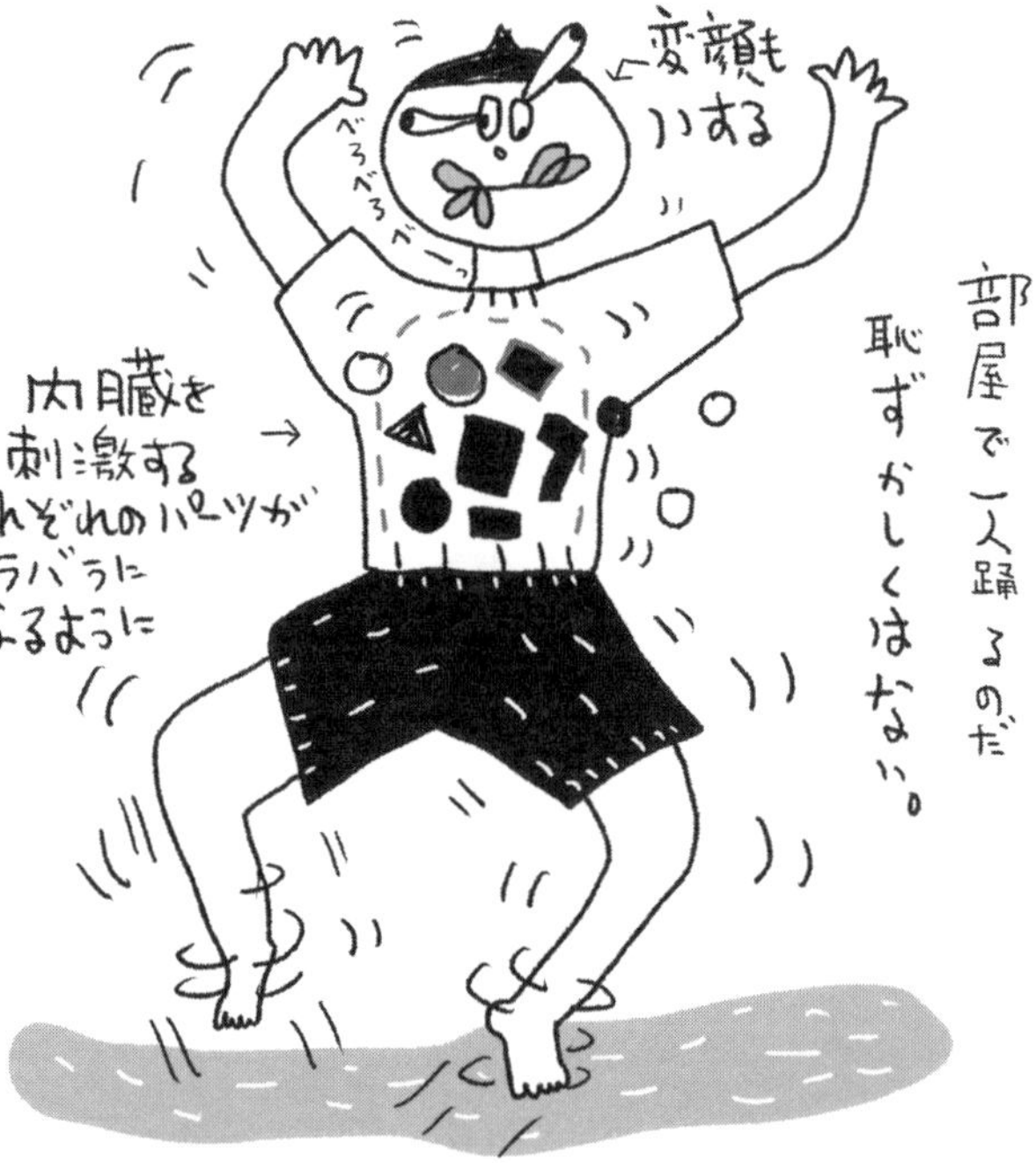
変顔もする
べろべろベーっ
内臓を
刺激する
それぞれのパーツが
バラバラに
なるように
部屋で一人踊るのだ
恥ずかしくはない。

心《しん》は捨ててしまおう。自由に生きたほうがいいと思う。

電車に乗っていても、軽く貧乏ゆすりをして体を動かす。これは隣の人に迷惑がかからないよう気をつけた。

縄跳びも有効だ。最初始めたときは1回も跳べなかった。それでも続けた。1週間ぐらいたって、ようやく5回くらい跳べるようになった。今では200回以上跳べる。

ジョギングも最初は10mぐらいで息が切れていた。正直、最初は3m走ったところで死ぬかと思った。

でも、今では1㎞ぐらいは走れる。

もちろん、猛ダッシュで走るのではな

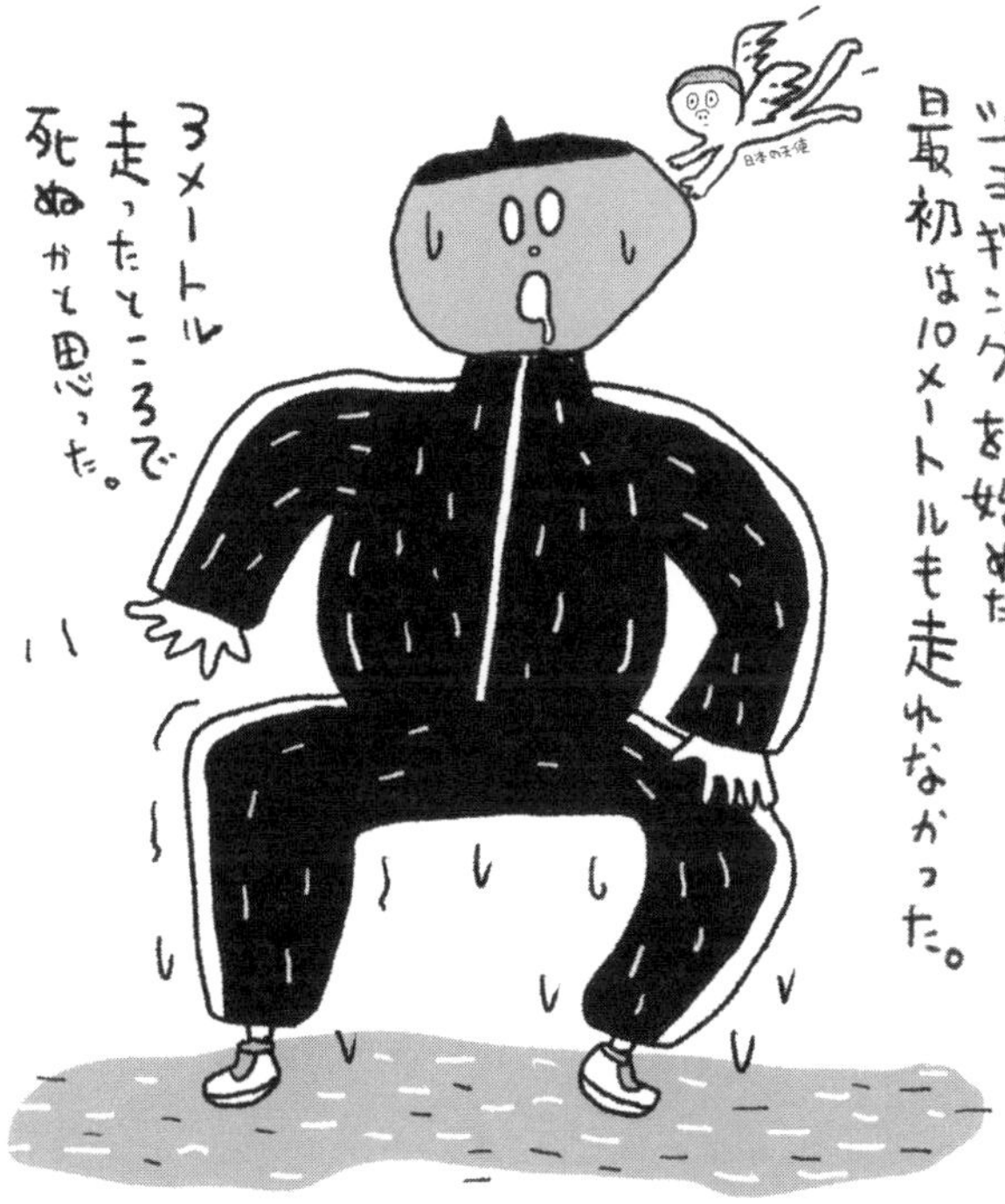
ジョギングを始めた。
最初は10メートルも走れなかった。
3メートル
走ったところで
死ぬかと思った。

い。スロージョギングといってゆっくり走るのである。

運動は、最初は少しでいい。できる回数から始めればいいと思う。やらないよりは絶対にマシなのだ。やらないであきらめるのはもったいない。

腹筋も腕立て伏せも、最初は1回もできないかもしれない。でも半回でも1回でもいいからやろう。あきらめないことが大事なのである。継続していればできるようになるのだ。苦しいけど続けてみよう。

やがて少しではあるが、できるようになる。自信がついてくるのだ。

ふとんの
中でも
ストレッチを
やる。
ものすご
く気持ちが
いいので
おすすめ
だ！

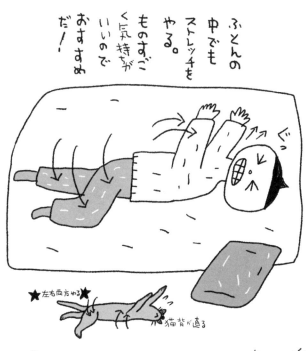

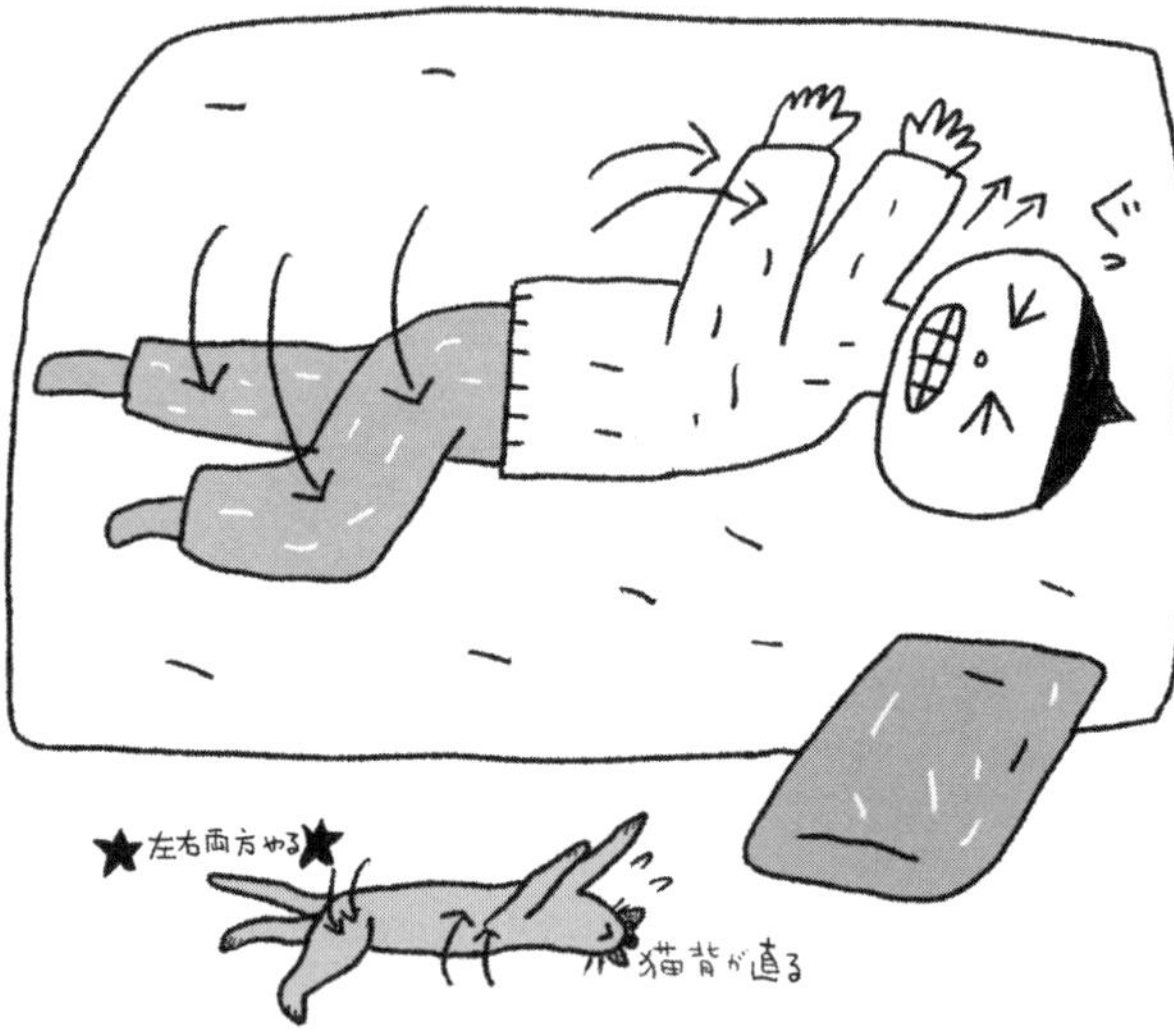

激しい運動はつらい
朝、起きてのラジオ体操は気持ちがいいので
おすすめ。

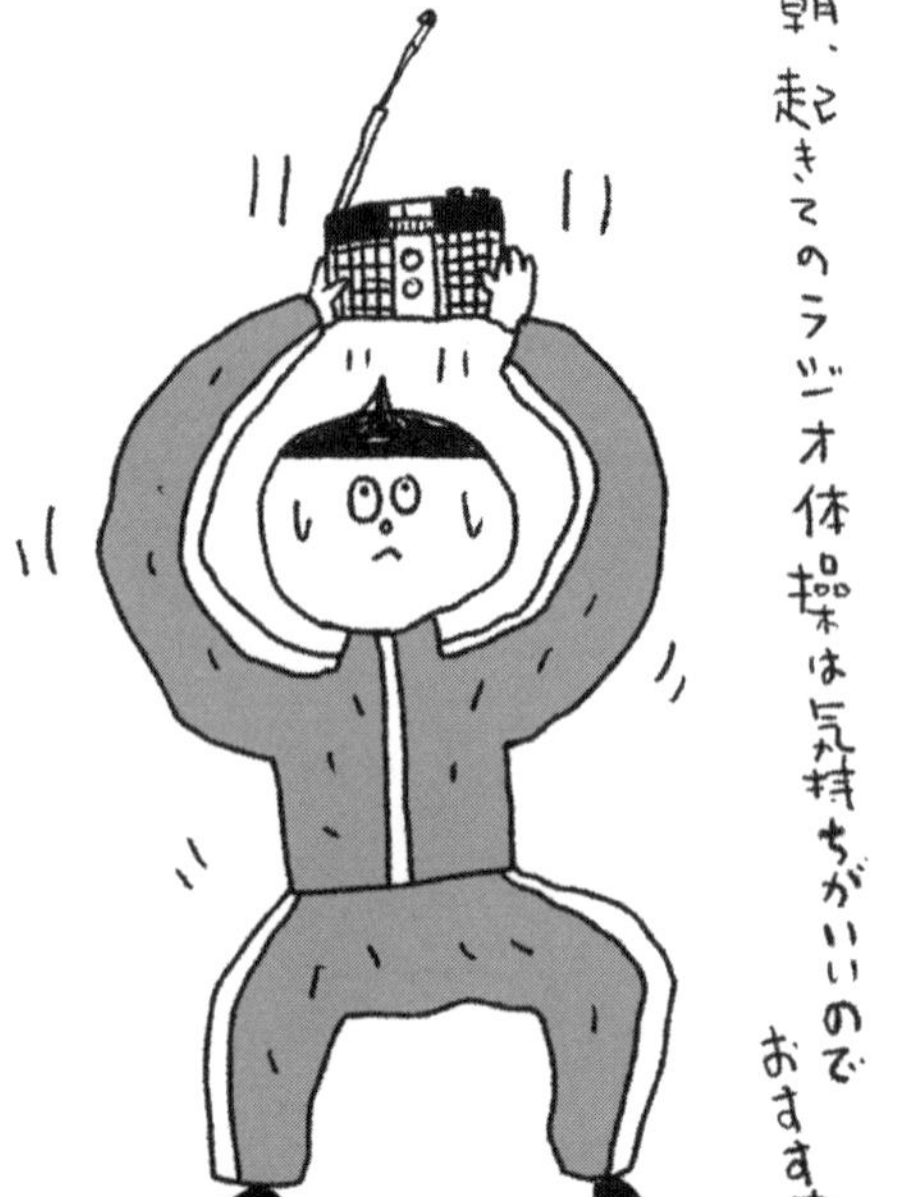

ぼくは「まねっこたいそううさぎちゃん」（そうえん社）という
体操の絵本を作るために
ラジオ体操指導員の資格を取得した。

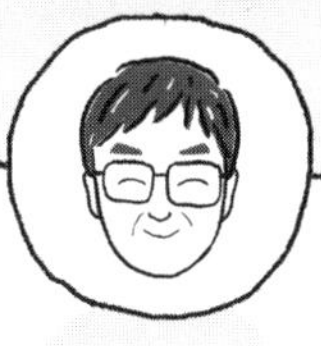

Dr白澤's
アドバイス

運動も規則正しい生活も継続が大事 目標の立て方がとてもいい

ストレッチやジャンプ、縄跳び、ジョギング、腹筋、腕立て伏せなど、さまざまな運動を行っていてとてもすばらしいです。信号待ちや電車に乗っている時間、部屋で仕事をしているときなど、こまめに体を動かしていることも◎です。

なんでもそうですが、継続することがとても大事。運動するためのまとまった時間をとることも大切ですが、塚本さんのようにすき間時間にこまめに体を動かすこともとてもいいと思います。

また、最初はできなくても、一回でもいいからやるという取り組み方もとてもいいです。運動し慣れていないと、思うように体が動かせないことが多々あります。そこであきらめるのではなく、**少しでもやって続けることがとても大切**なのです。

ボクシングはケガをしてやめた 無理は禁物

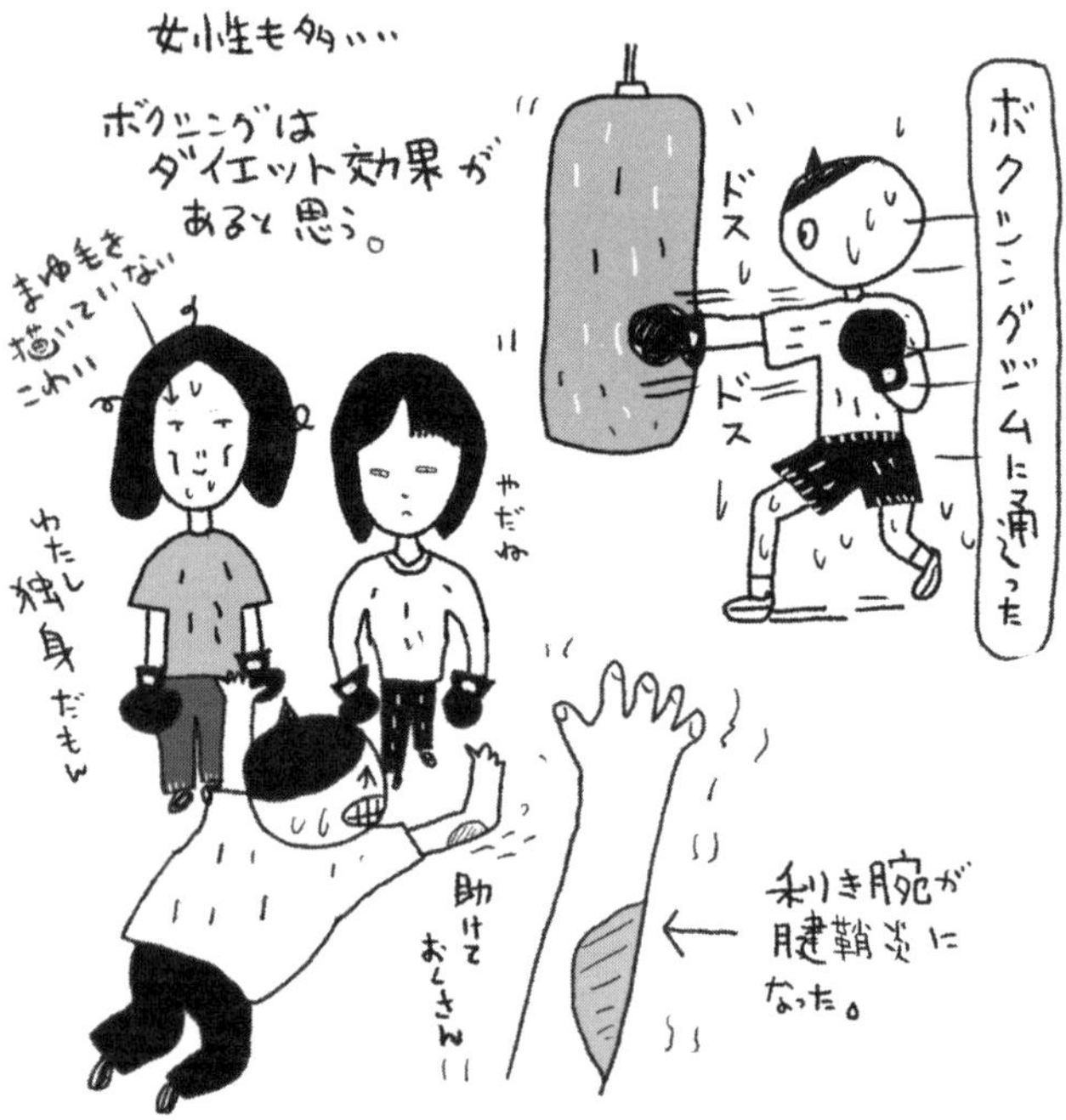

女性も多い…
ボクシングはダイエット効果があると思う。
まゆ毛を描いていないこわい
わたし独身だもん
やだね
ボクシングジムに通った
ドスッ
ドスッ
助けておくさん
利き腕が腱鞘炎になった。

かつて、ボクシングジムに通ってやせた経験があったので、ジムにまた入会した。前回通ったときは半年で10kgの減量に成功した。ただ、やめるとすぐに太ってしまった。ボクシングを始めると必ずやせる。柔軟体操をして縄跳び、シャドーボクシング、コーチによるミット打ち。合計で約30分の運動だ。全身運動で体が引き締まる。

今回は主治医を見返すという目標があるのでやる気満々だ。なんならストレートパンチをお見舞いしてもいい。でもすぐにケガをしてやめた。

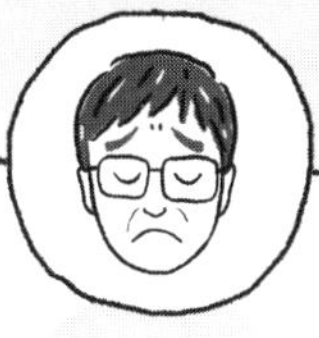

Dr白澤's
アドバイス

若い頃と同じ感覚でいると危険 ハードな運動はケガのもと

これは若い頃に運動をしていたかたにはよくあることです。

若い頃からずっと運動を習慣にしている人は問題ないのですが、いったんやめて何もしないでいた人がいきなり若い頃と同じような運動をするとケガをしてしまいます。

加齢とともに、筋肉も骨も内臓も老化が進行しています。ふだん運動していない人が、通常の生活ではやらない動きをすると、筋肉や骨、関節などに負担がかかり、骨折したり、ひねったり、ねんざしたりと、さまざまなトラブルを抱えることになってしまうのです。**久しぶりに運動するときには、若い頃の自分と同じではないことを自覚して、無理のないペースで**始めましょう。

糖尿病を患っていると筋肉の増殖や成長が妨げられて、筋肉の量が減りやすいことがわかっています。筋肉が減るので体を動かすのがおっくうになり、さらに血糖値の状態が悪化する、そんな悪循環に陥りがちです。

大好きなラーメンをやめた やってみたらできた

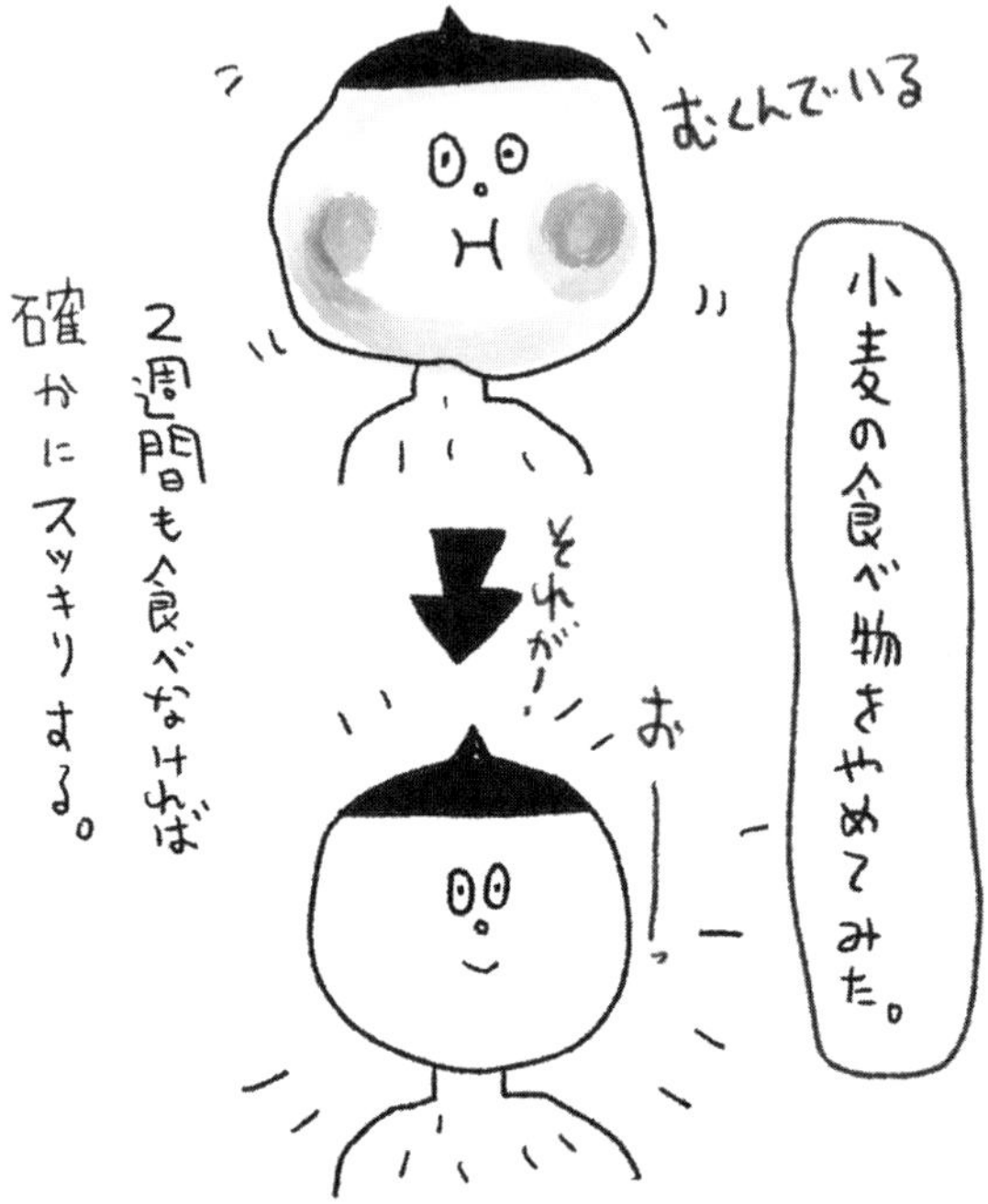

むくんでいる
小麦の食べ物をやめてみた。
それが！
おー
2週間も食べなければ
確かにスッキリする。

食事は小麦の食品をやめた。ラーメン、うどん、パン、パスタ、揚げ物などである。グルテンフリーという。クッキー1枚、いか天1個など、細かな小麦食品は気にしないで食べた。

小麦を食べないと、確かに体のだるさがなくなってラクになる。

でも、始めたときは悲しかった。子どもの頃から食べていた大好物が食べられなくなるのだ。でもやってみればできた。今は多少のラーメンは食べている。食べすぎなければいいのだ。なんでも適量がいい。

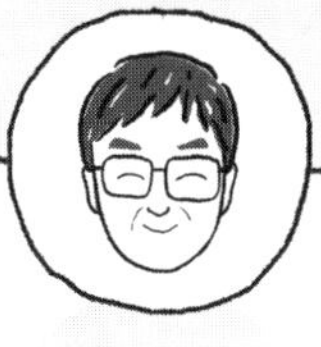

Dr白澤's
アドバイス

小麦中毒はやめることが大事
中毒から抜けるとラクになる

グルテンフリーを実践したことは、とてもいいことです。何度も述べていますが、中毒から抜け出すには、原因である食べ物を摂らないことが一番の近道です。**「小麦の食品をやめた」ことは、数値の改善に大いに役立っている**でしょう。

中毒性の強い食べ物を避け（たとえばラーメン）、多少は中毒性があっても刺激が弱い食べ物（たとえば手作りパスタ）を選ぶのも一つの方法ではありますが、パスタも小麦製品ですから、禁断症状が起こらないとは言えません。

ちょっと減らして、なんとなくごまかすのは、よけいつらく感じることもあります。それだったら、荒療治ではありますが、塚本さんのように「キッパリやめる」ほうがいい、そう思います。小麦中毒から抜け出すことができれば、それまでのように「とにかくラーメンが食べたい」という強い欲求に襲われることも減ります。小麦は血糖値を上げますから、血糖コントロールにも役立つこと間違いなしです。

コロナ禍が幸いした酒量が減って数値も安定

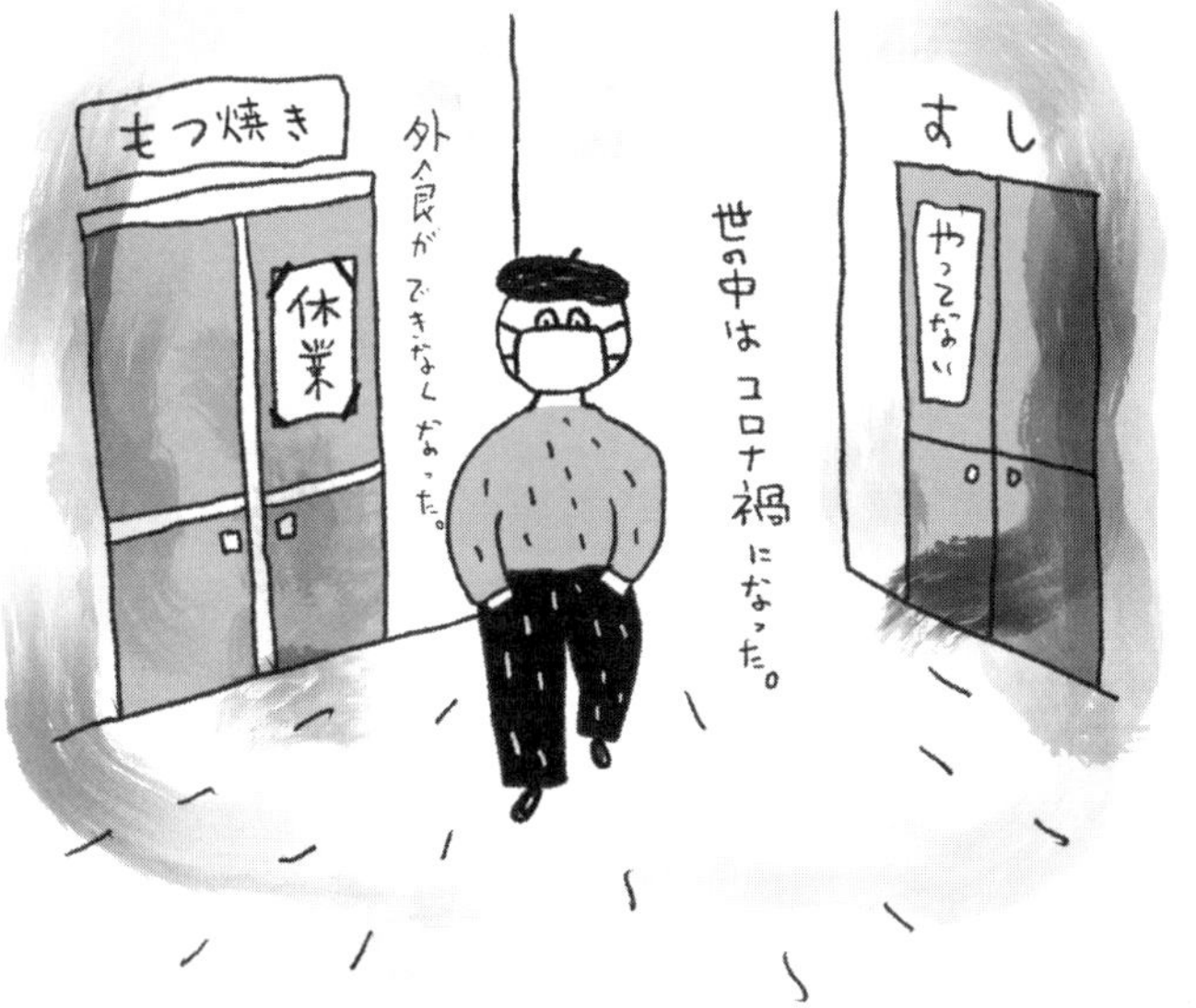

もつ焼き
休業
外食ができなくなった。
世の中はコロナ禍になった。
すし
やってない

ちょうどその頃、世の中はコロナ禍になった。ご存じのとおり外食ができなくなってしまったのだ。

仲間との宴会ができない。居酒屋やもつ焼き屋にいけない。すし屋にもいけない。外で飲む回数が激減したというか、まったくなくなった。

お酒は家で飲む。外でガンガン飲んでいたときに比べて量が減った。

おまけに外で飲まないのでトラブルがない。これはものすごくありがたいことだ。お酒に関してのコロナ禍は、私にとってはとてもよかった。

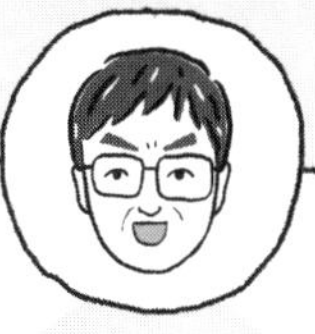

Dr白澤's
アドバイス

中毒からの脱却は〝意志の力〟より〝行動を変えること〟が大事

塚本さんが一念発起して、生活習慣を変えようとしたとき、世の中がコロナ禍だったのはタイミングに恵まれましたね。

中毒による食欲を意志の力でコントロールすることは、非常に難しいものです。仕事でのつきあいもあるでしょうし、ストレスがたまれば飲みに出たくなるでしょう。そうすると、なし崩しに以前と同じような生活に戻ってしまいます。

中毒から脱却するには、〝行動を変えること〟が大事なのですが、それがなかなか難しいのです。入院生活と違って、ふつうに生活していると仕事上のつきあいで飲みに出たり、外を歩いていて行きつけの飲食店が目に入ったりします。

コロナ禍になって外での飲食ができなくなったので、これらの誘惑から逃れられ、飲みに出ることも外食することもできなくなりました。まさしく〝行動が変わった〟のです。コロナ禍は長期間続きましたから、その影響は大きかったと思います。

3カ月後、定期検査の日。数値は激変 主治医は泣いていた

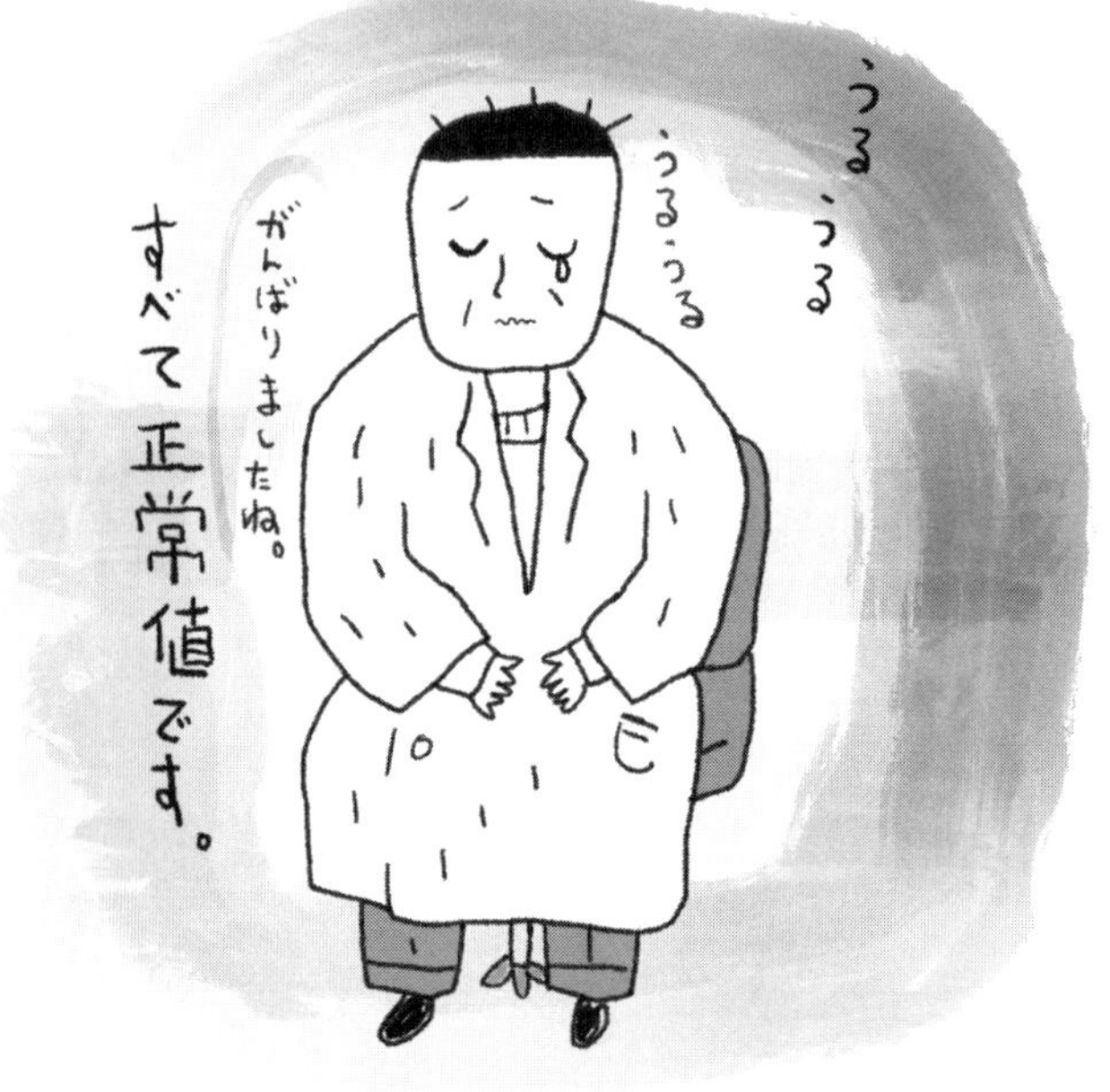
うる、うる
うる、うる
がんばりましたね。
すべて正常値です。

こんな生活を3カ月続け、定期検査の日が来た。あの主治医を見返す日が来たのだ。朝飯は抜いて血糖値が上がらないようにした。朝から鶯谷にあるサウナにも行った。汗を流してから病院を受診するのだ。やる気満々だ。

病院に行き血液と尿を提出した。待合室は満席である。自動血圧計で血圧を測る。血圧は上が138㎜Hg、下は95㎜Hgである。正常値だ。その日は特に人が多く、予約の時間が来ても順番が来ない。でもイライラしない。病院で待つことは慣れっこだ。文庫本を読

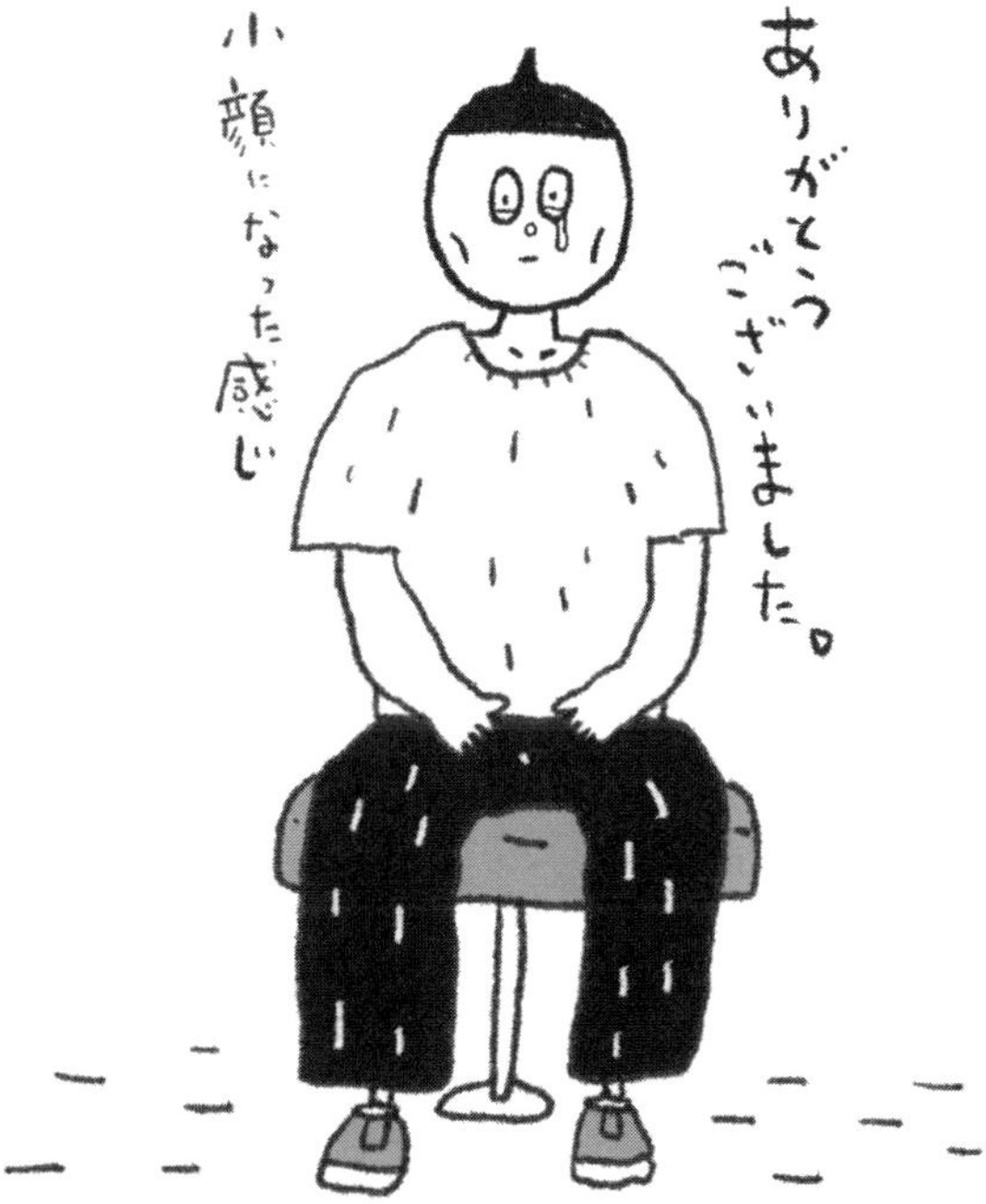
ありがとうございました。
小顔になった感じ

んで順番を待つ。私の順番が来た。いよいよ決戦の時が来たのだ。

ドアを開けてイスに座る主治医を見ると、データを食い入るように見ている。私はイスに座った。主治医は視線をパソコンから私に向けた。主治医の目がうるんでいる。うんうんとうなずきながら「がんばりましたね！ すべて正常値です。何をしたんですか？」と尋ねてきた。

私は食事を改め運動を始めたことを伝えた。こんな短期間でこんなにも血糖値が下がるのは、非常に珍しいらしい。うるうるしている先生を見て、私もうるうるしながら「先生のおかげです！」とお礼を言った。

Dr白澤's

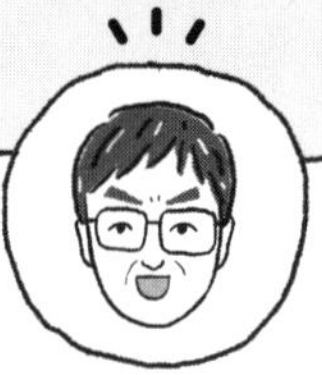

アドバイス

4章のまとめ

- 生活習慣は自分しだい
- 何か大きな事件やきっかけがあるとスイッチが入る
- 小麦製品を断ったのが成功のポイント
- 目標の立て方も大切
- これまでの経験から自分に合うやり方を知っていたことも大きなポイント

第5章

適切な食事と運動と睡眠。習慣にするための秘訣

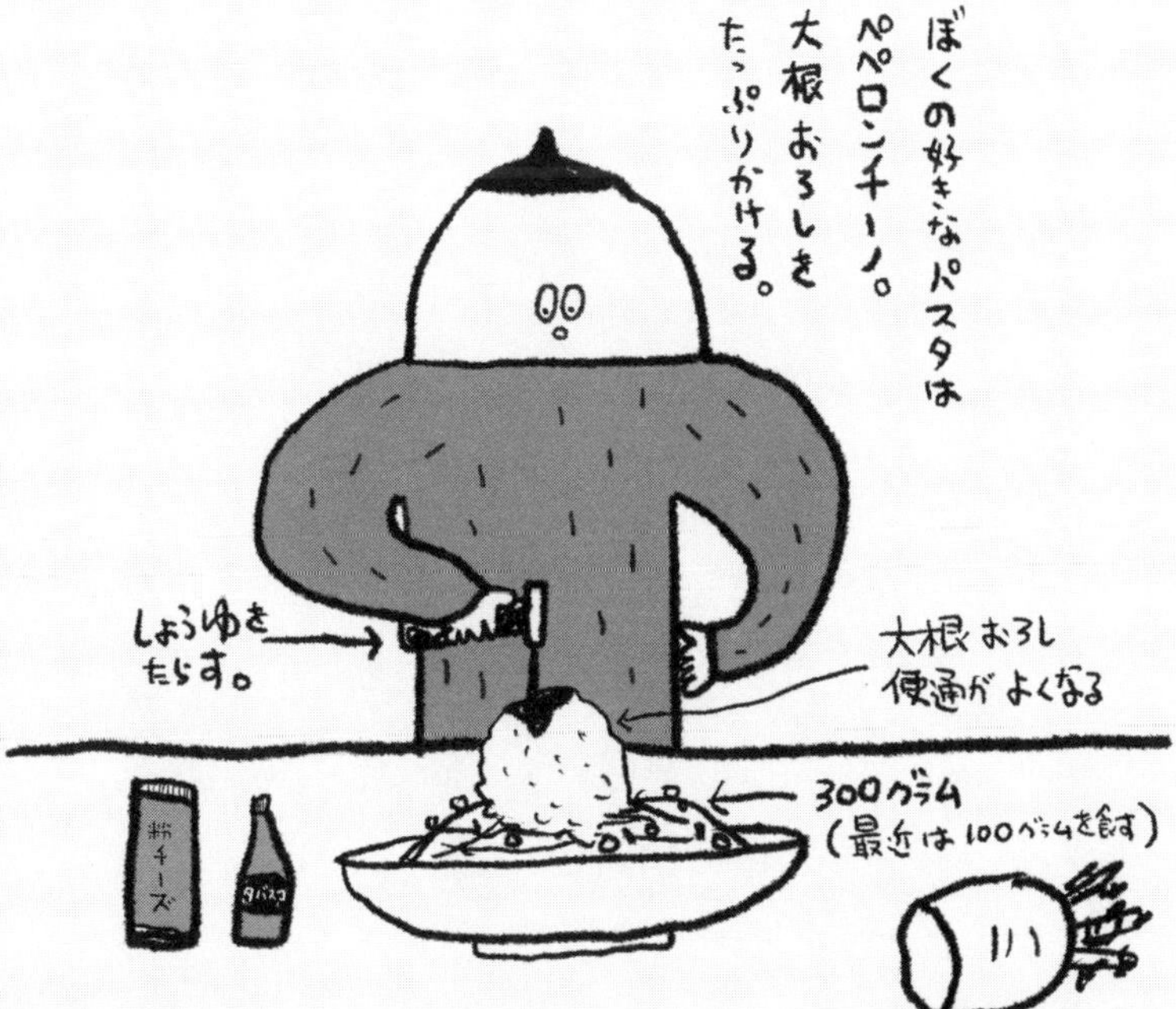
ぼくの好きなパスタは
ペペロンチーノ。
大根おろしを
たっぷりかける。
しょうゆを
たらす。
大根おろし
便通がよくなる
300グラム
(最近は100グラムを食す)
粉チーズ
大根は半分使う

食事は自炊を徹底した
太るとしたらラーメンと運動不足

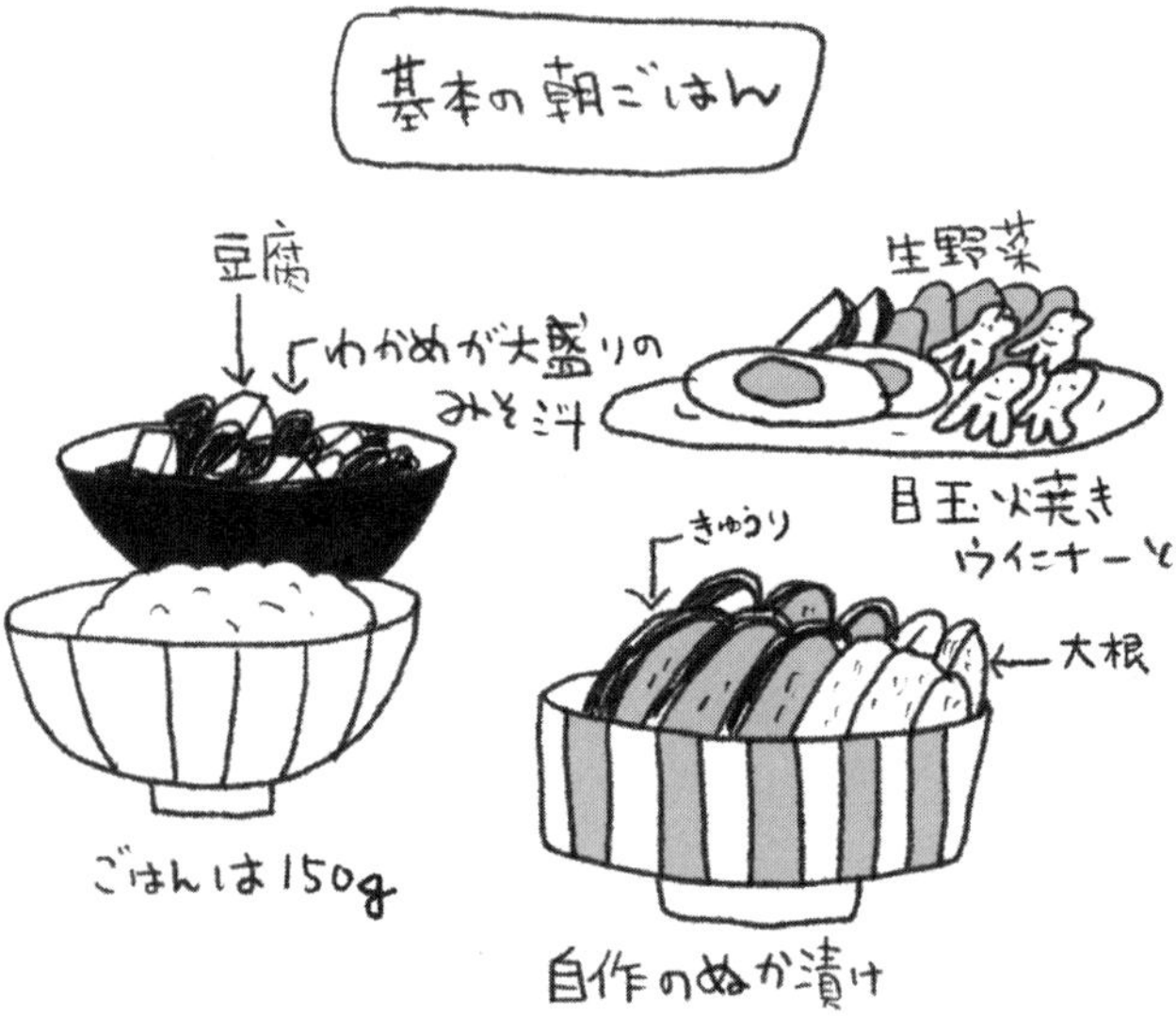
基本の朝ごはん
豆腐
わかめが大盛りのみそ汁
生野菜
目玉焼き
ウインナーとか
きゅうり
大根
ごはんは150g
自作のぬか漬け

コロナ禍になり外で飲まなくなったので自炊を徹底した。

朝ごはんはごはんを1合炊いて、だしからとったみそ汁、目玉焼き、生野菜、自作のぬか漬けを食べる。とにかく野菜がたっぷりだ。

ついでに昼用の弁当を詰めることもある。幼稚園の頃に使っていた仮面ライダーの小さい弁当箱に詰める。

そして晩酌である。私は朝が早いので、夕方4時頃には仕事をやめて、銭湯でサウナと風呂に入ってから夕食だ。

朝しっかり食べているので、夕食は

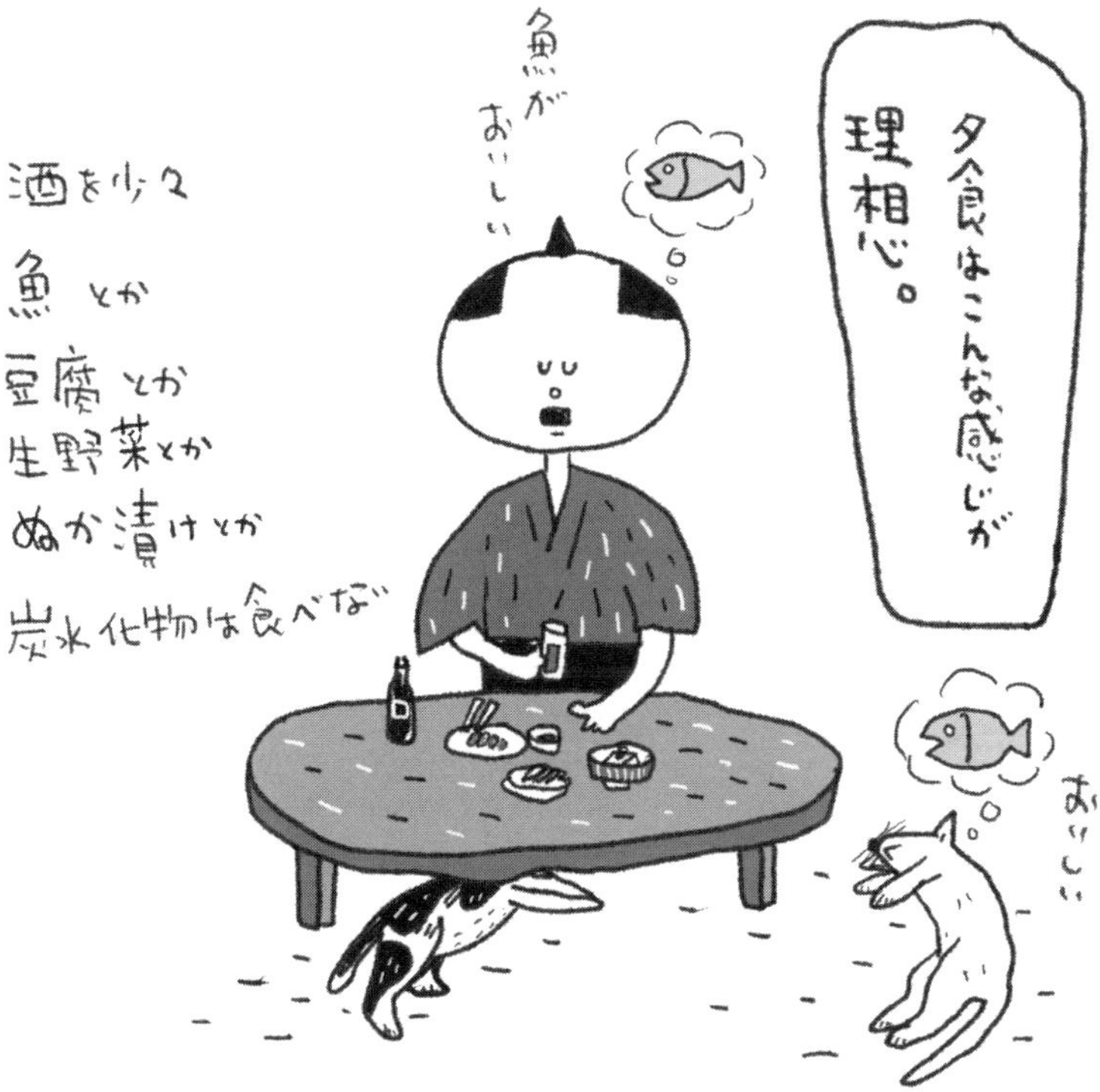
夕食はこんな感じが理想。
魚がおいしい
酒を少々
魚とか
豆腐とか
生野菜とか
ぬか漬けとか
炭水化物は食べない
魚がおいしい

つまみ程度でいい。

ウイスキーの水割り少々、刺し身、お浸し、漬け物、豆腐があれば満足だ。旬の野菜も食べる。春ならたけのこや菜の花、夏はとうもろこしが好きでよく食べる。秋は毎年いただく柿、冬は大根や白菜を好んで食べる。これで満足だ。

今の私が太る原因は、もうラーメンと運動不足しかない。

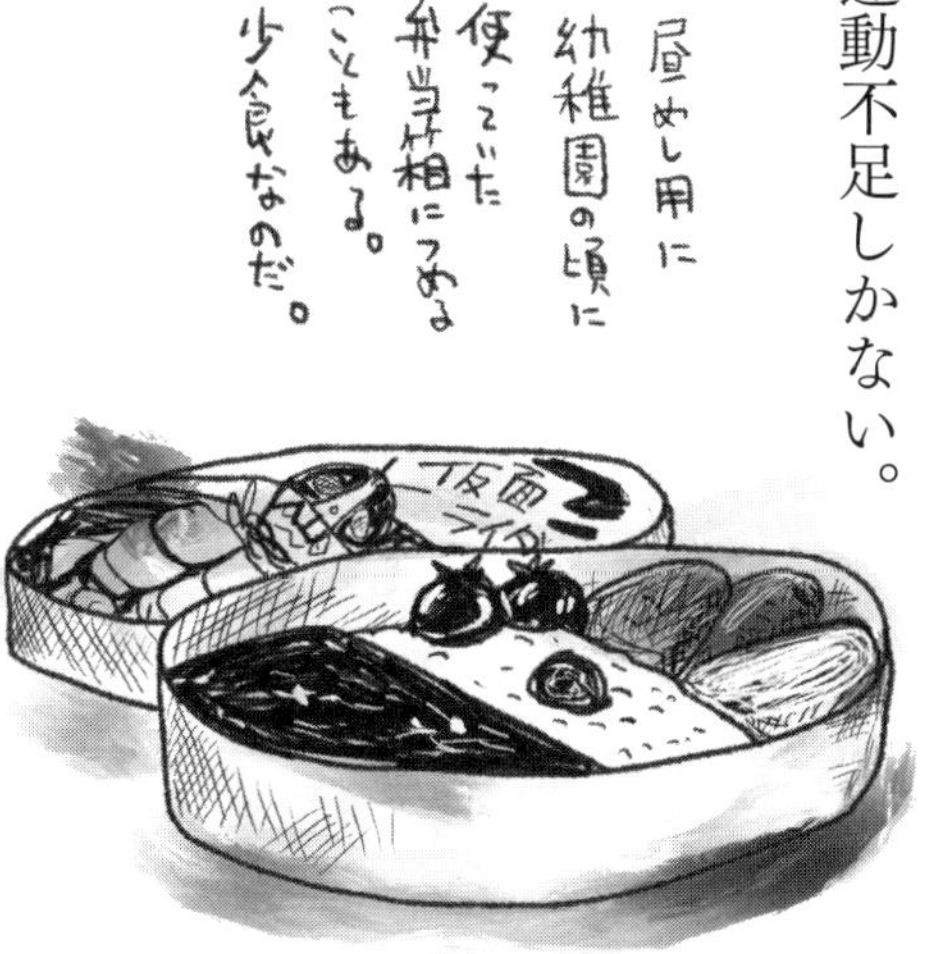
昼めし用に
幼稚園の頃に
使っていた
弁当箱につめる
こともある。
少食なのだ。

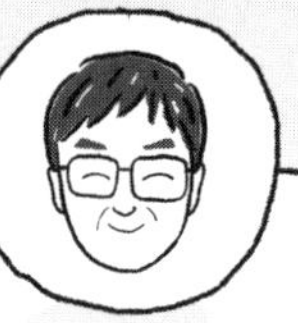

Dr白澤's
アドバイス

健康維持には自炊が不可欠 手作りの食事に勝るものはない

塚本さんは料理をするのが好きで、自炊が苦にならなかったとのこと。これもとてもいいことです。いろいろ工夫されて体にいい食材や調理法をとり入れているのも、本当にすばらしいと思います。

私は、**生活習慣病の予防・改善には自炊生活がとても大切**だと思っています。

日本の伝統的な和食スタイルは、世界でも健康食として認められています。ところが、現在の東京の街角には、ファストフードのレストラン、牛丼屋、ラーメン屋、24時間営業のコンビニエンスストア、砂糖たっぷりの甘いドリンクメニューが豊富なカフェなどが立ち並び、脳に「おいしい」という強い快感を与える中毒メニューばかり目に入ります。白米、小麦、砂糖、塩、油がたっぷりの外食をしている間は、中毒から抜け出すのは難しいでしょう。

生活習慣病の予防、改善のためには自炊生活を始めましょう。

食物繊維が大事
自作のぬか漬けを毎日食べる

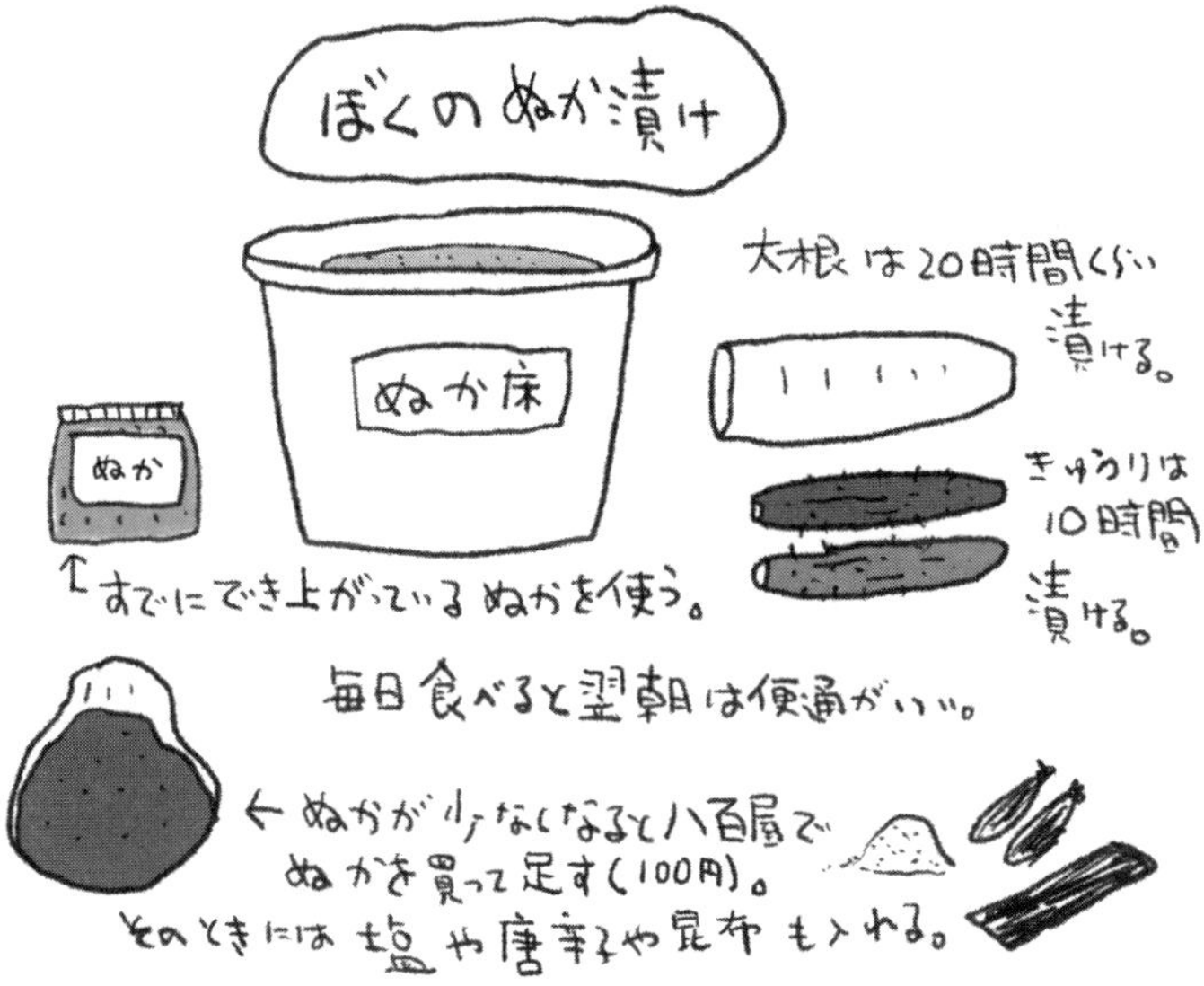
ぼくのぬか漬け
ぬか床
ぬか
大根は20時間くらい漬ける。
きゅうりは10時間漬ける。
↑すでにでき上がっているぬかを使う。
毎日食べると翌朝は便通がいい。
←ぬかが少なくなると八百屋でぬかを買って足す(100円)。
そのときには塩や唐辛子や昆布も入れる。

私はぬか漬けが好きだ。毎日ぬか漬けを食べているが、便が出る出るで便秘知らずだ。食べておいしいし、食物繊維がたくさん摂れる、快便になるなどいいことばかりだ。

凝《こ》り性なので、ぬか漬けも自作だ。最初はいろいろ入っている市販のぬかを購入した。ぬかが少なくなったら、八百屋でぬかを買ってきて、塩、唐辛子、昆布などと一緒に加える。

大根は食物繊維が多いし特におすすめだ。私は、ぬか漬け、サラダ、大根おろしにしてバリバリ食べている。

ときたま絵本好きのご婦人から相談を受ける。

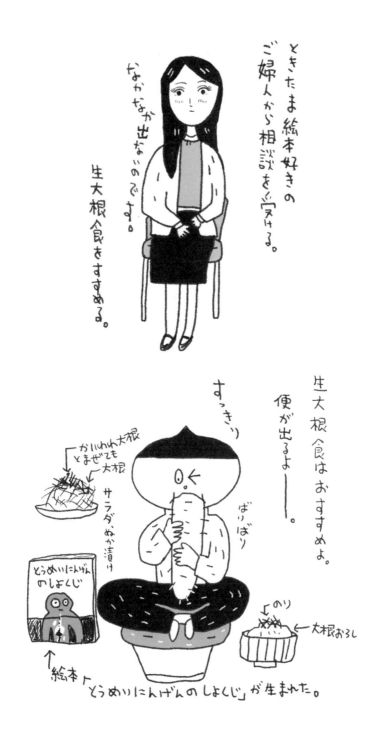

なかなか出ないのです。

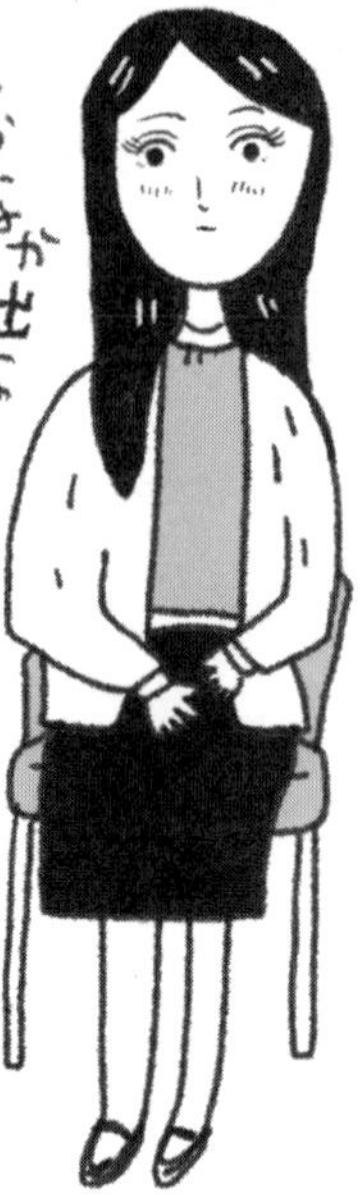

生大根食をすすめる。

生大根食はおすすめよ。

便が出るよーー。

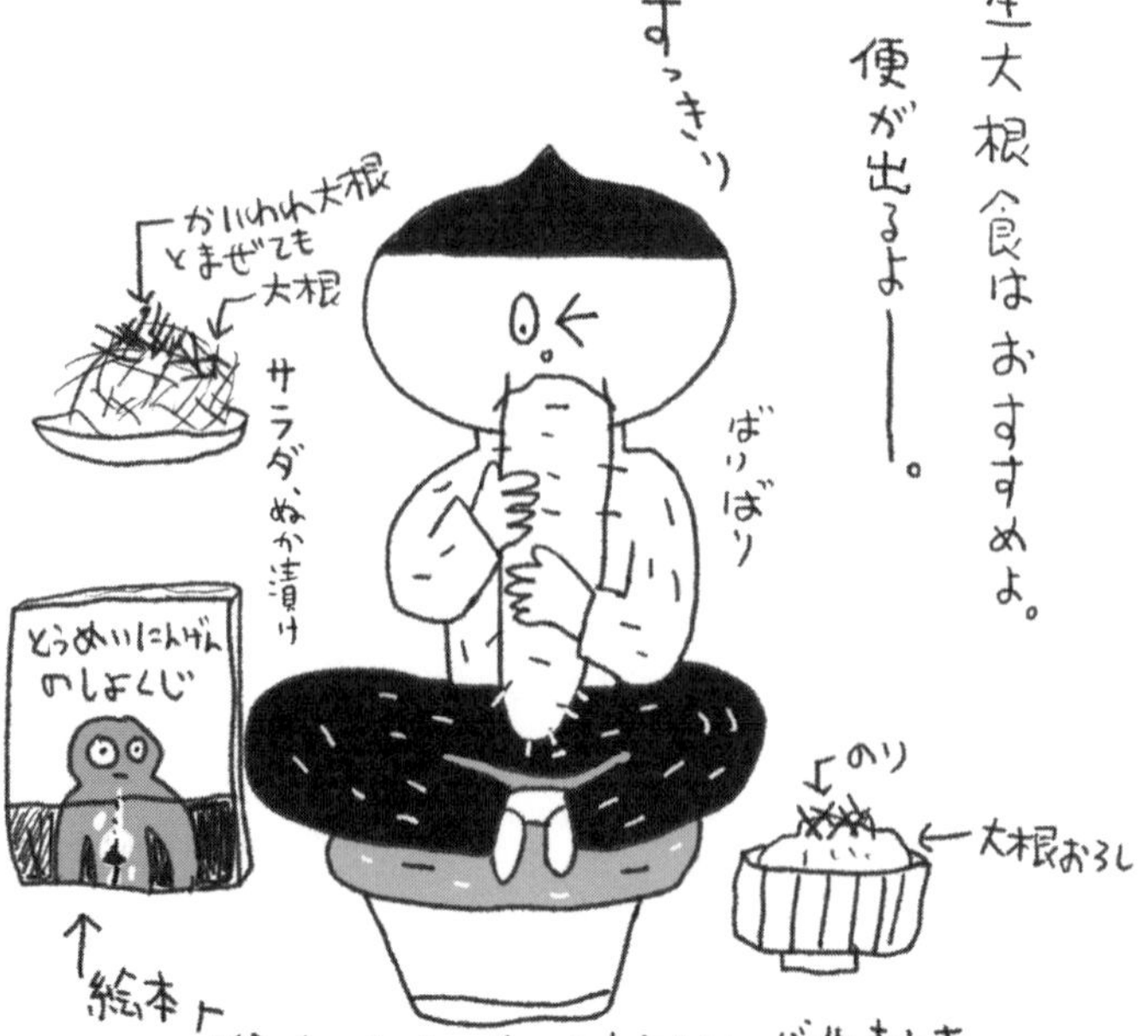
すっきり
かにかま大根とまぜても
大根
サラダ、ぬか漬け
ぱりぱり
とうめいにんげんのしょくじ
のり
大根おろし

↑絵本「とうめいにんげんのしょくじ」が生まれた。

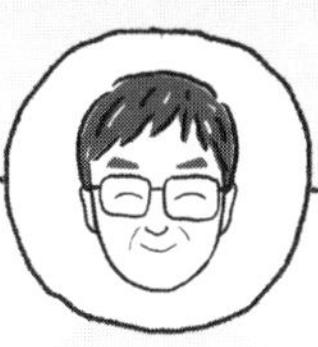

Dr白澤'sアドバイス

ぬか漬けの食物繊維と乳酸菌が腸内環境を改善。さまざまな効果が

ぬか漬けを手作りして、毎日たっぷり食べている、これもとてもいいことです。

私は発酵食品を食べるよう勧めているのですが、ぬか漬けは発酵食品の代表格です。**ぬか漬けのいいところは、腸内の善玉菌を活性化する乳酸菌が含まれていること、生の野菜をそのまま食べられること**です。

乳酸菌は腸内環境を改善してくれます。便秘の改善や消化吸収能力のアップはもちろん、糖質や脂質の代謝の改善、免疫細胞の活性化、脳の活性化などに役立っていることがわかっています。生の野菜は食物繊維が豊富なので、これも腸内環境の改善に役立ちます。さらに、ポリポリと歯ごたえがあるので、よく噛んで食べること（咀嚼回数の増加）にもつながります。いろんな意味で**健康長寿に役立ちます**。

ただし、市販されているものは食品添加物が入っていたり、殺菌されていて乳酸菌などいい菌が存在していなかったりするので、手作りをおすすめします。

ラーメンの代わりに十割そば
健康的……ただ、飽きる

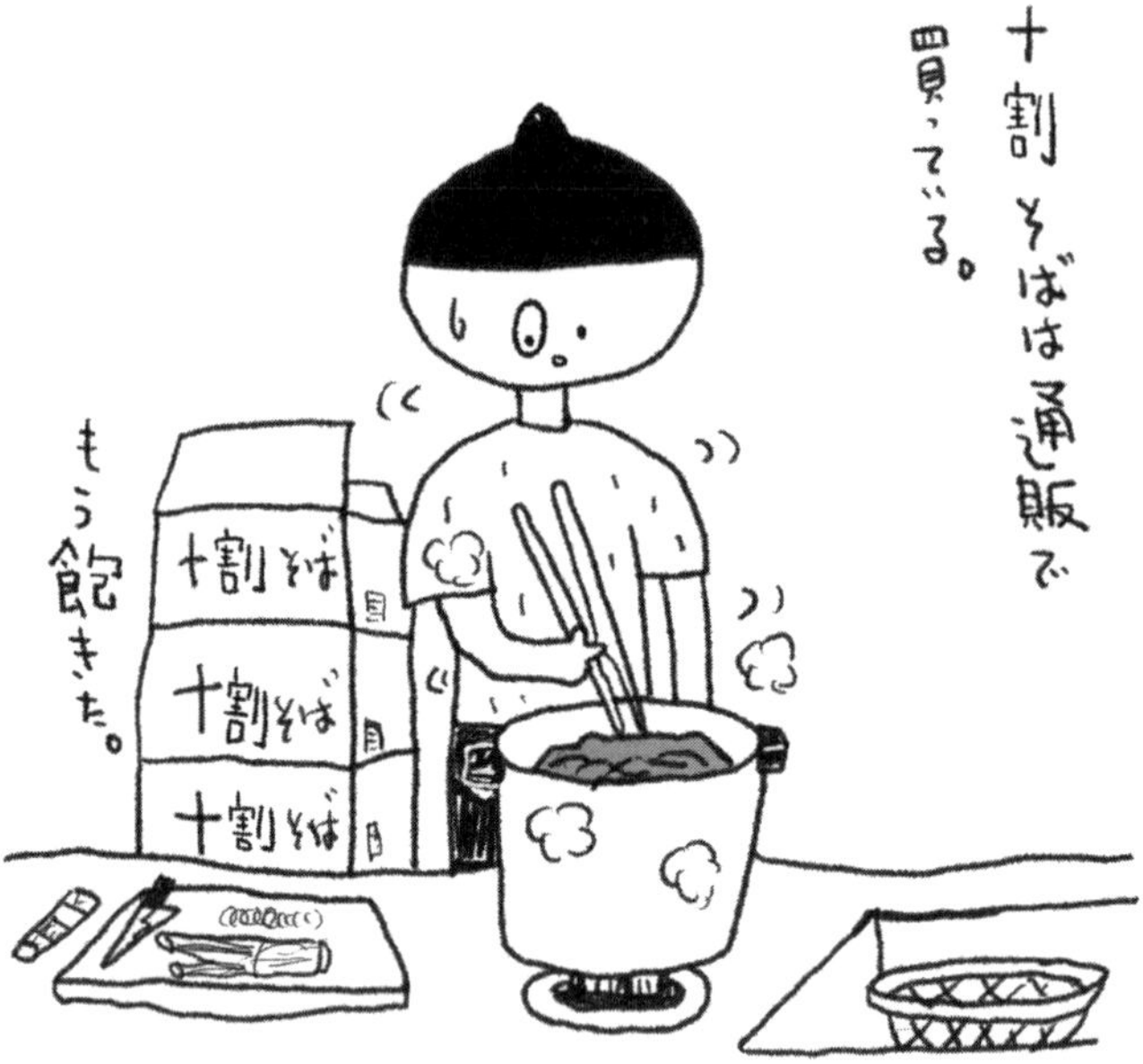
十割そばは通販で
買っている。
もう飽きた。
十割そば
十割そば
十割そば

ラーメンの代わりになるものをと思い、十割そばを箱買いした。十割そばには小麦が入っていないので選んだ。そばに大根おろしを大量にかけて食べたり、冷やしたぬきにして食べることが多い。ここでも大根である。大根はおろすのが大変なので、プロ用の特大のおろし器を買った。たぬきの揚げ玉は小麦だが、このくらいは気にしないようにしている。めんつゆの糖分も気にしない。

無類のめん好きなので、多少のストレス発散にはなる。でも飽きる。

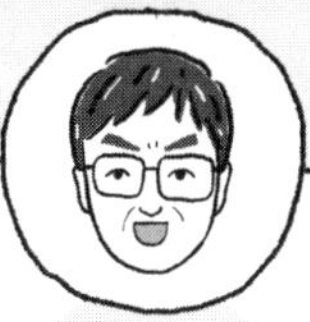

Dr白澤'sアドバイス

めんが食べたいのであればそば食物繊維やビタミン、ミネラルが豊富

そばも健康食品の代表格です。**ラーメンの代わりに十割そば**というのはいいアイデアです。十割そば（原料がそばのみ）なのがポイントで、それ以外のそばの場合、小麦粉がまざっているので要注意です。そばには糖質や脂質の代謝を助けるビタミンB群、血管を強くして高血圧予防に役立つルチン、タンパク質、ミネラル、食物繊維などが含まれていて、生活習慣病の予防に役立つといわれています。

ただし、そばにも糖質が含まれています。十割そばはラーメンのような依存性はありませんが、食べると血糖値は上がります。**食べすぎないように**しましょう。

塚本さんはたっぷりの大根と一緒にそばを食べていますが、これもいいですね。野菜と一緒に食べることで、血糖値の急上昇を抑えることができます。

健康的といわれる食材は依存性がないので、飽きるほどたくさん食べられないというメリットがあります。飽きるくらいのほうが、中毒に陥るリスクがありません。

でもときどきはラーメンも食べる
ただし、めんは半分で

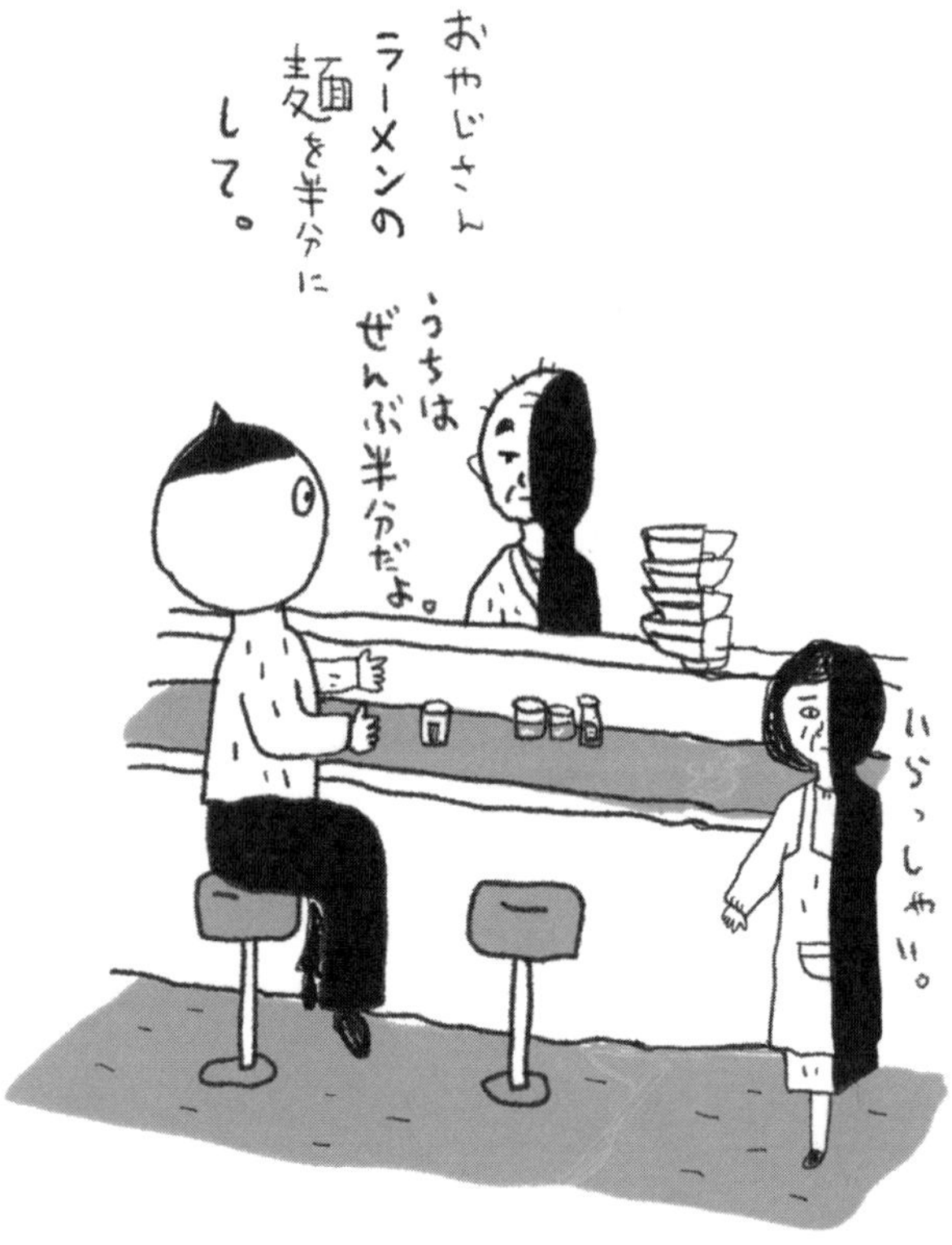

おやじさん
ラーメンの
麺を半分に
して。
うちは
ぜんぶ半分だよ。
いらっしゃい。

主治医を見返してやるとがんばった3カ月間は、ラーメンを食べなかった。数値が安定した今は、セーブしているがときどき食べている。

野菜がたっぷり入ったタンメンや、みそラーメンを野菜大盛りにして食べる。さらに、めんを半分にしてもらう(店によってはダメなこともある)。

これくらいならいいだろう。

ラーメンは私にとって子どもの頃からの大好物だ。私の文化であり、笑顔の父を思うこともある。まったく食べないというのは耐えられない。

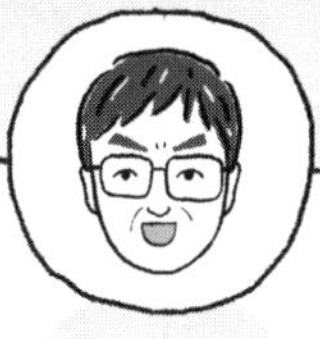

Dr白澤's
アドバイス

がまんしすぎると続かない 中毒に陥らない程度につきあおう

体のことを考えると、ラーメンは食べないほうがいいのですが、大好きなものを食べられないというストレスをため込むのもあまりいいことではありません。

限界までがまんすると、今度は反動でタガがはずれたように食べてしまう心配があります。そうなると小麦中毒にまた戻ってしまうでしょう。

また、ストレスそのものも血糖値に悪影響を与えます。過度なストレスがかかっているときは、交感神経が刺激されて血糖値を上昇させるグルカゴン、アドレナリン、コルチゾールなどのホルモンが増えて血糖値が上昇するからです。

血糖コントロールをよくするためには、ストレス対策も大切であることはあまり知られていないようです。ラーメンが食べられないストレスが血糖値に影響するかは不明ですが、長く続けるためにもセーブして食べることは大切です。塚本さんのようにめんを半分にしてもらうというのもいいアイデアです。

食べすぎなければいいのだ　残すのはもったいないけど腹八分目

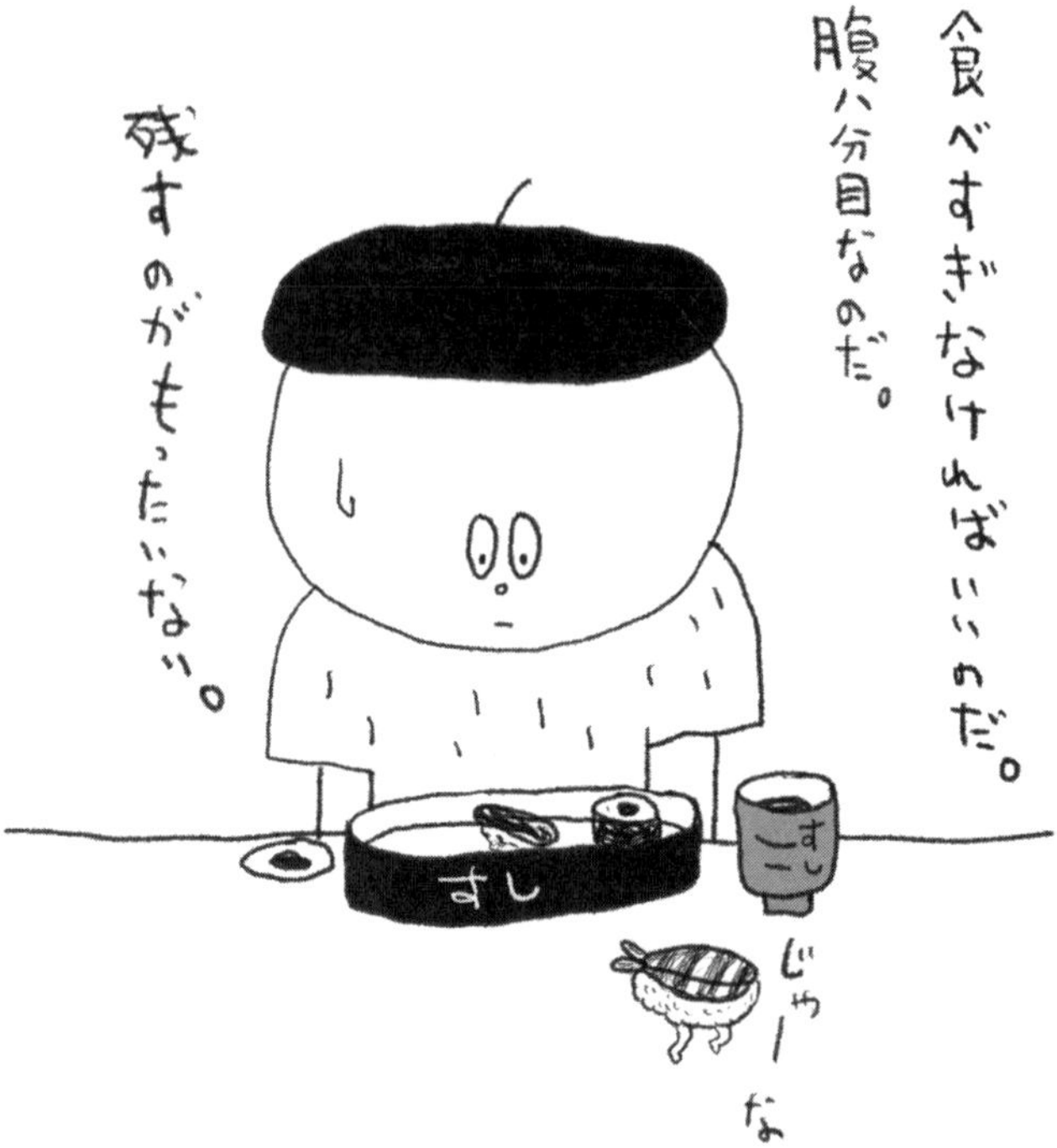

食べすぎなければいいのだ。
腹八分目なのだ。
残すのがもったいない。
すし
すし
じゅーな

長年の経験で気がついたのは、何を食べるかも大事だけど、どれくらい食べるかはもっと大事だということだ。結局、食べすぎなければいいのだ。腹八分目で食べるのをやめればいい。そうすれば、食べたあとに眠くならないし、仕事もはかどる。食べすぎで太ることもない。

すしの握り一人前はうまく考えられていると今さら思う。ちょうど腹八分目だ。これが常識的な一人前で、卵、えび、いか、たこ、白身魚、青魚、赤身などバランスよく考えられている。

Dr白澤'sアドバイス

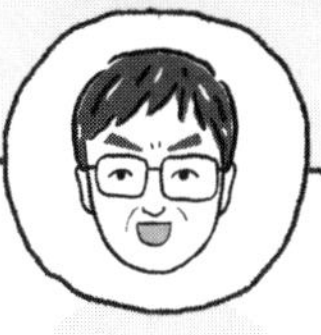

腹八分目よりも少なめ、腹七分目がいい もったいないは忘れよう

日本人の美徳の一つとされる「もったいない精神」は、ものを大切にするとてもいい文化なのですが、こと食事に限っていうと、忘れたほうがいいと思います。

おなかいっぱいになっても、もったいないからと残さず食べていると食べすぎてしまいます。その結果、血糖値や中性脂肪が上がり、肥満を招き、さまざまな病気のリスクを抱えることになってしまうのです。

日本では「腹八分目」がよく知られていますが、健康長寿のためには、それよりも少なめの**「腹七分目」がおすすめ**です。これは、ウィスコンシン大学で行われた、アカゲザルによる実験の結果が関係しています。70％にカロリー制限したアカゲザルと好きなだけ食べられるようにしたアカゲザルを17年間観察したところ、食べすぎたアカゲザルは明らかに老けており、カロリー制限しているアカゲザルと比較して、サルの肉体年齢で5～8歳、人間でいえば15～20歳も老けていたのです。

よく噛んでゆっくり食べることにした
消化にもよくておなかもいっぱい

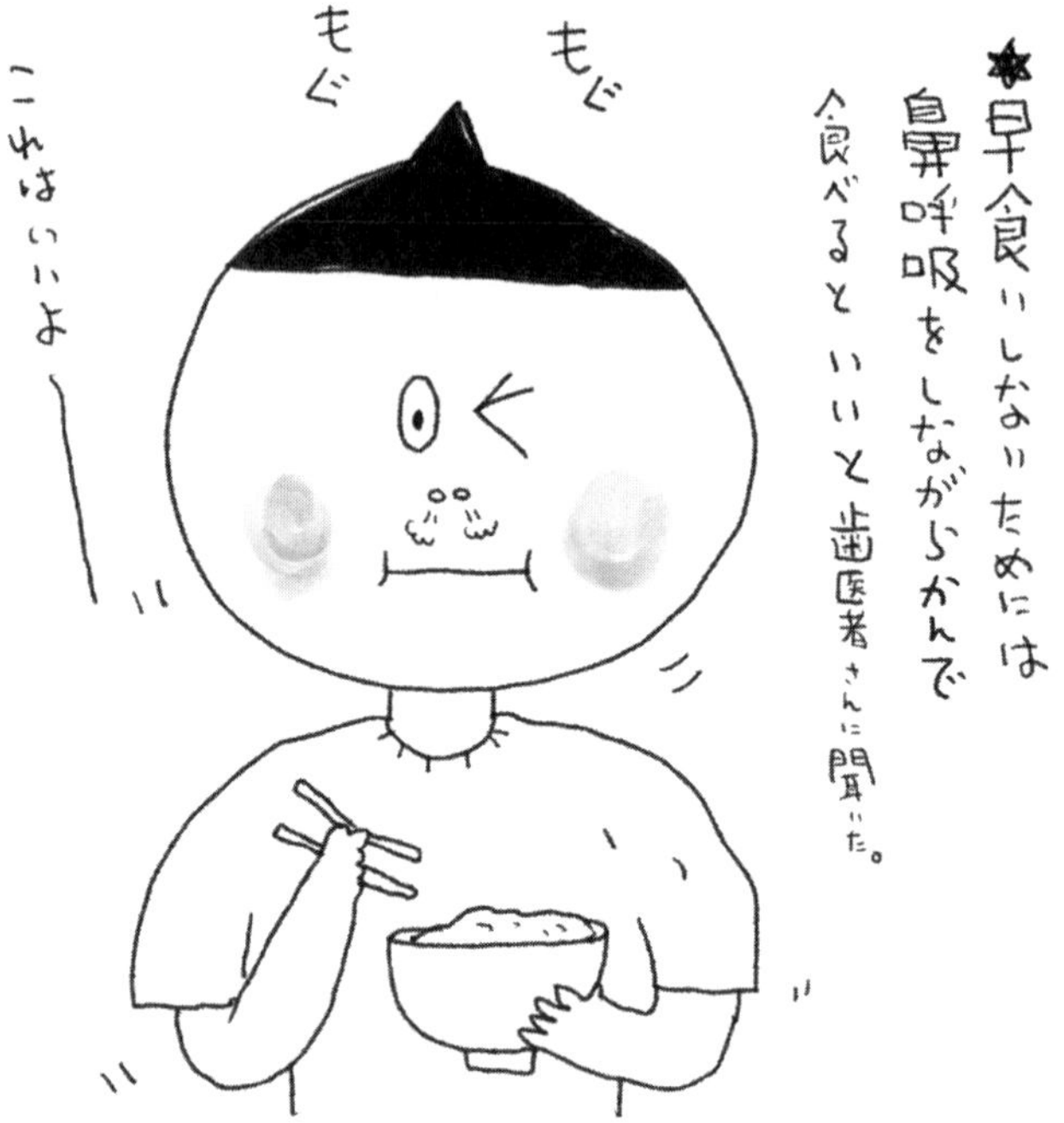
★早食いしないためには
鼻呼吸をしながらかんで
食べるといいと歯医者さんに聞いた。
もぐ
もぐ
これはいいよ

これまで超がつくくらいの早食いだった。ラーメンもすしもごはんも飲み込むように食べていたが、よく噛んでゆっくり食べることにした。

一口30回噛んで食べるといいと聞き、冷ややっこも30回噛んで食べる。

よく噛んで食べると、満腹中枢が刺激されるらしい。確かに、ゆっくり食べると少ない量でもおなかいっぱいになる。これはみんなやったほうがいい。

通っている歯医者さんから、よく噛むには鼻呼吸しながら食べるといいと聞いた。これもおすすめだ。

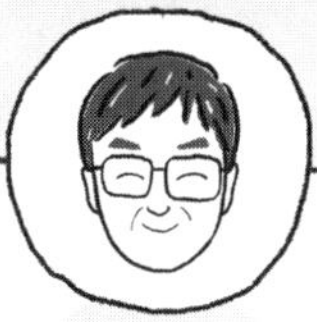

Dr白澤's
アドバイス

よく噛んで食べるだけで血糖値も脳も胃腸も免疫も◎

143ページで述べたように、よく噛んで食べると満腹感を覚えやすく、食べすぎ予防になります。また、北海道大学の研究グループによる、朝食の咀嚼回数を増やすとインスリンの分泌が促され、血糖値の上昇を抑えられるという研究報告もあります。

このほかにも、**高齢者の場合はよく噛んで食べることで、記憶を司る海馬の血流をよくする（記憶力がよくなる）、認知症のリスクが低下する**という報告もあります。ボケ予防にも有効なのです。

まだまだあります。だ液には消化酵素であるアミラーゼが含まれているので、よく噛んで食べると、胃腸での食べ物の消化吸収がスムーズになり、消化器への負担が減ります。虫歯や歯周病、口臭の予防につながる、味覚が敏感になる、噛む力が強くなる（口周りの筋肉が強くなる）といった効果もあります。

よく噛んで食べることが健康長寿に役立つのはまちがいありません。

おなかが減ったら太らないおやつ
でも、これも飽きる……

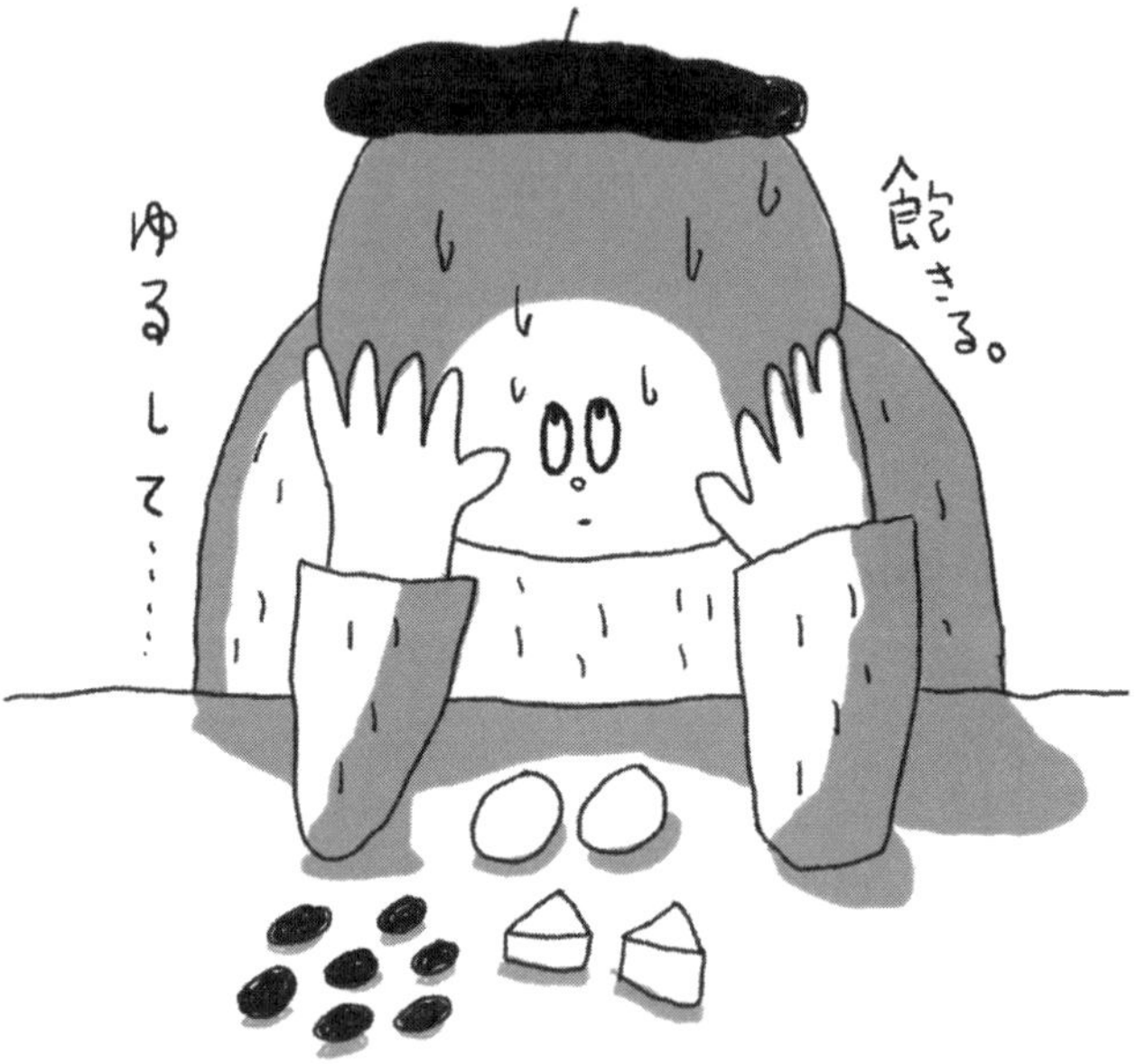

それまでは小腹が減ったときには、パンやすし、袋めんをおやつに食べていた（よく考えたらおやつじゃない）。さすがにこれでは太る。

どうしてもおなかが減ったときはチーズやゆで卵、アーモンドを食べるようにした。あとはカカオ70%のチョコレート。ただこれらは飽きる。そばもそうだが、健康的といわれる食べ物はどうしても飽きるし、中毒にならない。

なので、クッキーやせんべいが茶の間にあるときは1枚だけ食べることもある。これくらいはいいでしょう。

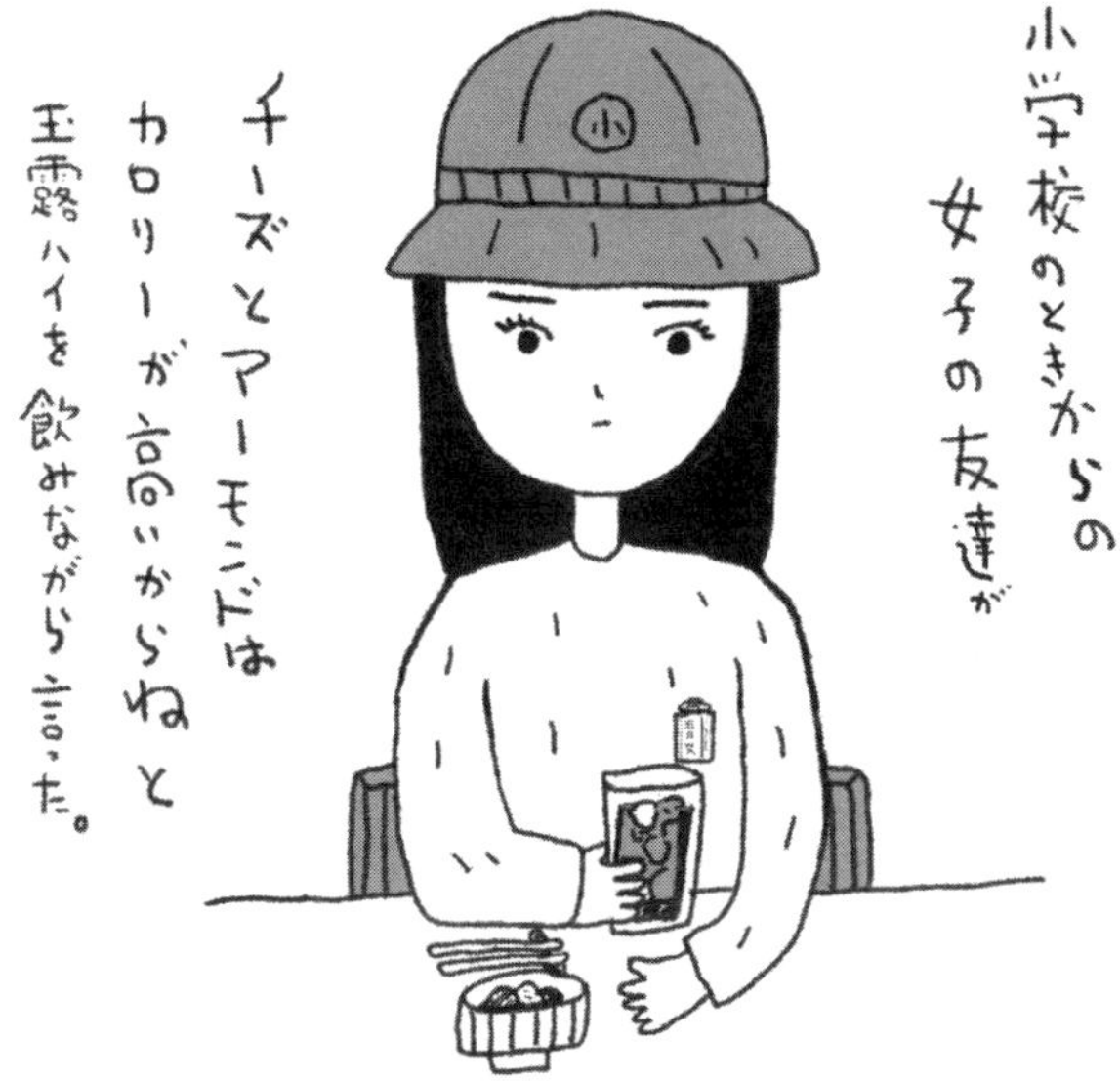
小学校のときからの
女子の友達が
チーズとアーモンドは
カロリーが高いからねと
玉露ハイを飲みながら言った。

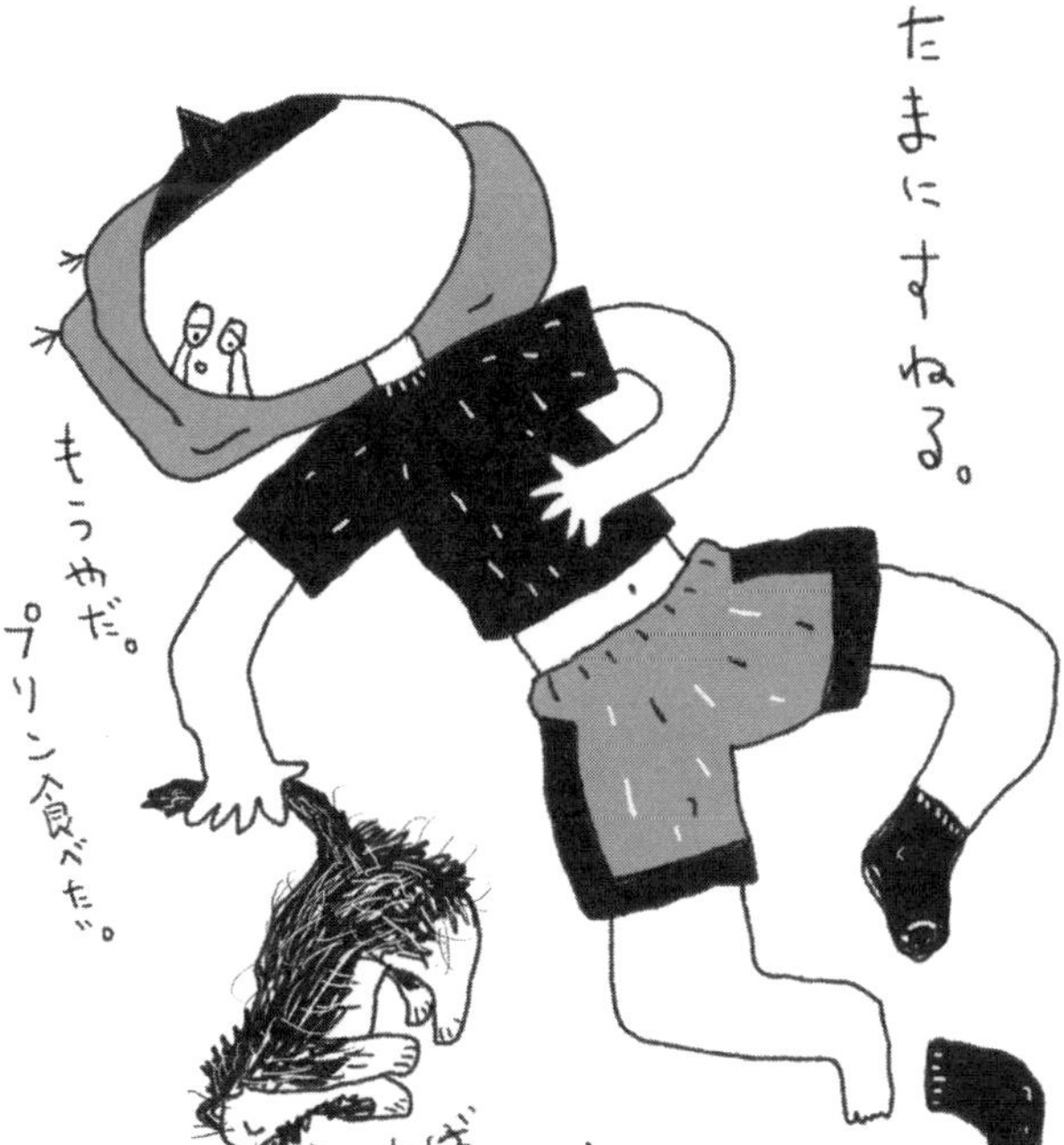
たまにすねる。
もうやだ。
プリン食べた。
食べればいいじゃん

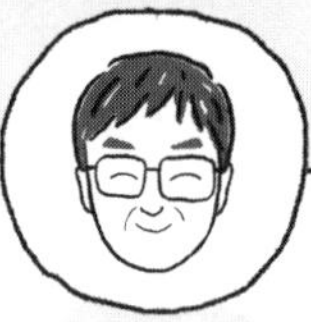

Dr白澤'sアドバイス

おやつのセレクトもベスト！飽きるから中毒に陥らない

チーズ、ゆで卵、アーモンド、カカオ70%のチョコレートは、どれも血糖値を上昇させない、ヘルシーなおやつです。チーズは骨を強くするカルシウムが豊富ですし、ゆで卵は筋肉を強くするタンパク質のほかヒトが必要とする栄養素のほとんどが含まれている完全栄養食品です。アーモンドは脳や血管の老化予防に役立つ抗酸化物質が含まれていますし、チョコレートに含まれるカカオは認知症予防に有効といわれています。私も小腹が減ったときのおやつとして勧めています。

そもそも、**おやつの目的は食事だけでは足りない栄養の補給**です。甘いお菓子は過剰に食べすぎているのですから、おやつとして適していません。もしあなたが、「甘いおやつを食べないとがまんできない」と思うなら**お菓子中毒**に陥っています。

糖質オフのお菓子を選んでいるから大丈夫というかたがいますが、これらに使用されている人工甘味料も肥満する、血糖値が上がるという報告があるので要注意です。

毎日、体重計に乗ってデータを記録 なぜか薄目で息を止める

ダイエット中は毎日体重を記録する

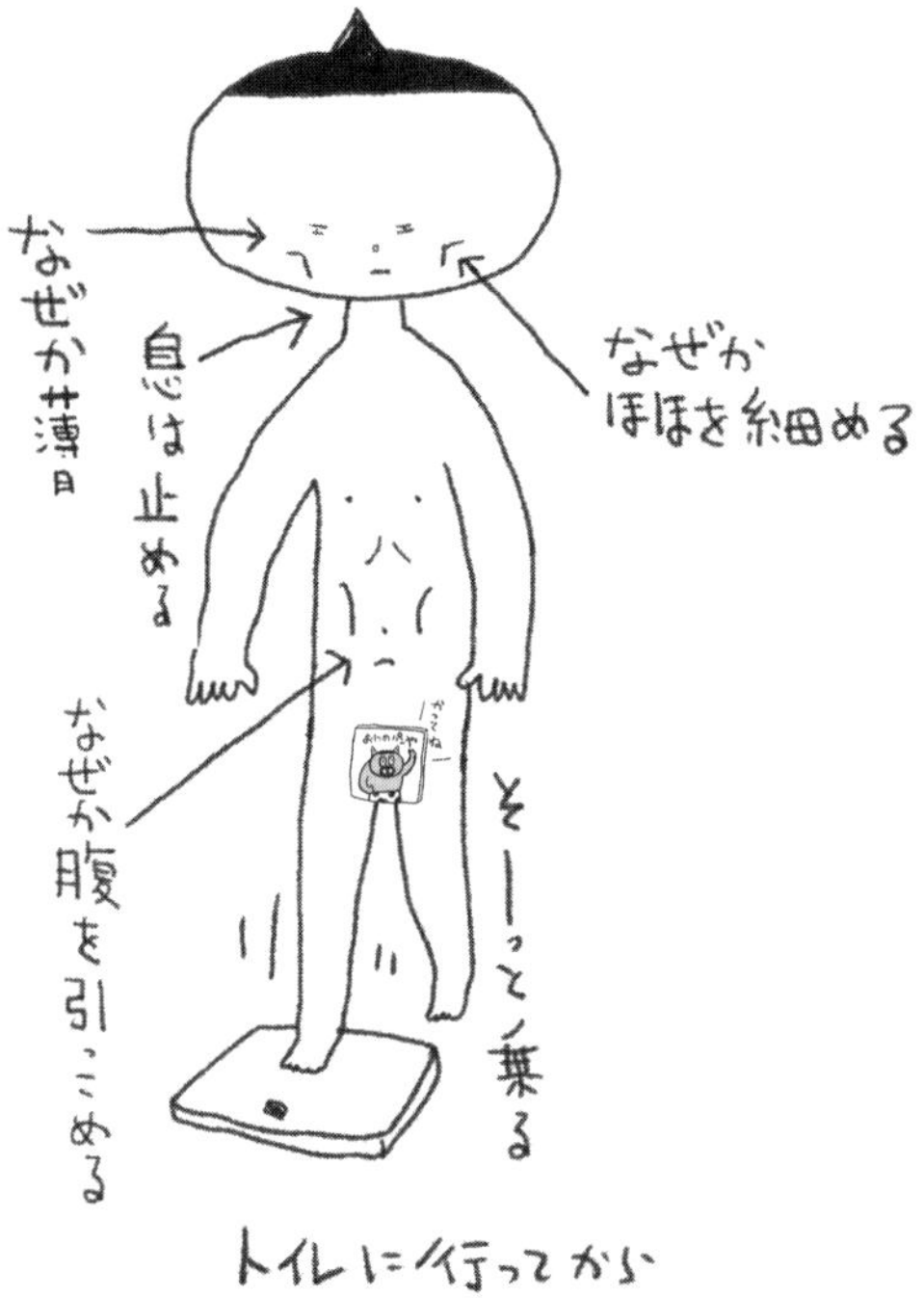
なぜか薄目
息は止める
なぜかほほを細める
なぜか腹を引っこめる
そーっと乗る
トイレに行ってから

ダイエットをしている間は、毎日、体重計に乗っていた。私はまた体重計に乗り始めた。

体重を毎日記録しているのだが、ＹｏｕＴｕｂｅのダイエットチャンネルを見ていると、体重計にはそんなに乗らなくてもいい、日々の体重はあまり気にしなくていいという意見が多い。どうなんだろうか。

朝トイレにいってから体重計に乗る。なぜかお腹を引っ込めながら息を殺しそーっと乗ってしまう。しかも薄目でそーっと数字を見る。

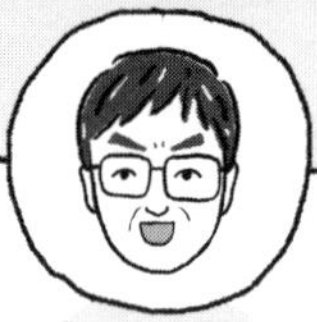

Dr白澤's
アドバイス

体重を量ることも大事
モチベーションアップにつながる

毎日、体重を量ることが有効かどうかは、性格によって変わってくるかもしれません。体脂肪はそう簡単に落ちませんから、毎日量ったとしても、目に見えて体重が減るわけではありません。

一日で○kg落ちた、逆に○kg太ったなどと一喜一憂している声を聞きますが、この体重の変化は水分の移動です。体内のよけいな水分が汗や尿として排泄されて体重が減ったり、逆にむくんで一時的に体重が増えたりしているだけなのです。

とはいえ、体重を量ることが苦にならない人にとっては、毎日量ることで客観的に体重をチェックすることができます。体重が減っていたら続けるモチベーションになるでしょうし、逆に増えていたら少し節制しようと気をつけるきっかけになります。

いちいち量るのがめんどうという人は、無理して量る必要はありません。でも、**ときどきは体重計に乗って自分の数値をチェックしたほうがいい**と思います。

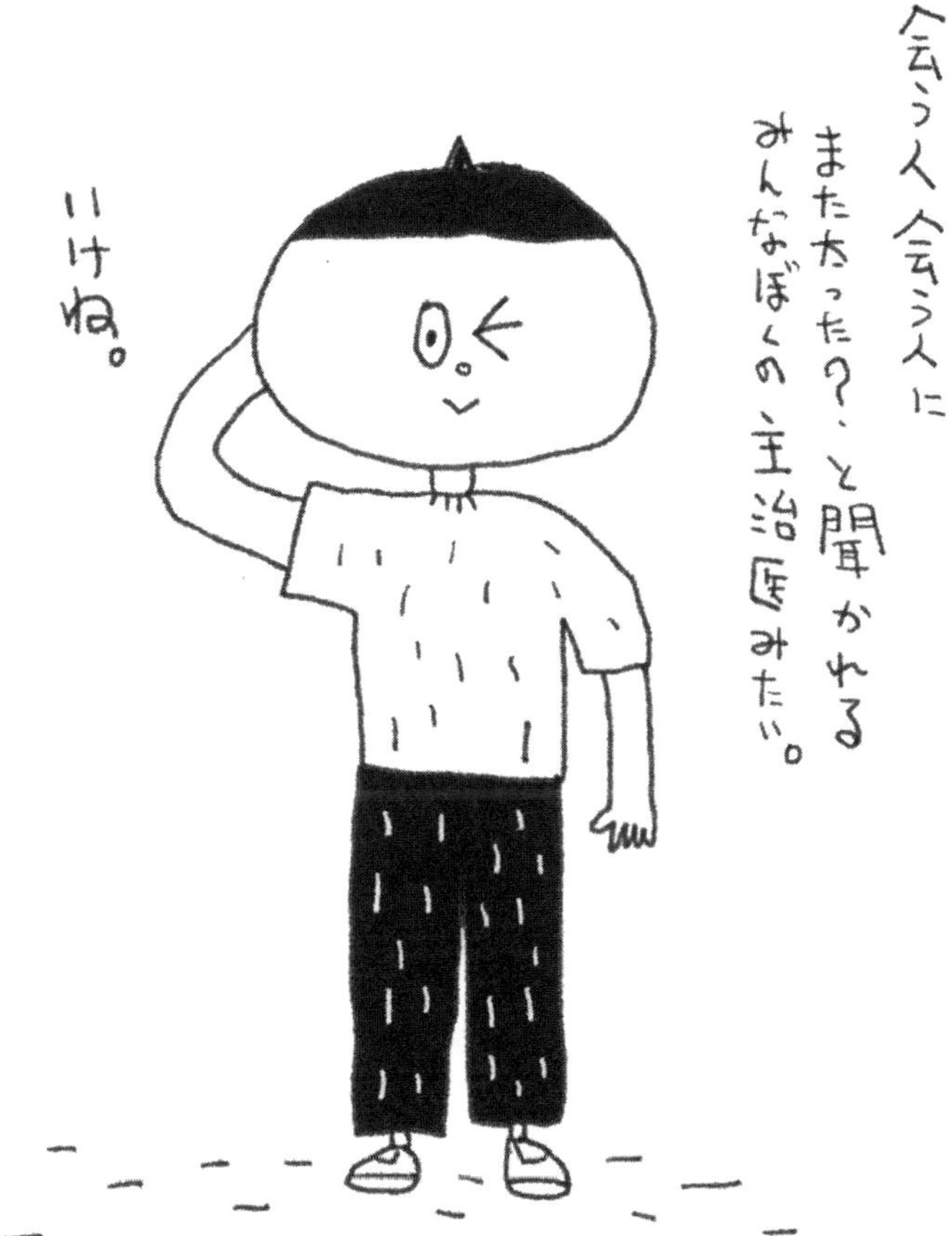
会う人会う人に
また太った？、と聞かれる
みんなぼくの主治医みたい。
いけね。

たばこはすっぱりやめた 電子たばこを吸っていたけど、今はもうやめた

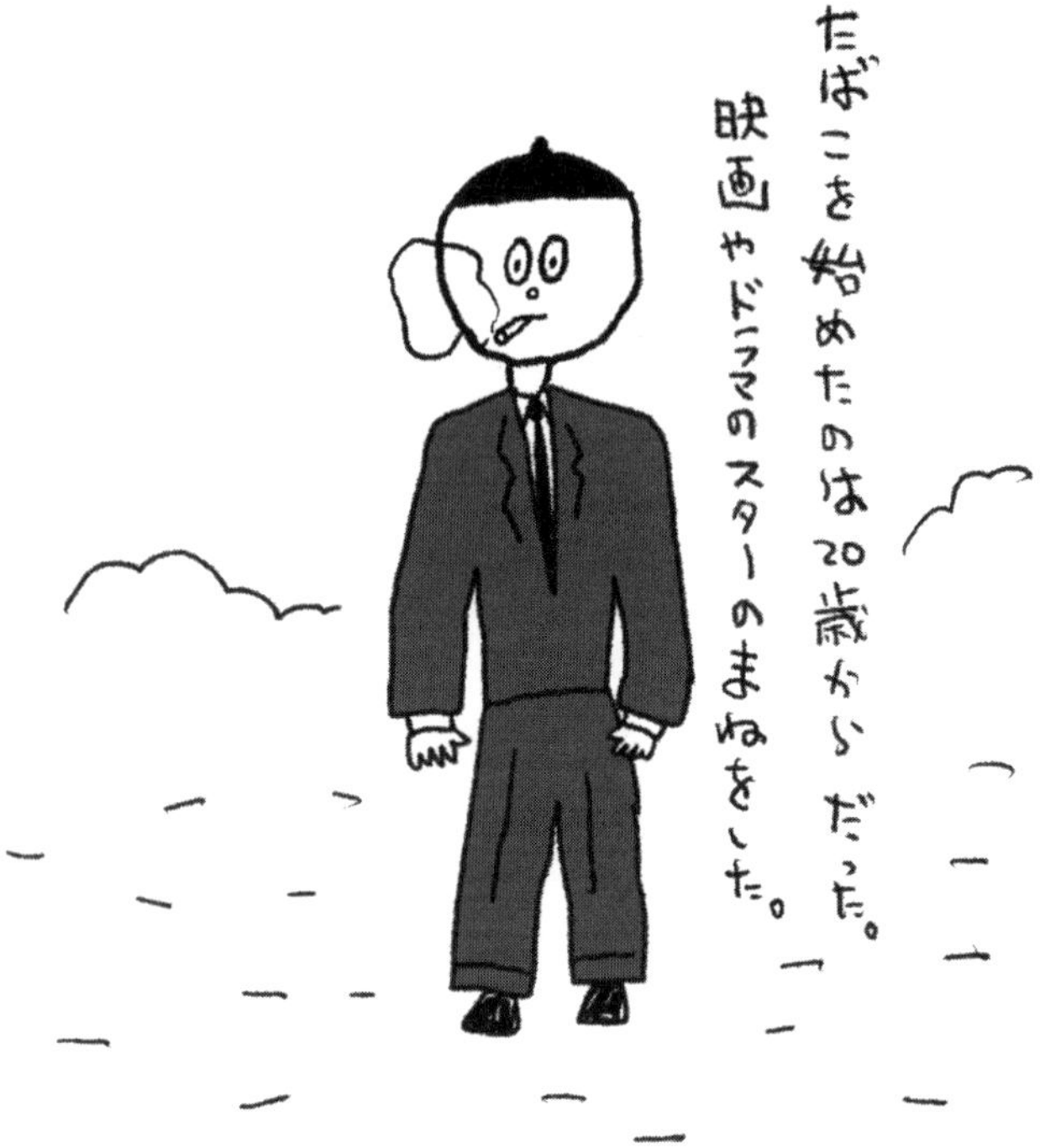
たばこを始めたのは20歳からだった。
映画やドラマのスターのまねをした。

私は20歳からたばこを吸っている。「たばこは二十歳から」とポスターに書いてあったからである。10年ぐらい禁煙をしていた時期もある。これはアレン・カーの『禁煙セラピー』（ＫＫロングセラーズ）を読んだら、そのまま禁煙ができたのだ。効果がすごい。

しかし、その後、電子たばこが発売されたので、試しに吸ってしまった。すると、またニコチン中毒に戻ってしまったのだ。きっとたばこもダイエットに影響していると思う。そして今は再び禁煙に成功したのだ。

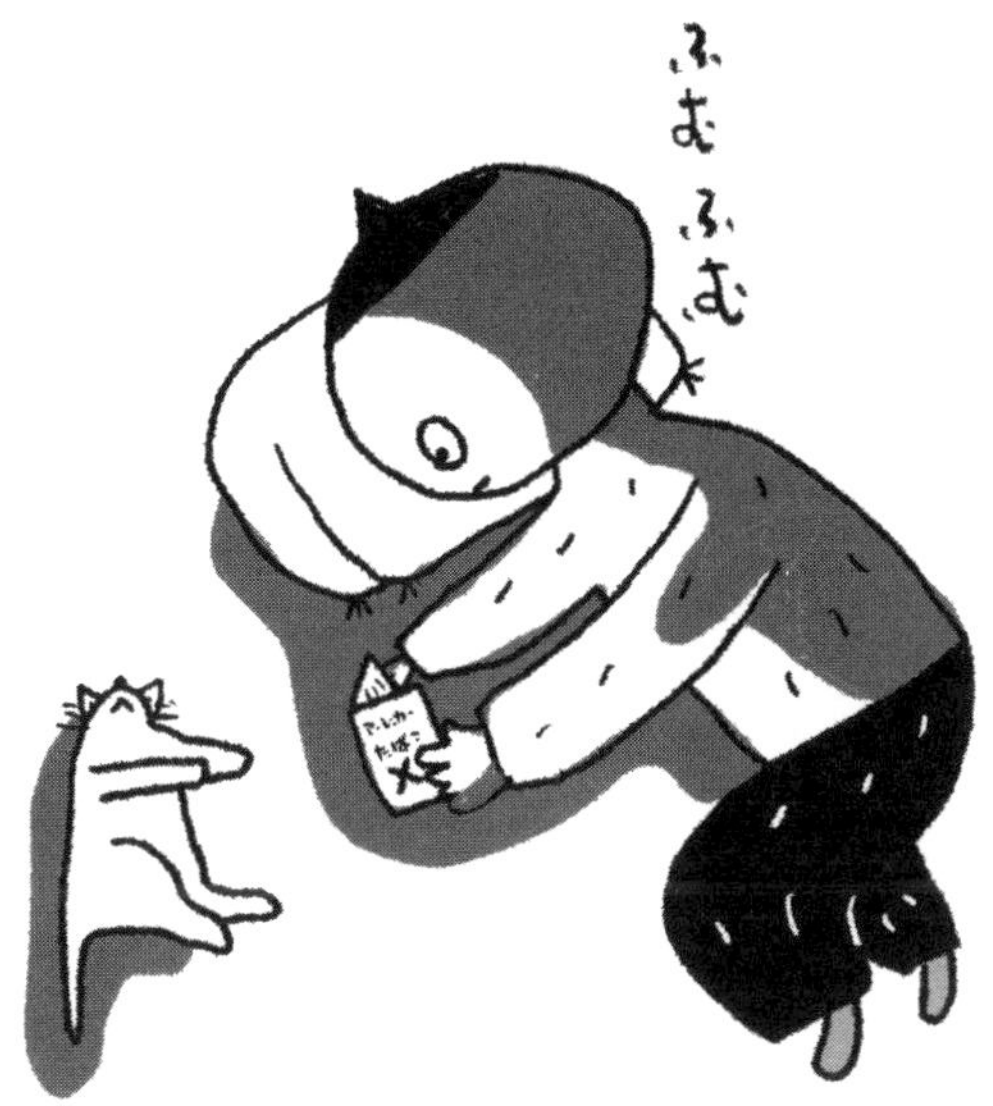
ふむふむ

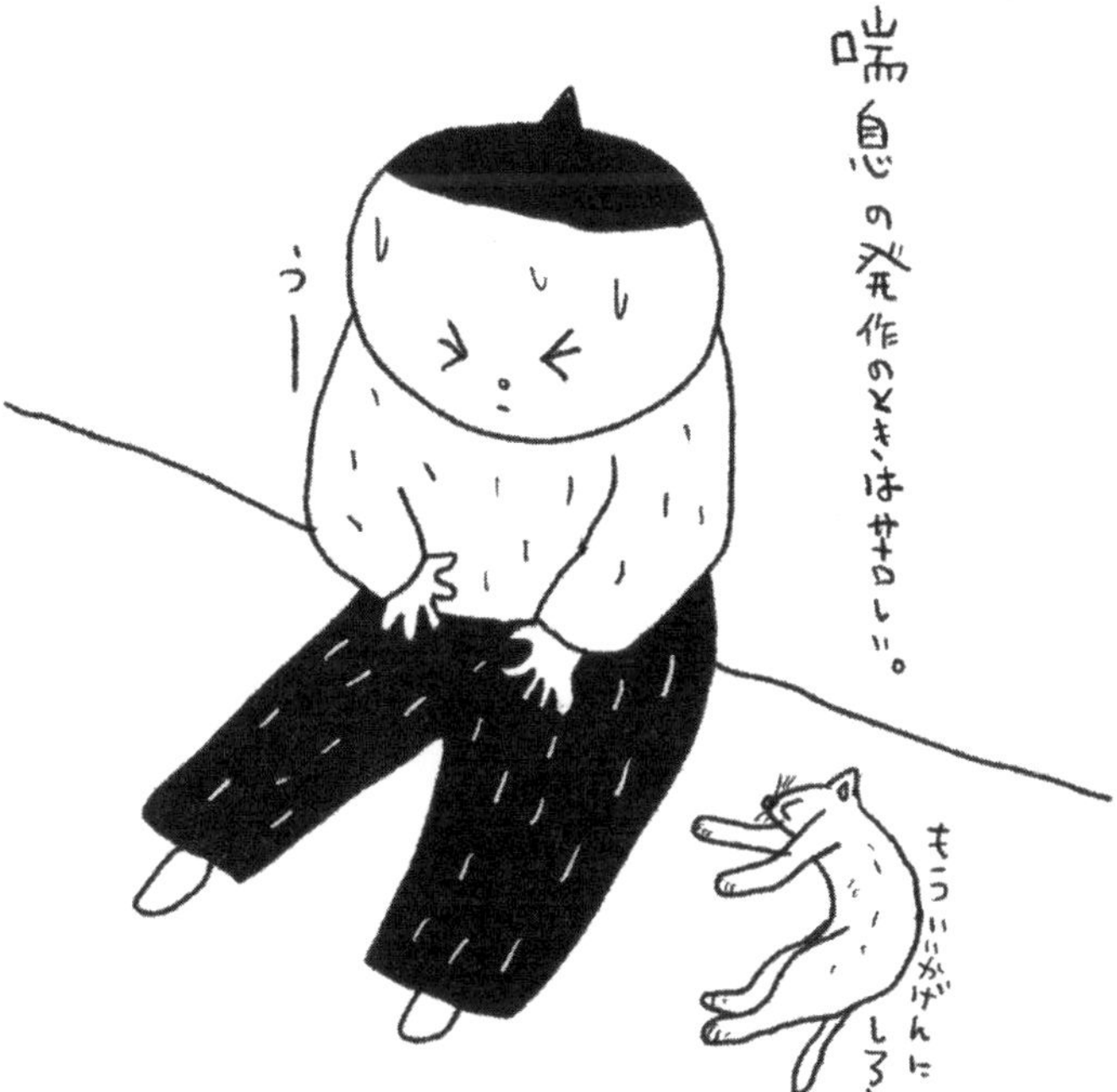
喘息の発作のときはサイロレい。
うー
もういいかげんにしろよ

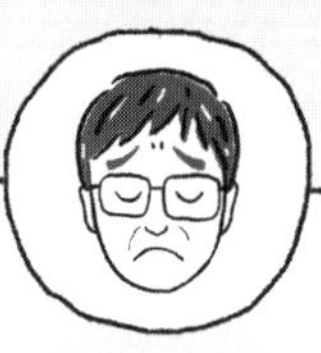

Dr白澤's
アドバイス

たばこは百害あって一利なし 電子たばこもよくない

たばこが健康によくないこと、禁煙したほうがいいことは誰しも知っていることでしょう。それなのにやめられないのは、たばこにも依存性があるからです。ニコチン依存症という病気であり、血液中のニコチン濃度が一定以下になるとイライラするなどの禁断症状が出て、喫煙を繰り返してしまうのです。

たばこはがんのリスクとしてよく知られていますが、糖尿病にも関係しています。たばこを吸うと交感神経が刺激されて血糖値が上昇しますし、血糖値を下げるインスリンの働きを妨げる作用があるので、糖尿病を発症しやすいうえに、脳梗塞や心筋梗塞、糖尿病腎症などの合併症のリスクが高くなることがわかっています。**血糖コントロールのためにも、それ以外の病気予防のためにもいますぐ禁煙**しましょう。

塚本さんのように電子たばこを利用するかたもいますが、電子たばこも肺や心臓にダメージを与えるという研究報告があります。これらもやめたほうがいいでしょう。

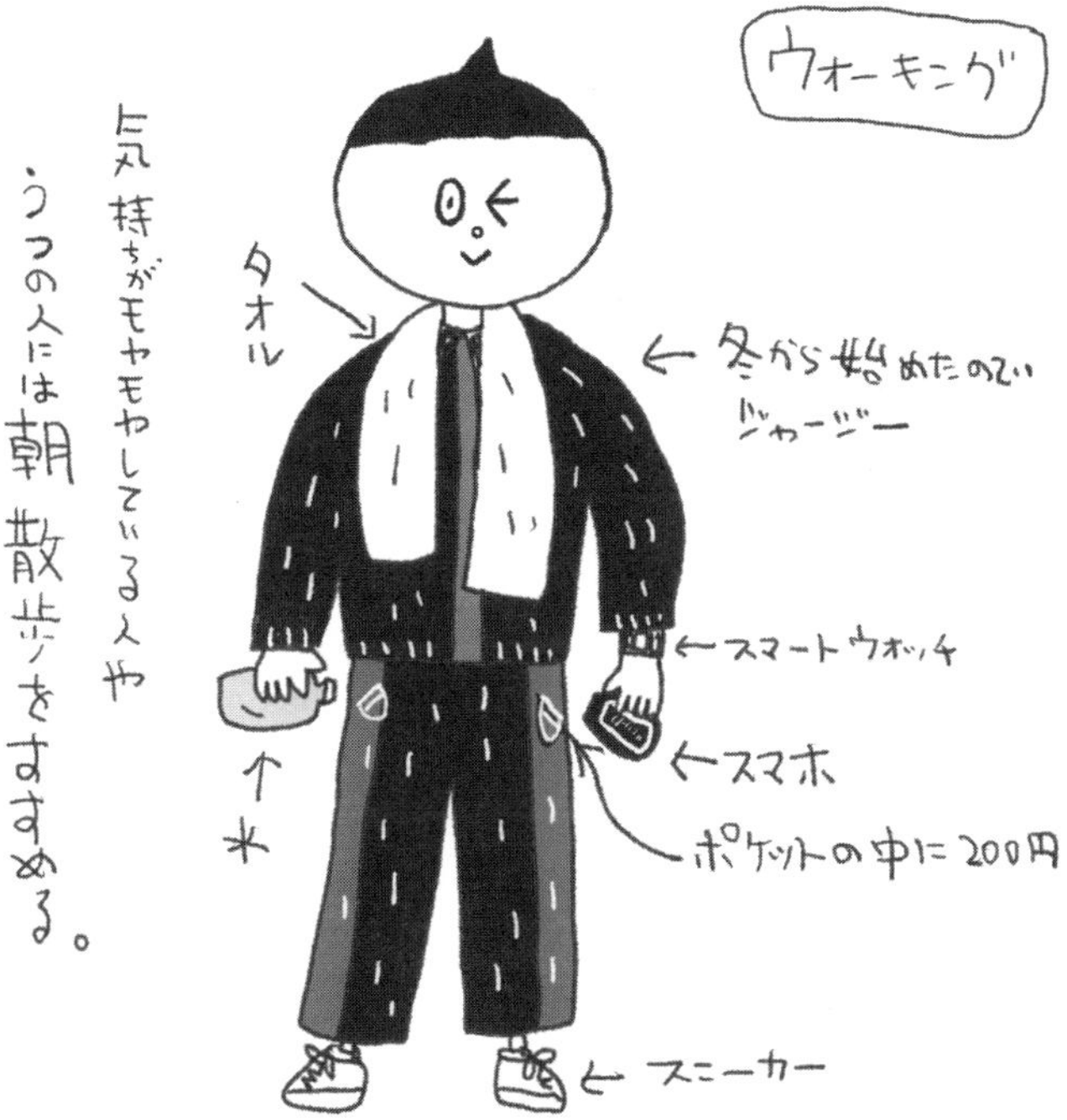
ウォーキング
タオル
冬から始めたので
ジャージー
スマートウォッチ
スマホ
ポケットの中に200円
スニーカー
※
気持ちがモヤモヤしている人や
・うつの人には朝散歩をすすめる。

ウォーキングは毎朝30分欠かさず毎日歩いて習慣に

毎朝のウォーキングも再開した。だいたい30分ぐらい歩く。

とある精神科医の先生が「朝散歩」を勧めていた。朝起きて、太陽の日を浴びながら散歩をするといいということだった。うつや睡眠障害に効くそうだ。確かに、朝歩くと気分がいい。気分がモヤモヤしている人や、うつの人にもおすすめしたい。

30分のウォーキングは、距離にして3kmぐらいだろうか（早歩きなのだ）。最初は5分からでいい。自分のペースで始めて続けることが大事だ。

70歳ぐらいの美女と毎朝すれ違う。

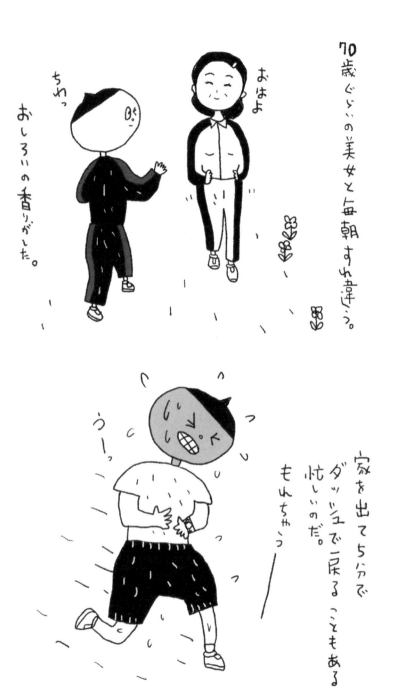

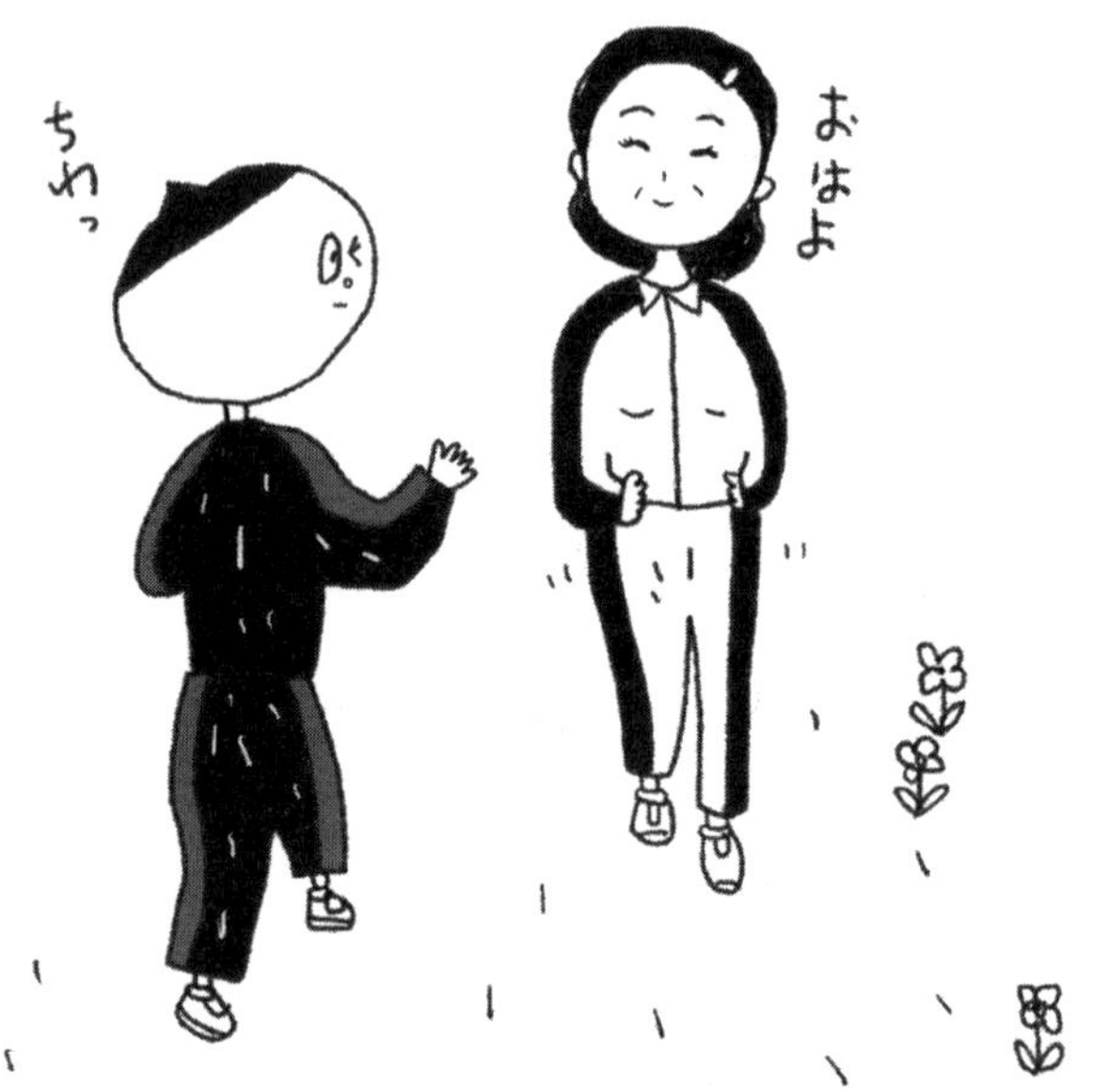

おしろいの香りがした。

家を出て5分で
ダッシュで戻ることもある
忙しいのだ。

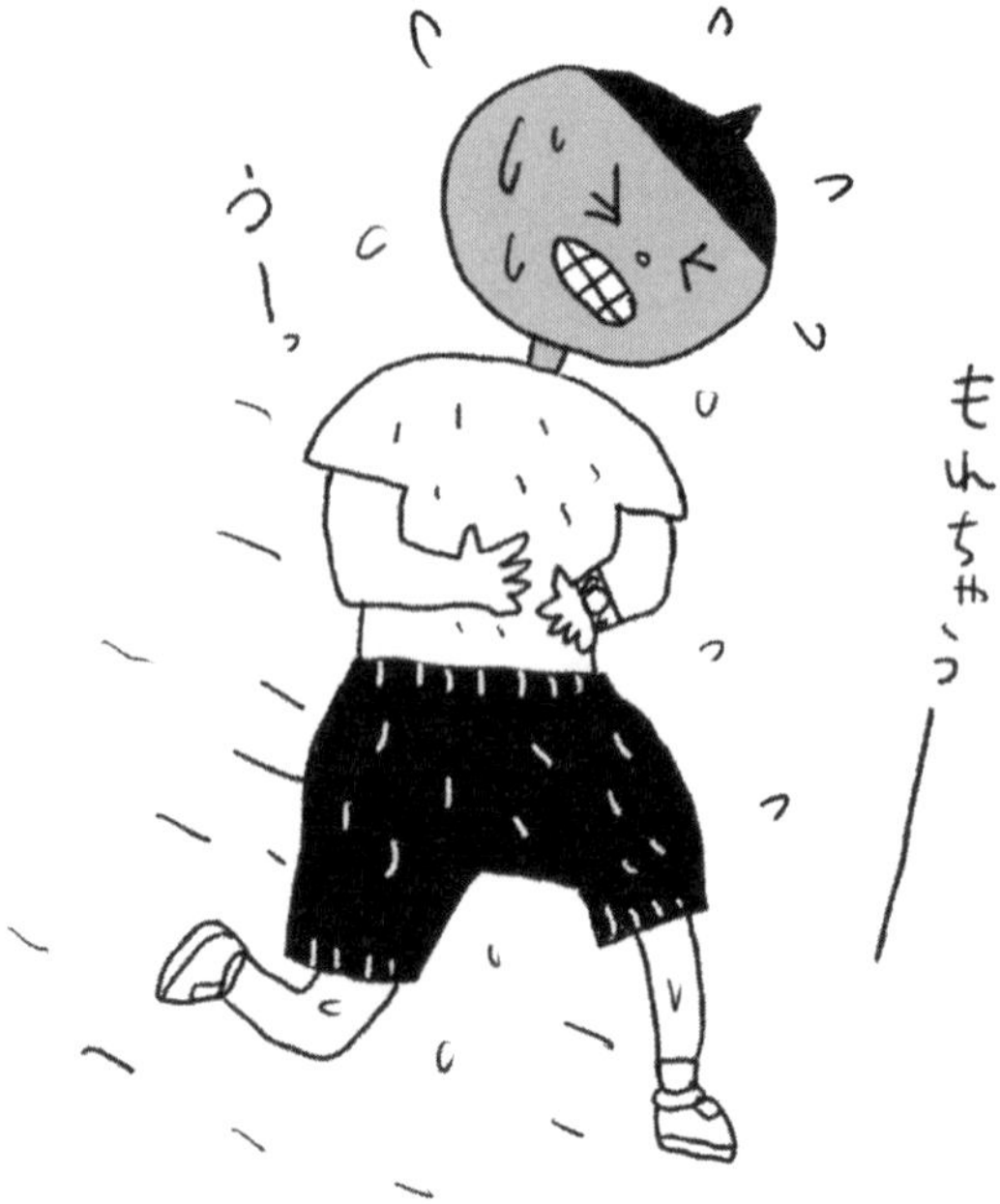

40年ぶりの縄跳び腕立て伏せは3回でいい

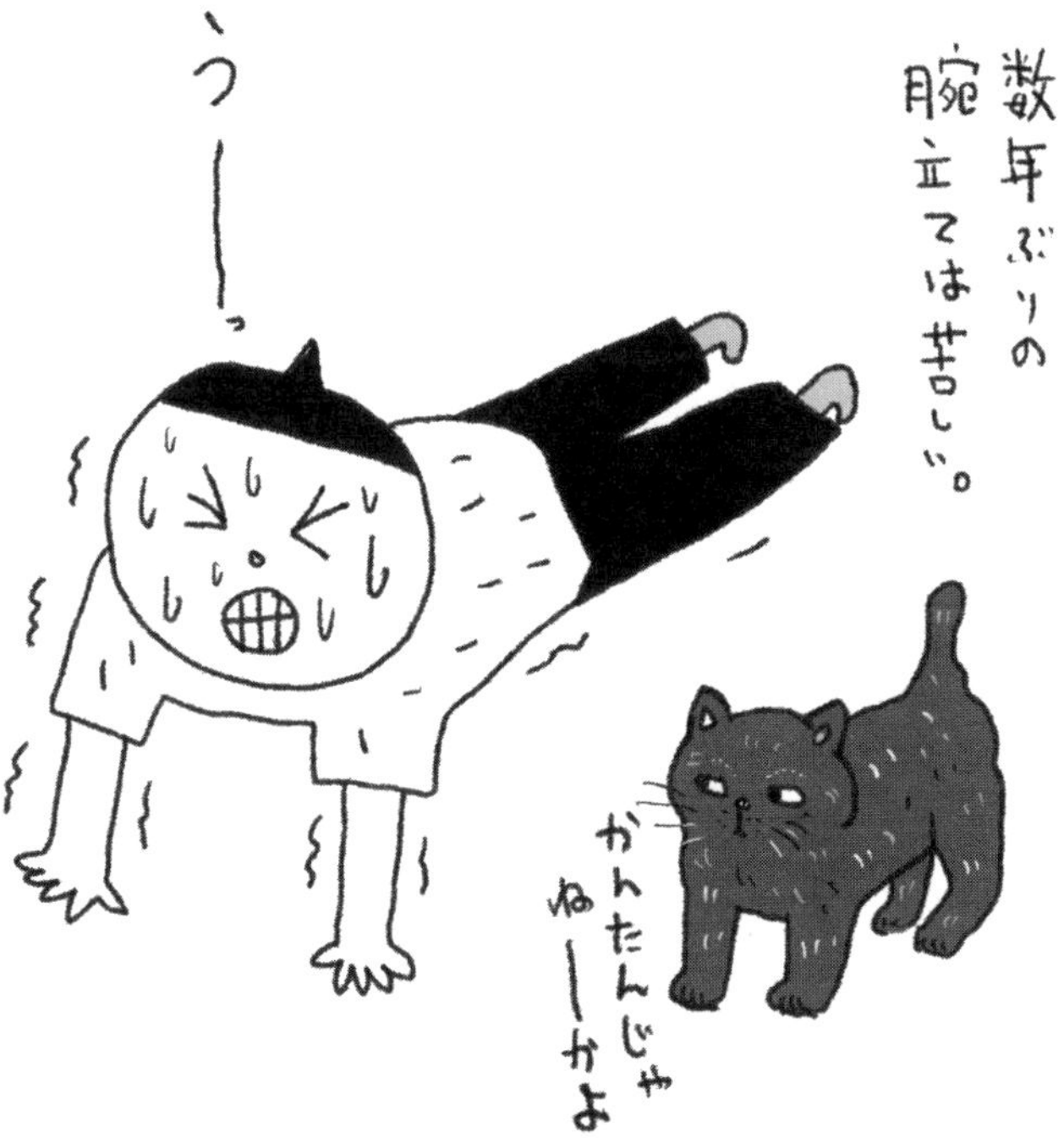

数年ぶりの腕立ては苦しい。
うーーーっ
かんたんじゃねーかよ

縄跳びを40年ぶりにやってみた。ジャンプできないし息が切れる。最初は1回も跳べなかった。でも毎日やっていたら少しずつ跳べるようになった。今では200回は跳べる。

家でできる腕立て伏せやスクワット、腹筋も始めた。最初は苦しかった。腕立て伏せは3回、スクワットは5回、腹筋は0・5回しかできなかった。

これが今では腕立て伏せ10回、スクワット100回、腹筋10回はできる。やればできるもんだ。このくらいでいい。やらないよりはやったほうがいい。

今はまた毎日朝散歩と10キロの
自転車散歩をやっている。

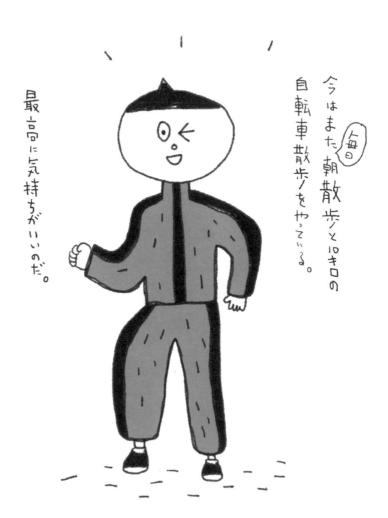

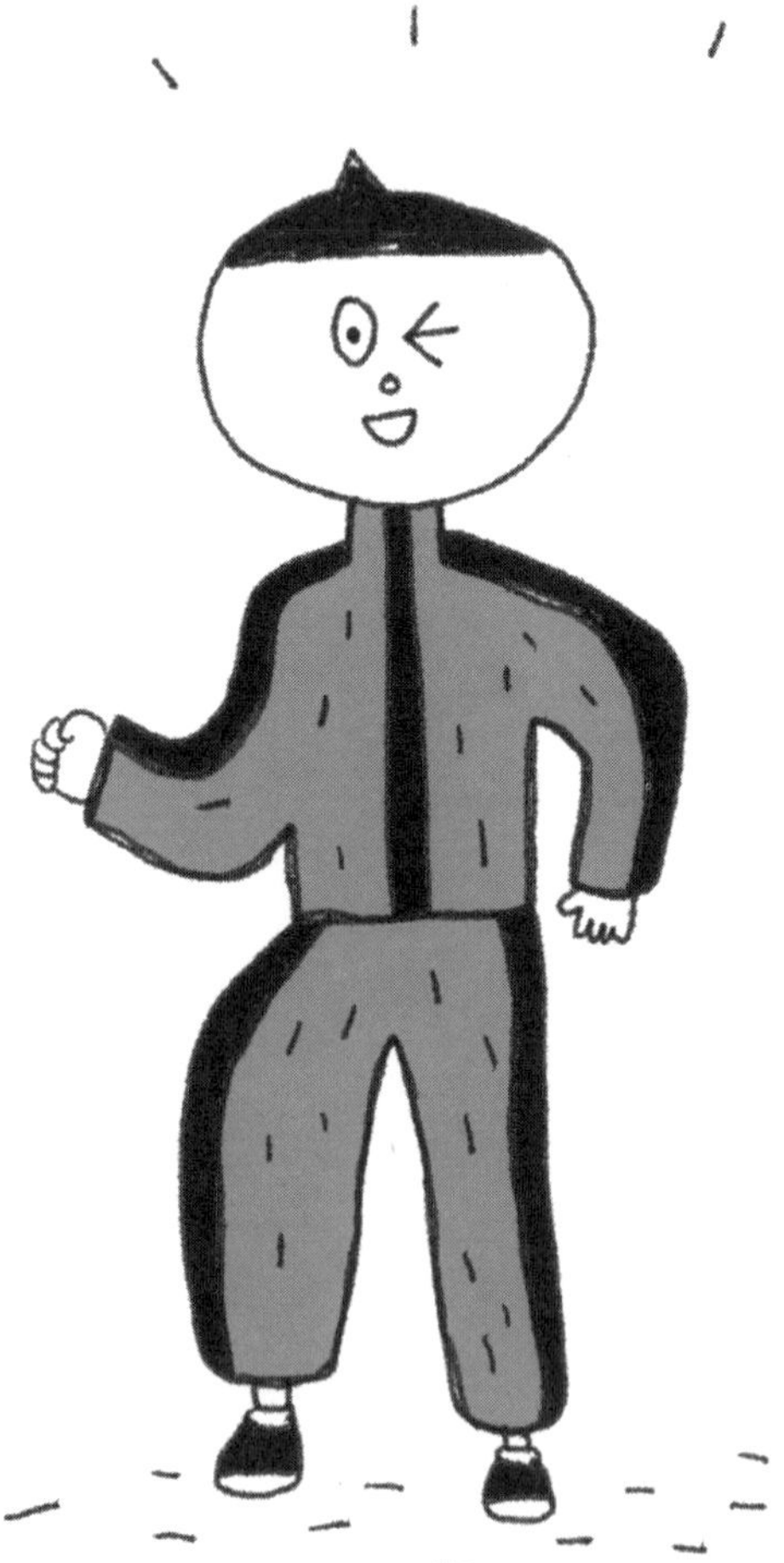

最高に気持ちがいいのだ。

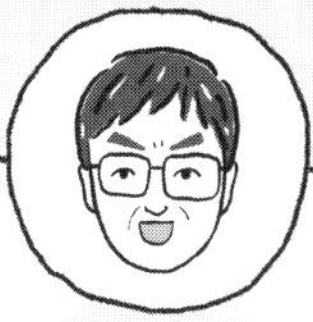

Dr白澤's
アドバイス

ウォーキングは坂道を組み込もう 運動は楽しんで続けることが大事

一日30分のウォーキングを続けることは、とても理想的です。早歩きで息が上がる程度のスピードで歩くと、運動の効果がより高まります。コースに坂道をとり入れると、強度が上がっていいトレーニングになります。

また、舗装されていない道を歩くと、脳への刺激が増えてボケ予防に役立ちます。凸凹しているところを歩くのはいい脳トレになるのです。都会ではそうした道はあまりないのですが、神社の境内などがおすすめです。特に境内の階段は一段一段の高さが違っていて、ここを歩くのはいいトレーニングになるのでおすすめです。

忙しくて歩く時間がとれないというかたは、**家の中で階段を上り下り**することで、ウォーキングと同様の効果が得られます。この場合、できるだけ早く、でも転ばないように気をつけて、1分間一生懸命、階段を上り下りしてください。

ウォーキング（有酸素運動）**は最高の脳トレ**です。毎日続けましょう。

規則正しい生活を送るため早朝バイトを始める

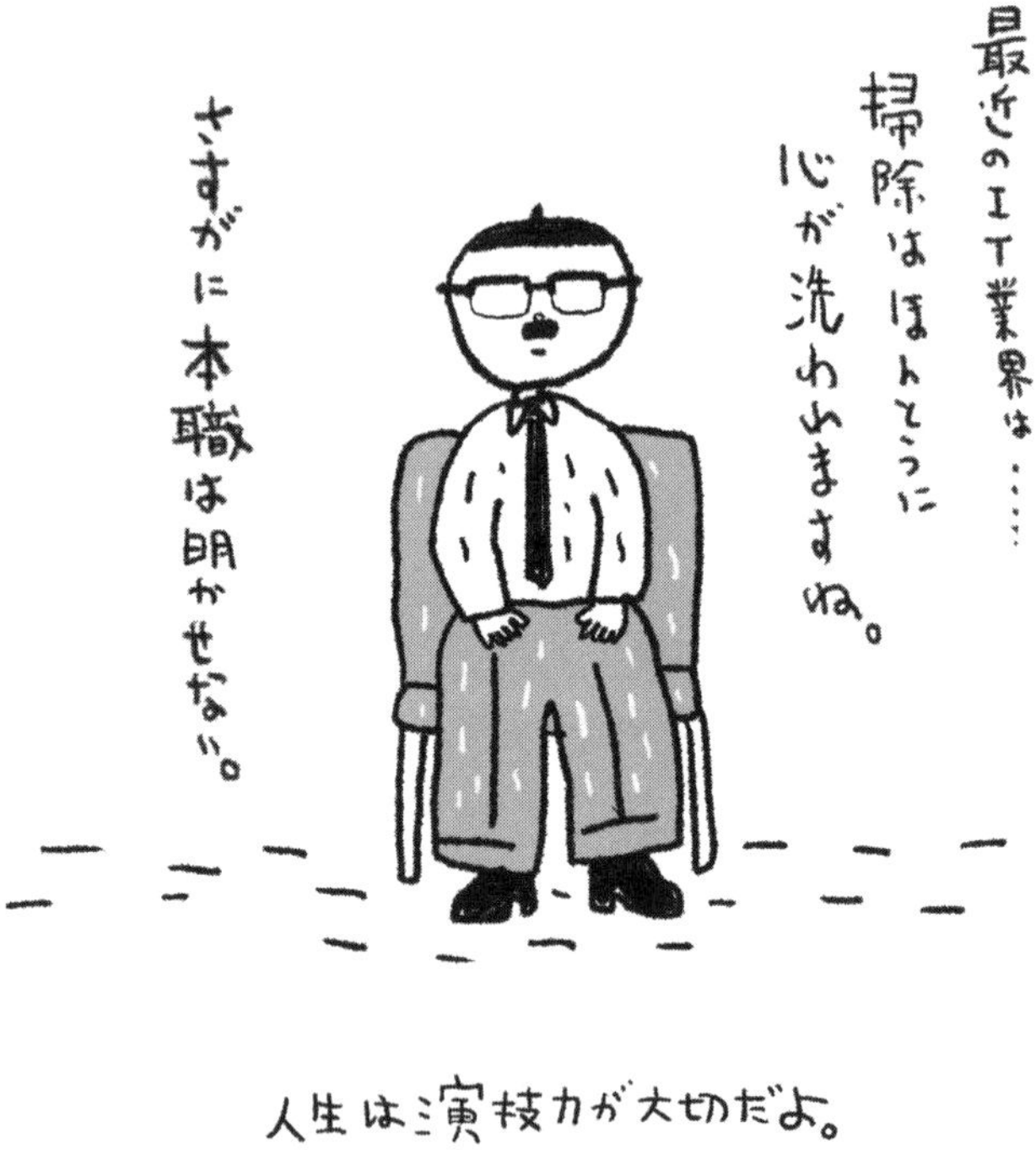
最近のIT業界は……
掃除はほんとうに
心が洗われますね。
さすがに本職は明かせない。
人生は演技力が大切だよ。

ウォーキングも飽きる。40代の頃に、ウォーキングに飽きて早朝2時間のアルバイトを半年間だけやったことがある。

バイトをしながら、お金をもらって健康になればいいなと考えたのだ。私は一石二鳥が好きだ。

新聞の求人広告を見ていたら、よさそうな仕事があったので、さっそく面接に行った。面接では、経営難のIT孫請けのさえない個人事業主の親父を演じた。人生は演技力が大切だ。

無事に採用された。仕事内容は、大

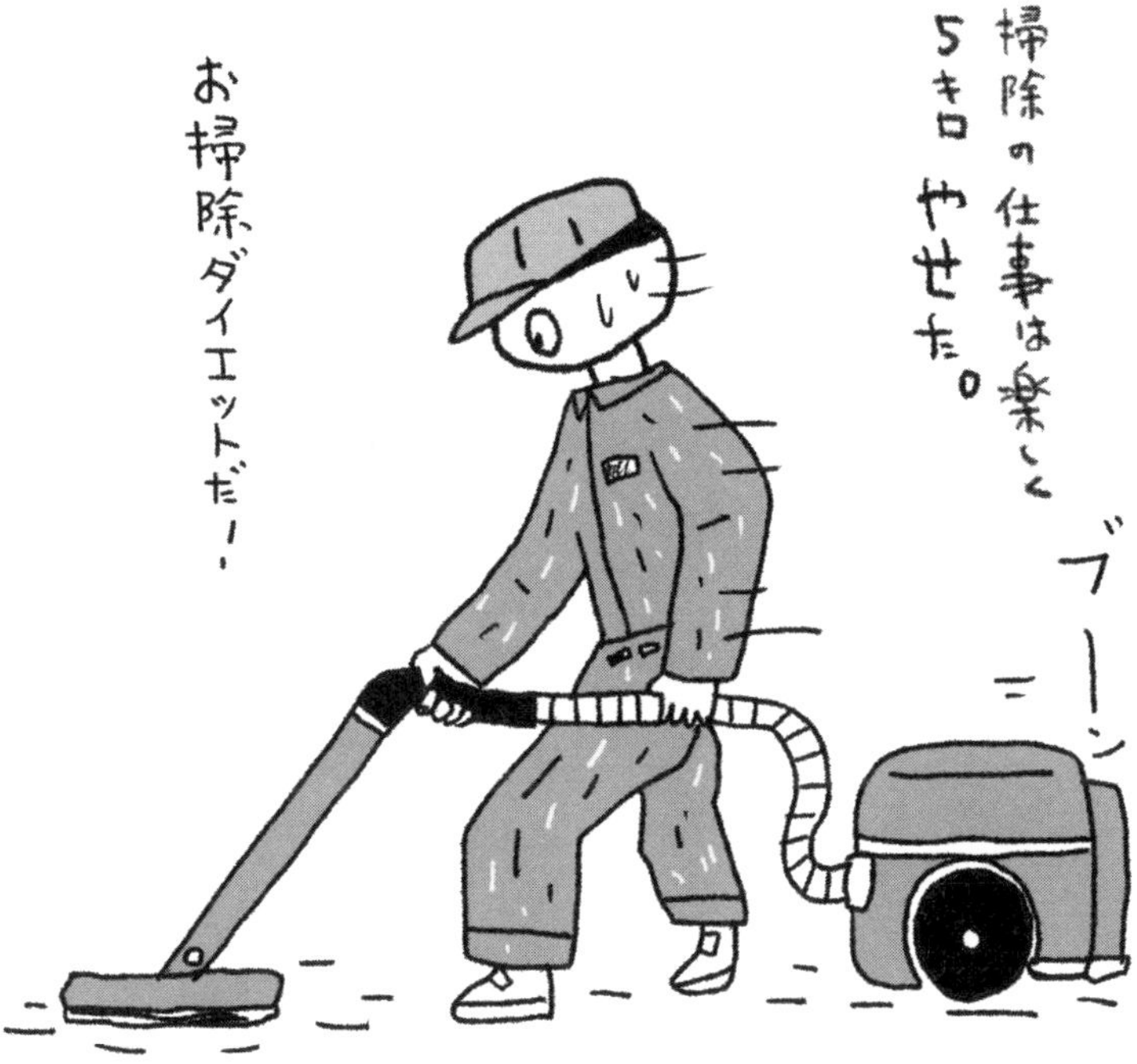
掃除の仕事は楽しく5キロやせた。
お掃除ダイエットだ！
ブーン

手メーカーのオフィスを、掃除機をかけながら2時間歩くというものだ。

効果はてきめんで、体重が5kg減った。しかも時給が1500円だったので、朝2時間で3000円もらえた。1日のお小遣いだ。

バイトは新鮮で楽しかった。それまで大手メーカーのオフィスなんて無縁だったが、オフィスを観察していると楽しかった。デスク周りには個性が出る。いろいろな人がいる。

しかし、冬になり寒くなると、早朝はできるだけ長く布団の中で寝ていたいのでバイトをやめた。

軟弱なのである。

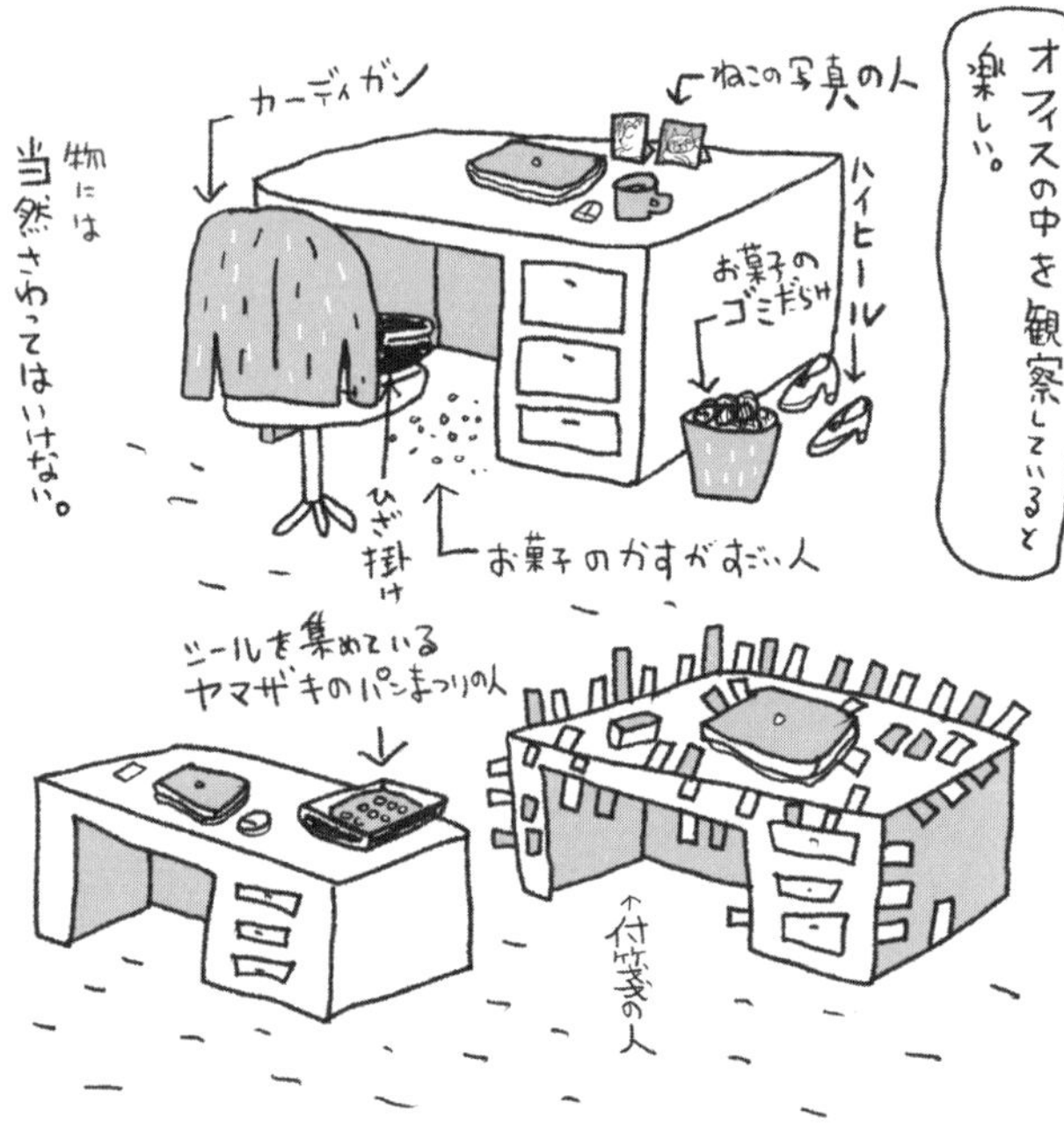
オフィスの中を観察していると楽しい。
ねこの写真の人
カーディガン
ハイヒール
お菓子のゴミだらけ
ひざ掛け
お菓子のかすがすごい人
物には当然さわってはいけない。
シールを集めているヤマザキのパンまつりの人
付箋の人

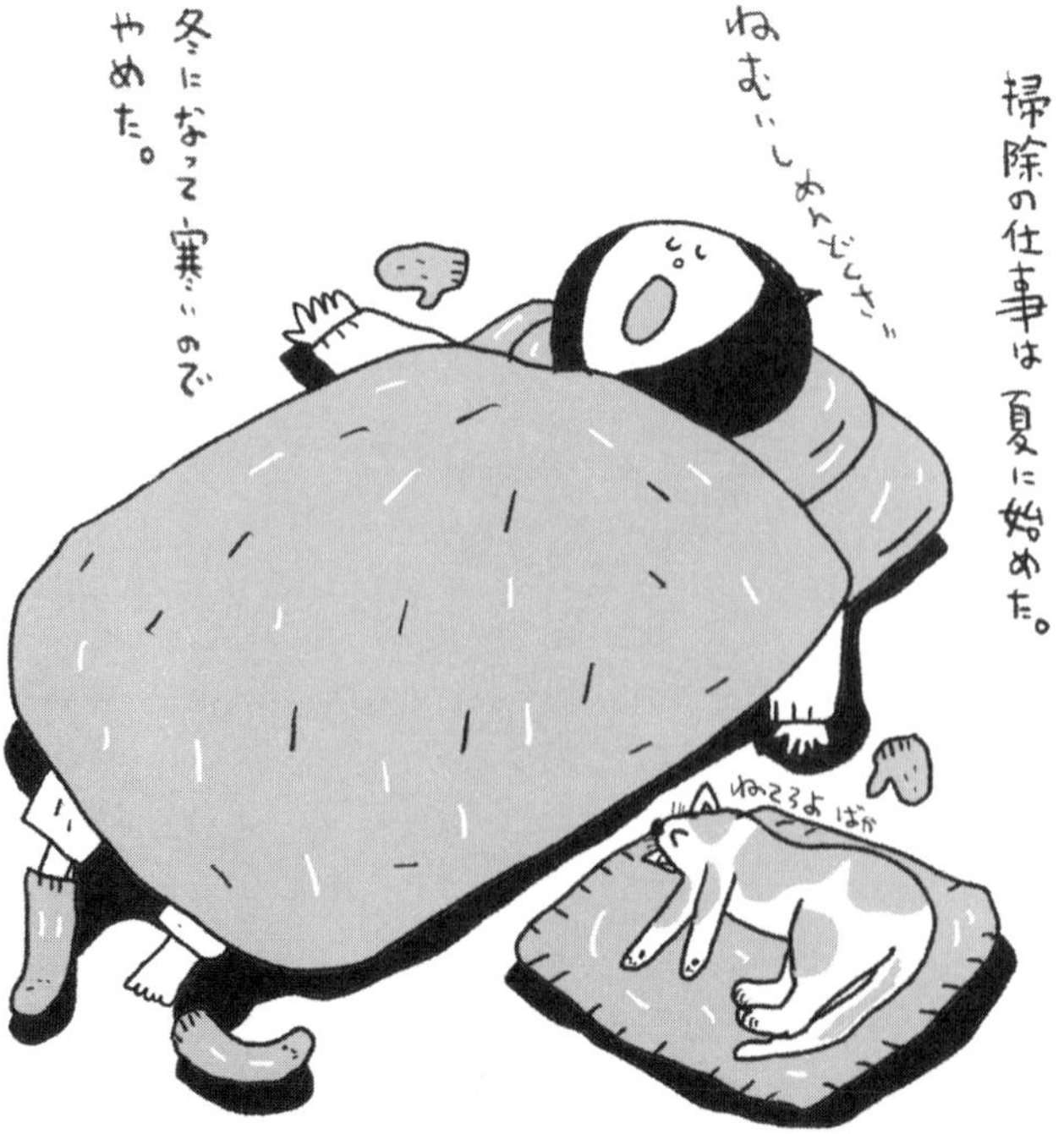
掃除の仕事は夏に始めた。
ねむいしめんどくさい
冬になって寒いのでやめた。
ねてろよ ばか

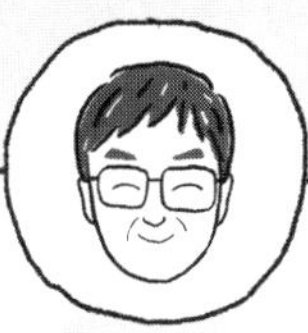

Dr白澤's アドバイス

習慣にするには動機づけが大事 一石三鳥のいいアイデア

早起きするために早朝バイトを始める、斬新ですがとてもいいアイデアだと思います。仕事なので、確実に早起きになります。しかも掃除機をかけながら歩いているので早朝散歩を兼ねています。バイト代ももらえるのですから、一石二鳥どころか一石三鳥で、そのアイデアには脱帽です。

ずっと続けなくても、数カ月続けていれば早起きが習慣になります。やめたとしてもその習慣は続くでしょう。塚本さんも、現在は早起きして仕事を早く終える朝型生活になっているとのことなので、このバイト生活が役立ったのではないでしょうか。

仕事をしていると、塚本さんのようにバイトするわけにはいかないでしょうが、朝に何かやることを決めて、早起きを習慣にするのはいいやり方だと思います。少し前に、朝早く起きて、出勤前に趣味やスポーツ、勉強などに通う「朝活」が流行りましたが、**早寝早起きを習慣に**するために役立つかもしれません。

銭湯に毎日通う サウナ、温冷浴でリフレッシュ

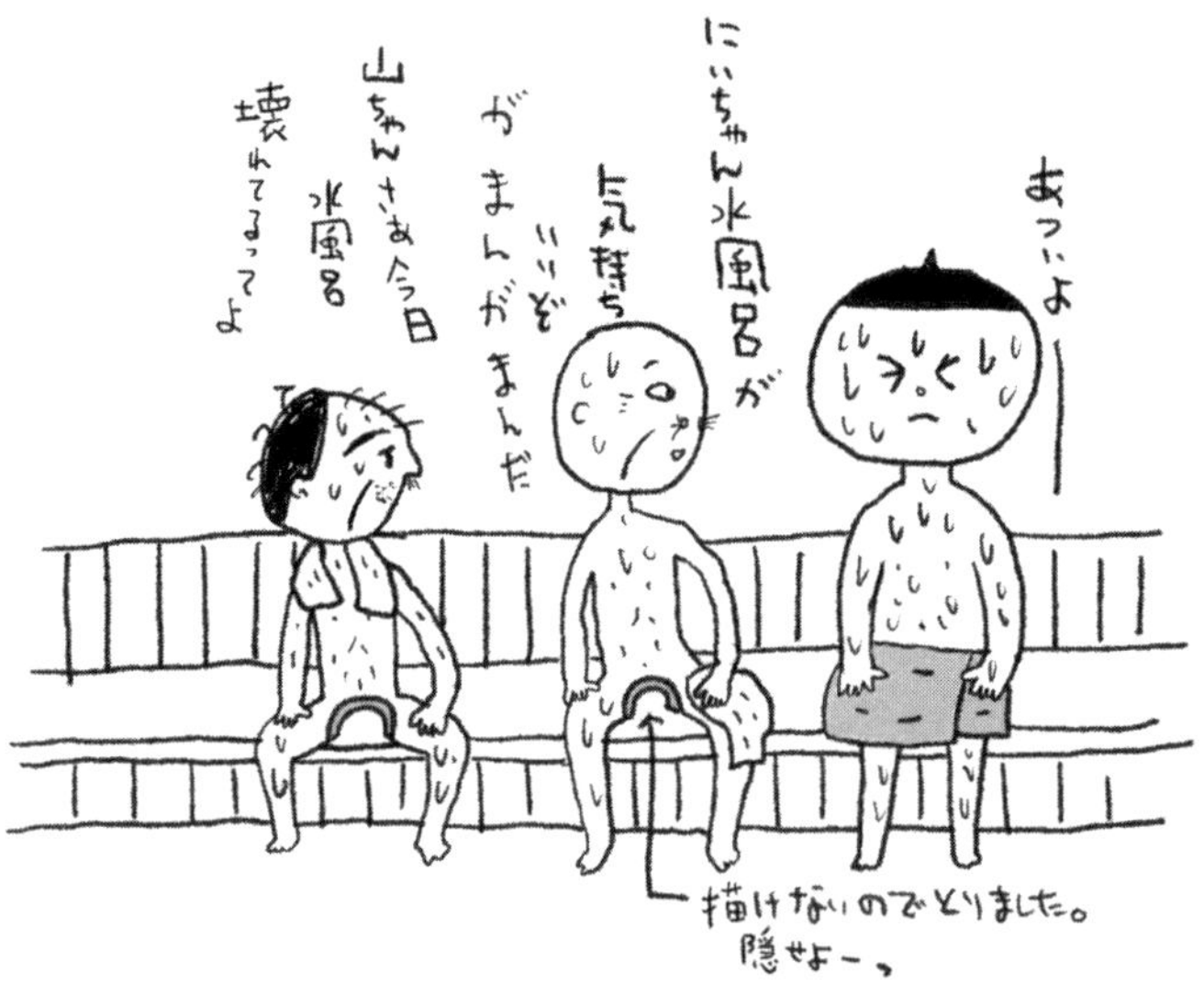
あついよ
にいちゃん水風呂が
気持ち
いいぞ
がまんがまんだ
山ちゃんさあ今日
水風呂
壊れてるってよ
描けないのでとりました。
隠せよーっ

私は銭湯が好きだ。行きつけの銭湯が3軒あり、ほぼ毎日通っている。仕事が終わってから、銭湯に行くのが何よりの楽しみだ。外でお酒を飲まなくなったし、日々のぜいたくだ。

銭湯の熱い湯につかり、水風呂に入る。これがたまらない。サウナがある銭湯ではサウナにも入る。私は5分くらいしか入っていられないのだが、サウナからの水風呂は天国だ。

風呂から上がると牛乳かポカリスエットを飲む。生ビールがあるところでは当然、生ビールを飲む。幸せだ。

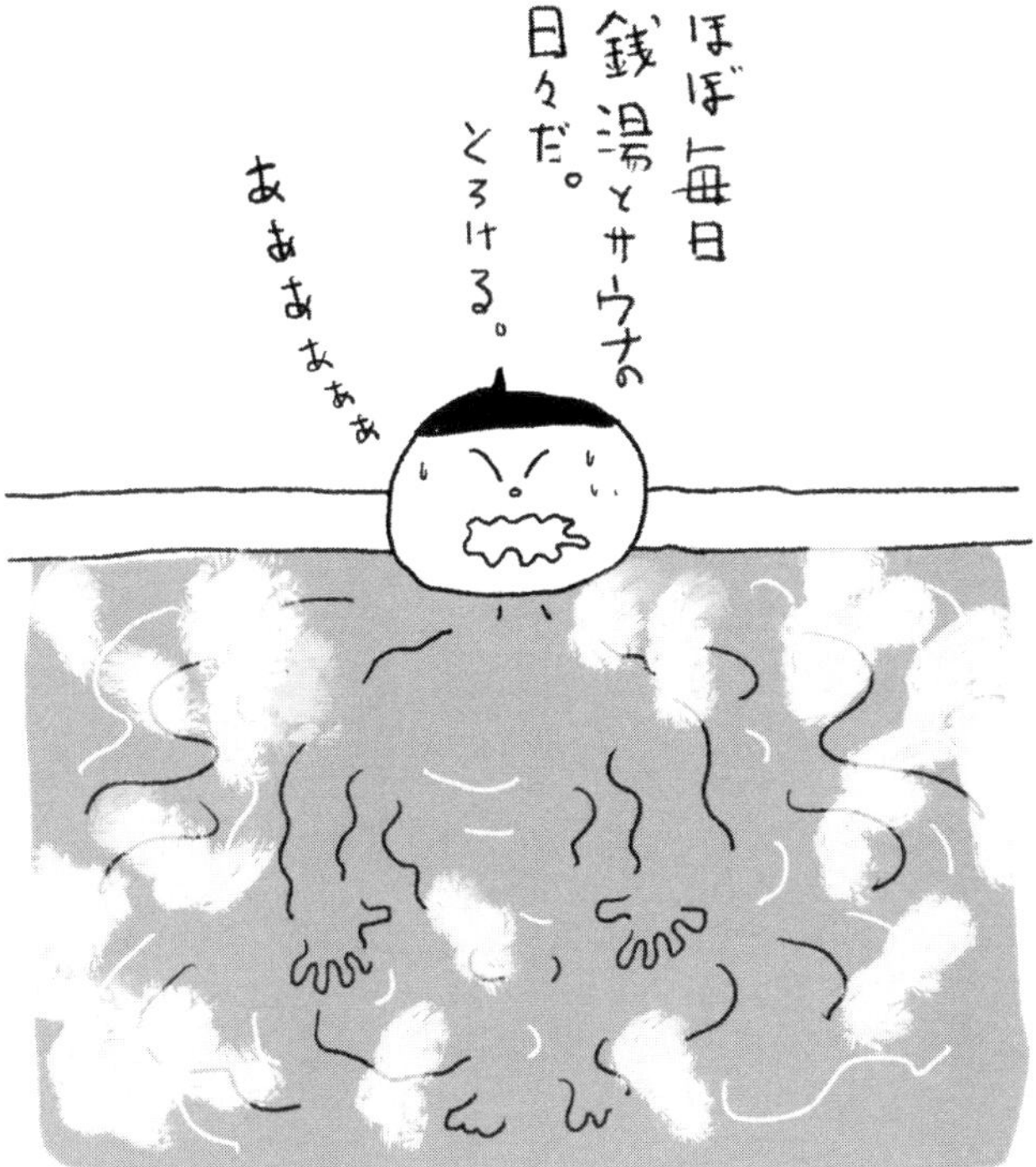
ほぼ毎日
銭湯とサウナの
日々だ。
とろける。
ああああぁぁぁ

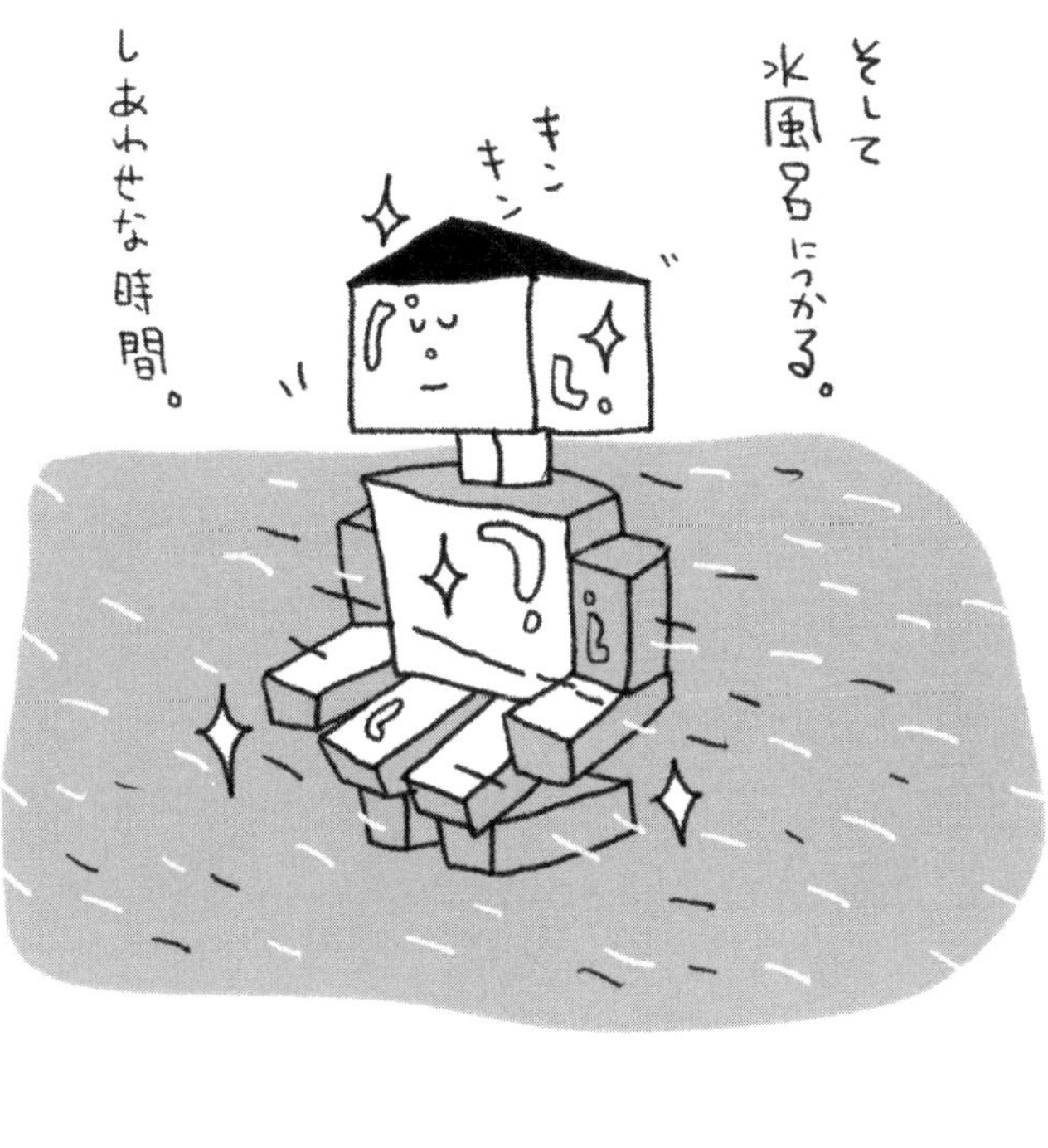
そして
水風呂につかる。
キン
キン
しあわせな時間。

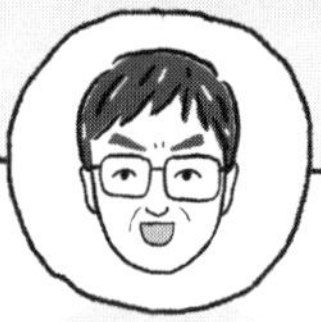

Dr白澤'sアドバイス

温冷浴やサウナは全身の血流がよくなる 体の状態と相談しながら楽しもう

お湯と水という温度差のある入浴を繰り返すことを「温冷浴」といいます。

温かいお湯につかると、血管が拡張して全身の血流がよくなります。その状態で水につかると、今度は筋肉と血管が収縮します。血管が拡張と収縮を繰り返すことで、末梢血管まで血流がよくなり、代謝アップ、むくみ解消にいいとされています。

温冷浴は血圧が上昇するので、血圧が高めな人、狭心症や不整脈がある人、脳卒中を患ったことがある人にはおすすめできません。

サウナも最近、人気です。温冷浴と同じく、全身の血流がよくなり、疲労回復、肩こりや腰痛の改善、ストレス解消にいいとされています。高血圧を予防するという研究報告もあります。サウナに入ると一時的に血圧は上がるのですが、しばらくすると低下するそうです。

温冷浴もサウナも高血圧など持病がある場合は、主治医に相談しましょう。

寝ることが好き 睡眠グッズをいろいろ試した

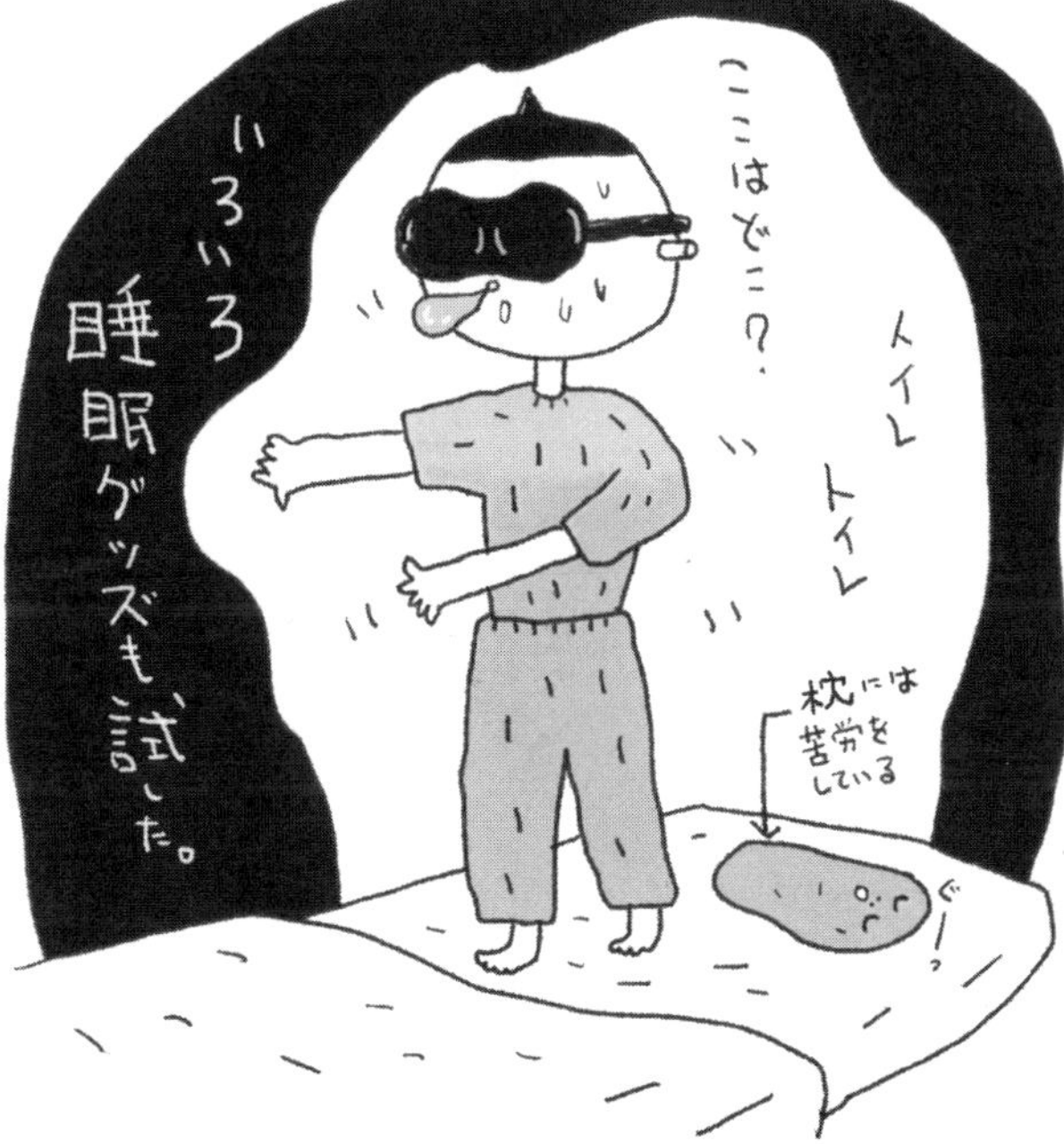
いろいろ睡眠グッズも試した。
ここはどこ?
トイレ
トイレ
枕には苦労をしている

寝ることが好きだ。若い頃は睡眠をそれほど重要視していなかったが、人生の後半になってきて、寝ることの大切さを感じているし、寝ることがこんなに楽しいなんて、と感じている。

一時期、寝ても疲れがとれなかったことがあるので、睡眠グッズをいろいろ試した。枕は合うものがなかなか見つからない。寝室が真っ暗なほうが熟睡できるので、アイマスクをつけて眠っている。寝ているときもスマートウォッチをつけている。チェックしたことはない。ほかにもたくさん試した。

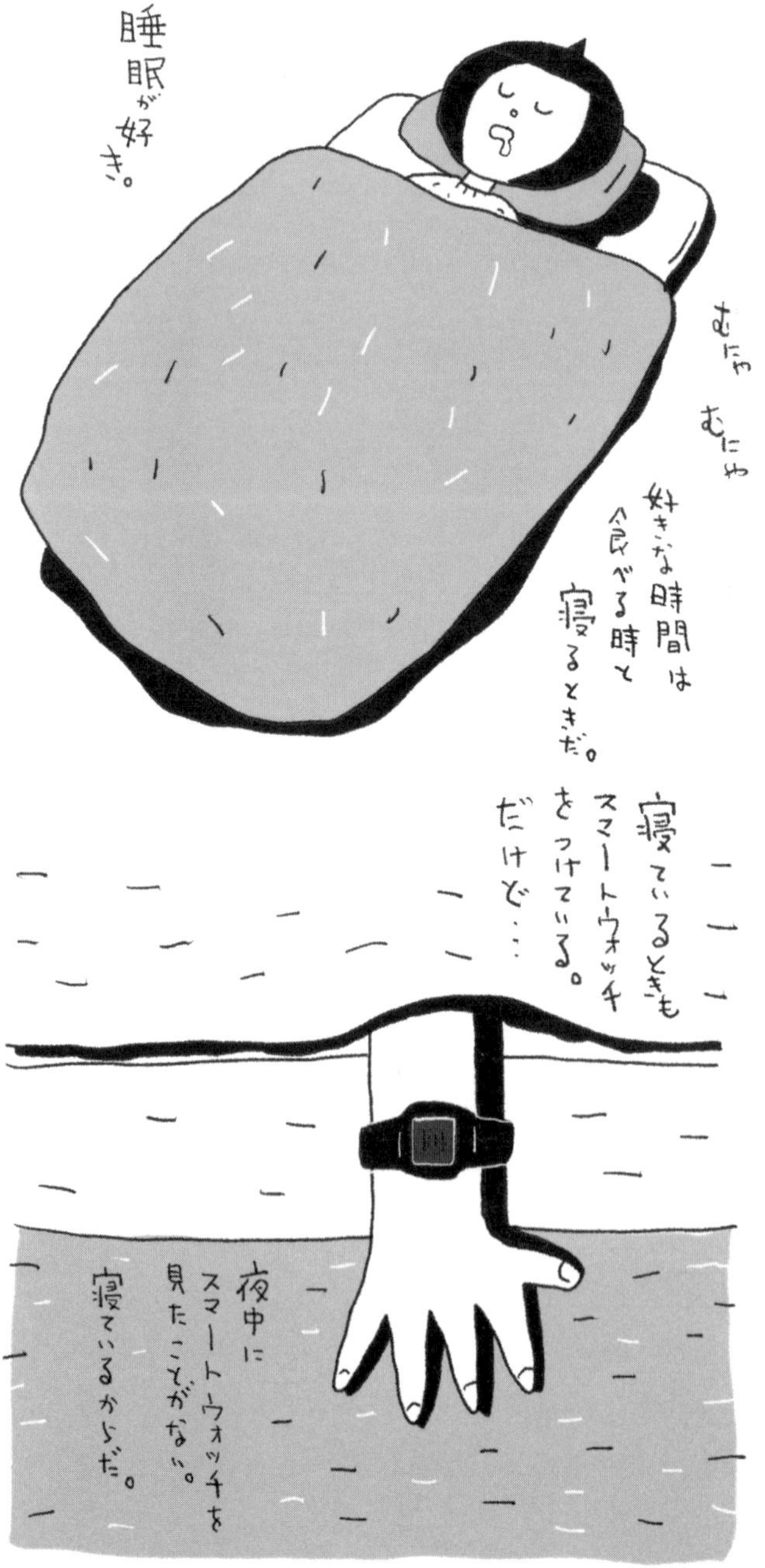
睡眠が好き。
むにゃ
むにゃ
好きな時間は
食べる時と
寝るときだ。
寝ているときも
スマートウォッチ
をつけている。
だけど・・・
夜中に
スマートウォッチを
見たことがない。
寝ているからだ。

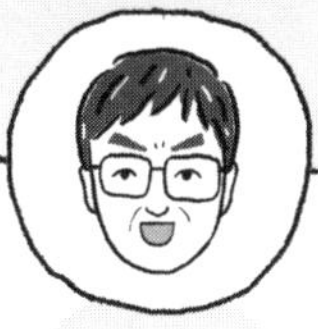

Dr白澤's アドバイス

睡眠は脳と体のリフレッシュタイム 7〜8時間は眠ったほうがいい

忙しいと睡眠時間を削りがちですが、**睡眠不足が続くと空腹時血糖値や血圧が上昇する**ことがわかっています。また、睡眠中も体内では記憶を整理したり、傷ついた細胞を修復したり、忙しく働いています。睡眠不足だとこれらがスムーズに行われなくなるので、睡眠不足が続くと疲れやすく、病気になりやすくなってしまいます。

日本人は世界的にも睡眠不足大国といわれています。味の素が行った調査では、東京在住者の平均睡眠時間は6時間を切っていました。**健康のためには7〜8時間は眠ったほうがいい**といわれているので、1時間以上不足していることになります。

睡眠不足が招くのは、高血糖や高血圧だけではありません。認知症の要因とされるアミロイドβもたまっていきます。アミロイドβは高齢になってからたまるのではなく、40代からジワジワと蓄積していきます。睡眠中は脳の老廃物を洗い流しているので、睡眠不足だと老廃物であるアミロイドβがたまりやすくなるのです。

Dr白澤's 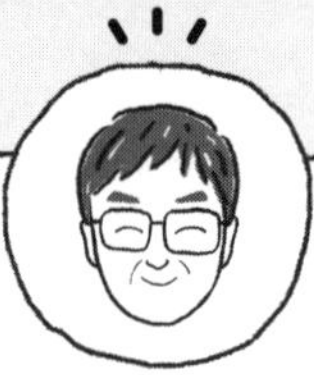 アドバイス

5章のまとめ

- 健康のためには自炊が不可欠
- 血糖値、脳や腸、免疫にもいいぬか漬け
- めんが食べたくなったらそば
- がまんしすぎると続かない
- よく噛んで食べて腹七分目で
- 太らないおやつだってある
- たばこは百害あって一利なし
- 運動は楽しんで続けることが大事
- 習慣にするには動機づけが大事
- 入浴や睡眠で心身ともにリフレッシュ

スペシャル対談

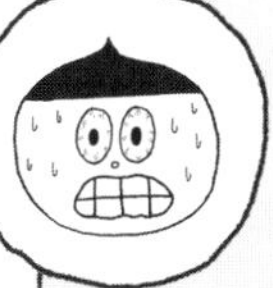

塚本やすし

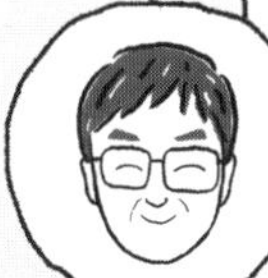

白澤卓二

数値も大事だけど体重管理はもっと大事

糖尿病でも平均寿命を超えられる

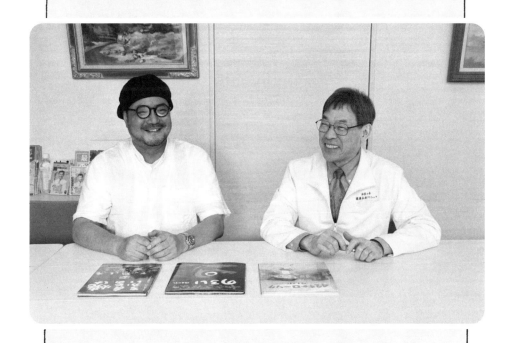

先生、これがここ数年の定期検査の数値です。

血糖値はHbA1cがだいたい7.5〜7.9%くらいですね。この中性脂肪1160mg/dLはすごいです。γ-GTPが高いのはお酒でしょうね。

γ-GTPは40代や50代前半はもっと高かったです。1000IU/Lとか。

そこから去年は51IU/Lに。下がりましたね。お酒を抑えたんですか?

そうですね。コロナ禍になって外でお酒を飲めなくなって。家でも一人だとつまんなくて、それほど飲まなくなりました。

なるほど。**コロナ禍になってγ-GTPが下がった人って、たくさんいる**と思います。

コロナ禍が明けてからも、みんな二次会に行かないですよね。私も、銀座に食事に行ったりしますが、一次会で終わります。だいたい2時間くらいですから、9時くらいで終わりです。二次会があったとしても、遅くとも11時くらいまで。

昔は9時に一次会が終わって、そこから三次会くらいまであったから、その頃に比べるとすごく早く飲み終わってます。自宅で飲んだら二次会、三次会はないですし。

確かにそうですね。日をまたいで飲むことはなくなりましたし、自宅で飲むのも3時間くらいで、すぐに寝ちゃいます。こんなこと言っちゃいけないのかもしれませんが、僕はコロナのおかげで数値がよくなったのもあるかも。数値が悪化したときに、ちょうどそんな世の中になって、それにならってたら数値がよくなりました。

そうなんですよね。

コロナ禍の前にすごく怒られて、節制することになって……。

それがこのあたりですか？　そうですね。いますよね、こういう人。何を食べたらこんなになるんだろうって。**中性脂肪が1000mg／dLを超えてますね。これは……。よく生きてましたね。**

それは珍しいということですか？

血糖値はザラにいる数値ですけど、中性脂肪は1年に1回くらいしか見ないレベルです。肝臓の代謝が相当に乱れないと、ここまで数値は上がりません。食べ物だけじゃここまでは上がらないんです。私の専門は認知症だから、内分泌専門医だと違うかもしれませんが。

このときはすごく怒られました。「このままいくと死んじゃうぞ！」って。

まあ、怒りますよね。この数字だと。むしろ怒らないほうがおかしいです。今はふつうの糖尿病で。それほど危険な状態ではないですね。これが9％、10％になると介入しないといけないのですが、**今の状態が続けば大丈夫でしょう。**

でも気をつけないといけないんですよね。

もちろん、それはそうです。糖尿病は糖尿病です。

数値が悪いときは毎日ラーメンを食べてましたし、糖質たっぷりの食事が3食で、お酒もガンガン飲んでいました。今は油断してると食べちゃいますけど、頻度はかなり減ってます。

この数年の数値だけではなんとも言えないのですが、58歳でこの値ですよね。おそらく糖尿病の10年超え選手ではあるでしょうが、腎機能不全には陥っていません。眼底所見もなさそうなので、合併症のリスクを2つクリアできています。**10年過ぎて合併症が起きていないのであれば、そのまま平均寿命をまっとうする可能性も十分にあります。**ただ、心筋梗塞とか脳卒中の既往がある場合は、予後が非常に悪くなるのですが……。

それはないです。

であれば楽観的に考えてもいいでしょう。**医者は数値を下げろ下げろと言いますが、大事なのは合併症を起こさないこと**なので。私は、**血糖値よりも肥満になるリスクのほうが大きい**と考えています。食べすぎによる肥満。**血糖値のコントロールよりも体重を気にしたほうがいいと思います。**

それは、糖質制限にそれほどこだわらなくていいということですか？

いやいや。**血糖値が上がるものを食べていたら必ず肥満しますから。体重をコントロールしようと思ったら糖質をコントロールしないと無理だと思います。**

なるほど。そういえば、入院していると、運動しなくても体重が減っていったんです。

運動は関係ないとまでは言いませんが、**体重のコントロールは食べ物の質です。まちがったものを食べていたら運動してもやせません。**運動しているからやせているように感じるのかもしれませんが、体を動かしている人は食事にも気をつけているんです。

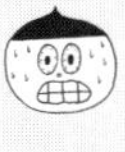

なるほど。今はなるべく自炊して、生野菜を食べるようにしてます。

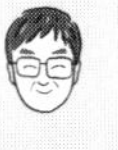

それはいいことです！　塚本さんの場合は、**ラーメンを食べないでいればおそらく体重はコントロールできる**と思いますよ。

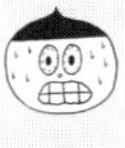

ラーメンはダメですか？

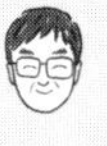

こういうふうに考えてください。脳の中には行動を制御している報酬回路というものがあります。そこにはミューオピオイドという、コカイン、つまり麻薬の快感を受けとる受容体があるんです。コカインを摂取すると受容体が刺激を受けて幸せを感じます。ラーメンの原料である小麦の成分は、この受容体を直撃するんです。

マウスにコカインを一定量与えると、1週間たつと満足できなくなります。このとき脳を調べると、受容体が減少しています。すると、同じくらいの刺激を受けるためには、よりたくさんのコカインを必要とすることがわかったんです。実は、**それと同じことが、人間の脳で小麦や砂糖で起きている。私はそれを砂糖中毒とか小麦中毒とかいう言葉を使っています。**

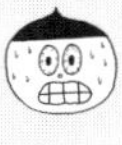

ラーメンを食べたいという欲求は、麻薬と同じことなんですね。中毒なんだ。主治医に怒られて、スイッチが入ったとき、「健康にならなきゃ」と思うとやめられるんです。スイッチが入ってないとダラダラしちゃってダメで。食べると罪悪感があるけど、食べているときはこんなおいしいものはない、って思っちゃうんです。

話は変わりますけど、塚本さんのイラスト日記を読みましたが、すごい量ですよね。エネルギー量がものすごい。これはかなり集中して描くんですか？

そうですね。今回のイラストのラフは2週間くらいで描き上げました。かなり集中して、運動しないで座りっぱなしでアーモンドチョコを食べたり、昼にはにんにくラーメン食べに行ったり……（笑）。

これを描くためにはラーメンが必要だったということですか？

そういうことではないんですけど……。これを描きながら、ラーメン食べたい、食べたいという気持ちはあったので、11時ちょっと前に行けば並ばなくてすむからと、お昼にラーメン食べに出かけたりはしていましたね。

じゃあ質問を変えますね。もしラーメンを食べてなかったら、これはでき上がらなかったですか？

そんなことないですよ。でも……。家でチャルメラとか作って食べてたかも。てことは、どうでしょうね……。最近は、ラーメンの比率が下がって、たい焼きとか、和菓子を食べるようになりました。たくさんは食べないですけど。1個とか。

それはいいですね。**ラーメンを健康的な和菓子に徐々に替えていけば、いい感じで中毒から抜けそう**な感じがします。**小麦から小豆に。いももいいですよ。**

小腹が減ったときに**ふかしたじゃがいもひとかけ**を食べたりしてます。

いいと思います！　さつまいもや柿とか、自然の食材にも甘いものがあるんです。**そうやって、少しずつ健康的なものに替えていけばいいでしょう。**

先生、**最近、糖尿病患者に処方されるやせ薬が認可されました。私もリベルサスを処方されているんですけど、これはどうですか？**

リベルサスは食欲を抑える消化管ホルモンの作用を持つ薬で、食事の摂取量が減ることで減量効果が期待できます。ほかに、糖の吸収を阻害して尿に出すタイプのものもあります。これは、合併症を予防できなかった今までの薬と働き方が根本的に違っていて、**心筋梗塞を予防できる**といわれています。ただ、どちらも食事をきちんと管理できれば飲む必要はないわけですよね。食べたものを薬の力でキャンセルする、それは邪道な考え方だなとは思います。

であれば、**知識を学んで、不健康なものは食べないっていう方向に持っていったほうがいいですよね。Aというジャンクなものを選ぶのではなく、Bというちょっといいものを選ぶといいということですね。**最近はそうしてるんです。

とてもいいと思います！

それで先生。今は気をつけているんですけど、**80歳くらいになったら、もう好きなように生きていい**ですかね？　怒られちゃうかもしれませんけど。

塚本さんは今58歳ですよね？

はい。あと20年ちょっと先の話ですね。

それは、**今の平均寿命から90歳くらいまで生きると想定して、最後の10年くらいは好きなことをやらせてっていう、引き算した考え方**ですよね。**あと10年たったら、その考え方は変わる**と思いますよ。

私は「Residence of Hope館林」という介護付き有料老人ホームで、終末期の患者さんを診ているのですが、終末期は突然やってくるものではなく、人生の延長線上にあると感じています。若い頃は、病気は1個あるかゼロかなんですけど、80歳を超えると5〜6個と増えます。病気と共存しながら終末期を迎えて、そのうちの2〜3個が足を引っ張って要介護状態になります。

施設（館林）では90代の入居者がたくさんいるのですが、その人たちの人生観が面白いんです。この間100歳を迎えた女性の入居者さんは、1924年に生まれて終戦を迎えたのは20歳の頃。人生でいちばん華やかな頃が終戦でした。そういう時代を生き抜いた人の人生観は、平成生まれには理解できません。それと同じように、私たちの世代が90歳になったときも、昭和の時代を生き抜いてきたんだ、という人生観を持って、同じような年代で80代、90代の世代を作っていくだろうと思っているんです。

100歳を超えてもしっかりされてるんですか？

認知症の人が半分ですが、皆さんしっかりしてますよ。ただ、100歳を超えた入居者さんが話すのは、戦争のことなんですよね。認知症になってもそれを忘れることはないんです。**過去が消えることはありません。**

人生が続いているんですね。

そうなんですよ。**人生は連動していて、あるところまで来たら借金**（**不摂生**）**がなくなって自由になるということはない**んです。

なるほど。**常に努力して、いいときもあるし、悪いときもあるし、という毎日毎日の行いが続いていく、ということ**なんですね。

そうです。**毎日の積み重ね**なんです。**今は100歳の誕生日を迎えることが珍しくない時代になってきています。そうすると80歳はまだまだ通過点です。**

すごく勉強になりました。これからラーメンはやめます！

和菓子とかお米に替えていったらいいと思います。

そうですね。実際、**小麦製品から米製品に替えてみて、数値がどうなるのかをチェックしてみたいなと思いました。**

ぜひやってみてください。結果を楽しみにしています。

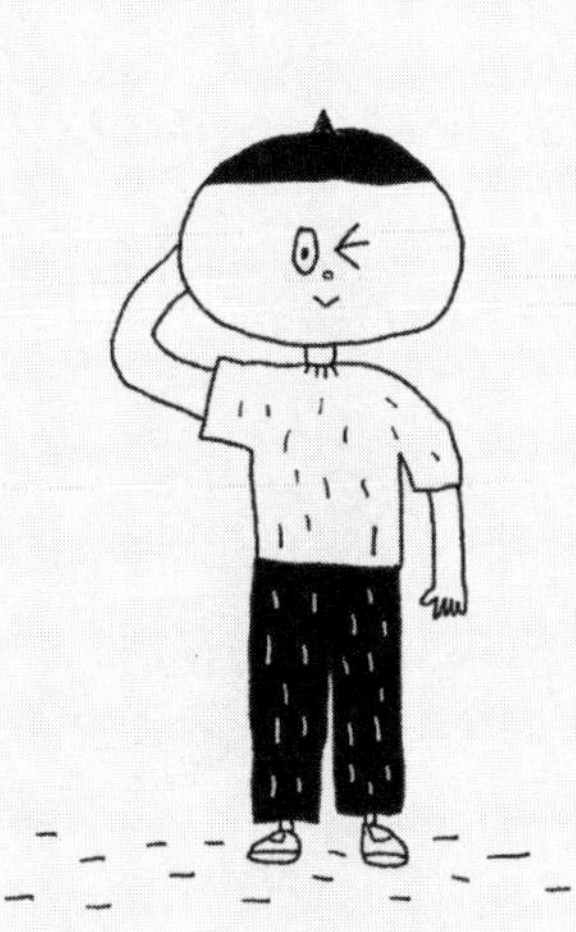

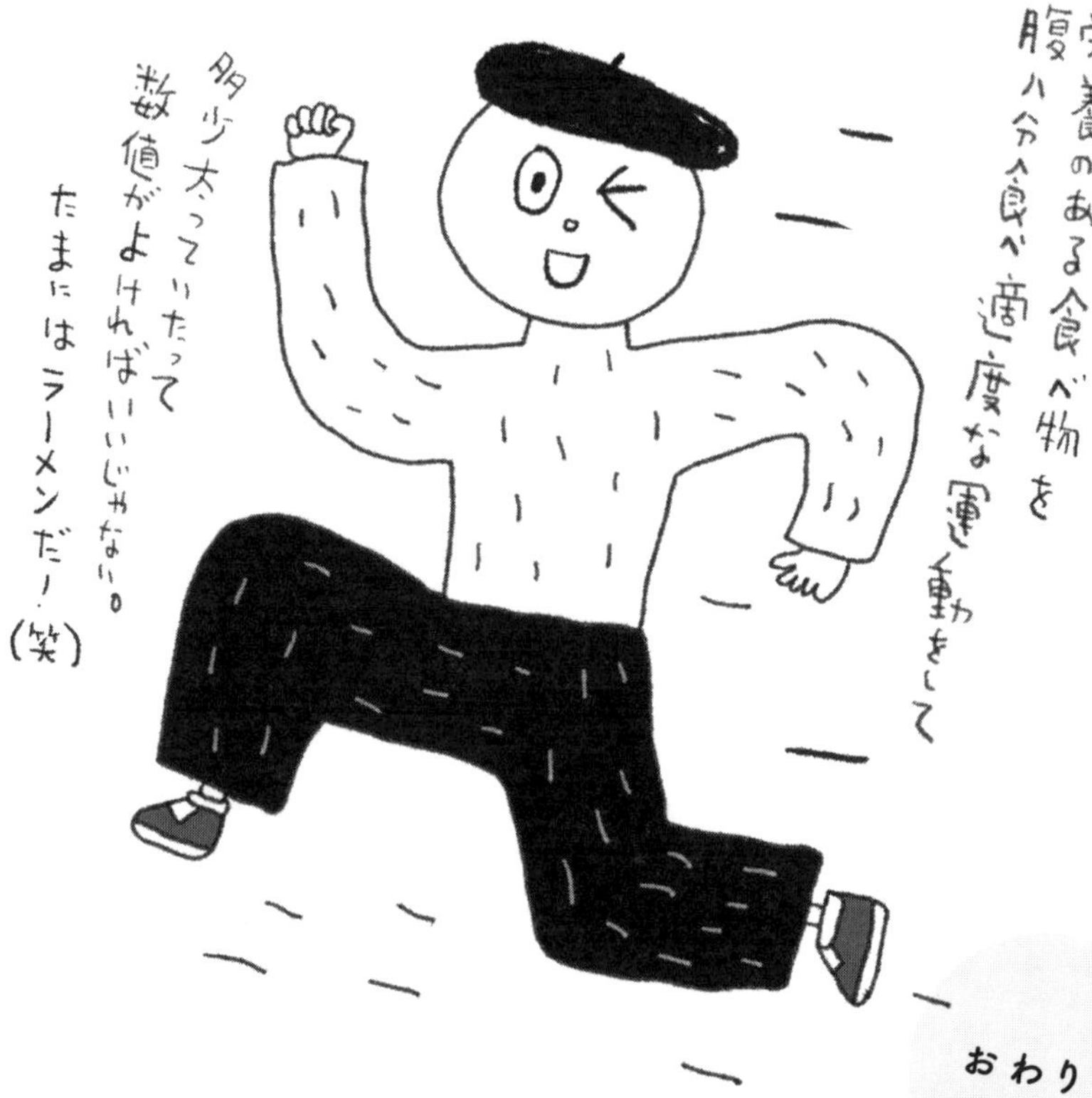
栄養のある食べ物を
腹八分食べ適度な運動をして
多少太っていたって
数値がよければいいじゃない。
たまにはラーメンだ！（笑）

おわりに

20年、糖尿病とつきあって思うこと

数値が正常になり、診察室で主治医と一緒にうるうるしたあと、薬は飲んでいるがとてもいい状態になった。体重もいっときは10kg減っていた。

ただ、そうなるとまた安心してしまう。1年後の定期検査で、数値がまた悪くなってしまった。

私は、再び節制すると決めた。

20年、節制と暴飲暴食を繰り返してきて、健康に過ごすためには、食事に気をつけることと、適度な運動が大事なのだとわかった。

今も、和食中心の食生活を続けている。外で飲む回数は確実に減り、月に1回程度だ。ハシゴ酒もやめた。

私の幸せは、毎日仕事をし、自転車をこぎ、銭湯に行き熱い湯と水風呂に入って疲れをとり、刺し身を買って、家に帰って晩酌する、これだけだ。この繰り返しが私には合っている。

これから還暦を迎えるが、やはり健康でありたい。健康であれば、生活は楽しく毎日が充実することは、ここ20年のイタチごっこで理解している。

油断すると「あれ、少し太った？」と聞かれる。みんな私の主治医のようだ。そうすると、「いけね」と思って節制する。きっとこれからもこの繰り返しなんだろう。でもそれでいいんだ。そうやって元気なおじいちゃんになろう。

元気なじーさんになるのが目標なのだ。

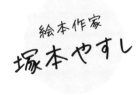

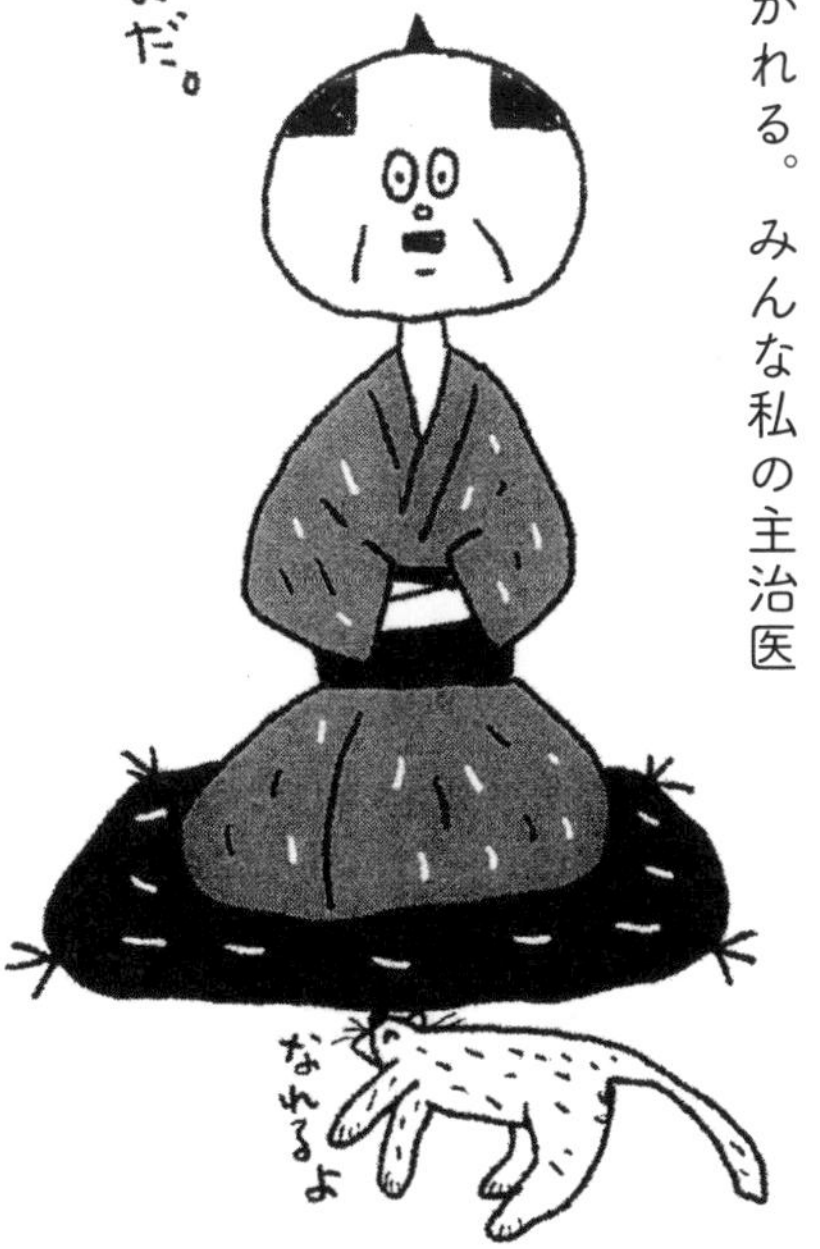

絵本作家
塚本やすし

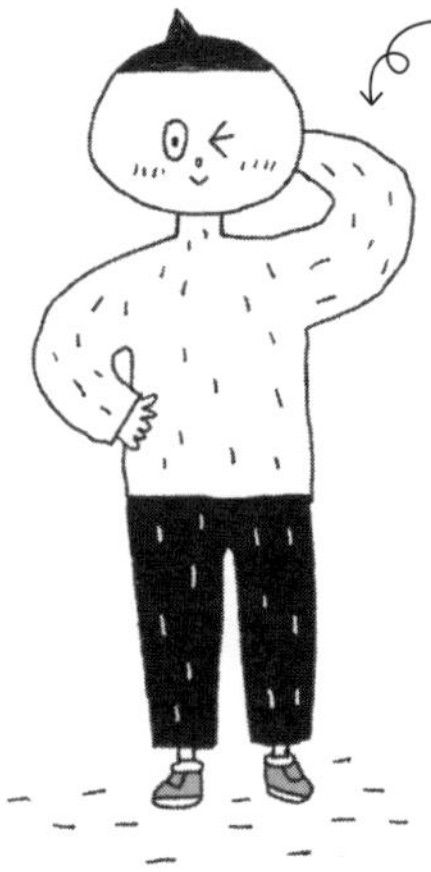

〔著者〕 **塚本やすし**

絵本作家。東京都出身。『しんでくれた』（谷川俊太郎・詩／佼成出版社）で第25回けんぶち絵本の里大賞のびばからす賞、『やきざかなののろい』（ポプラ社）で第6回リブロ絵本大賞・第9回ようちえん絵本大賞。『戦争と平和を見つめる絵本 わたしの「やめて」』（自由と平和のための京大有志の会・文／朝日新聞出版）で第7回ようちえん絵本大賞など数多くの賞を受賞。日本全国の図書館やイベント会場、書店などで読み聞かせやライブペインティングを行っている。主な著書に『おにのパンや』『とんかつのぼうけん』『このすしなあに』『とうめいにんげんのしょくじ』（以上ポプラ社）など多数。

〔医学監修〕 **白澤卓二**（しらさわ・たくじ）

医学博士。お茶の水健康長寿クリニック院長。白澤抗加齢医学研究所所長。
テレビや雑誌、書籍などのわかりやすい健康解説が人気。『Dr.白澤の アルツハイマー革命 ボケた脳がよみがえる』（主婦の友社）、『脳の毒を出す食事』（ダイヤモンド社）、『「いつものパン」があなたを殺す』（訳・三笠書房）、『「お菓子中毒」を抜け出す方法』（祥伝社）など、著書・監修書多数。

STAFF

ブックデザイン	喜來詩織（エントツ）
構成	大政智子
DTP	天満咲江（主婦の友社）
編集担当	近藤祥子（主婦の友社）

イラスト日記《にっき》 ゆるして！糖尿病《とうにょうびょう》

2024年7月31日 第1刷発行

著　者　塚本《つかもと》やすし
発行者　丹羽良治
発行所　株式会社主婦の友社
〒141-0021
東京都品川区上大崎3-1-1 目黒セントラルスクエア
電話　03-5280-7537（内容・不良品等のお問い合わせ）
049-259-1236（販売）
印刷所　大日本印刷株式会社

ISBN978-4-07-456964-9
■本のご注文は、お近くの書店または主婦の友社コールセンター（電話0120-916-892）まで。
＊お問い合わせ受付時間　月～金（祝日を除く）　10:00～16:00
＊個人のお客さまからのよくある質問のご案内　https://shufunotomo.co.jp/faq/